中医食療方

◇　病気に効く薬膳　◇

瀬尾港二・宗形明子・稲田恵子著

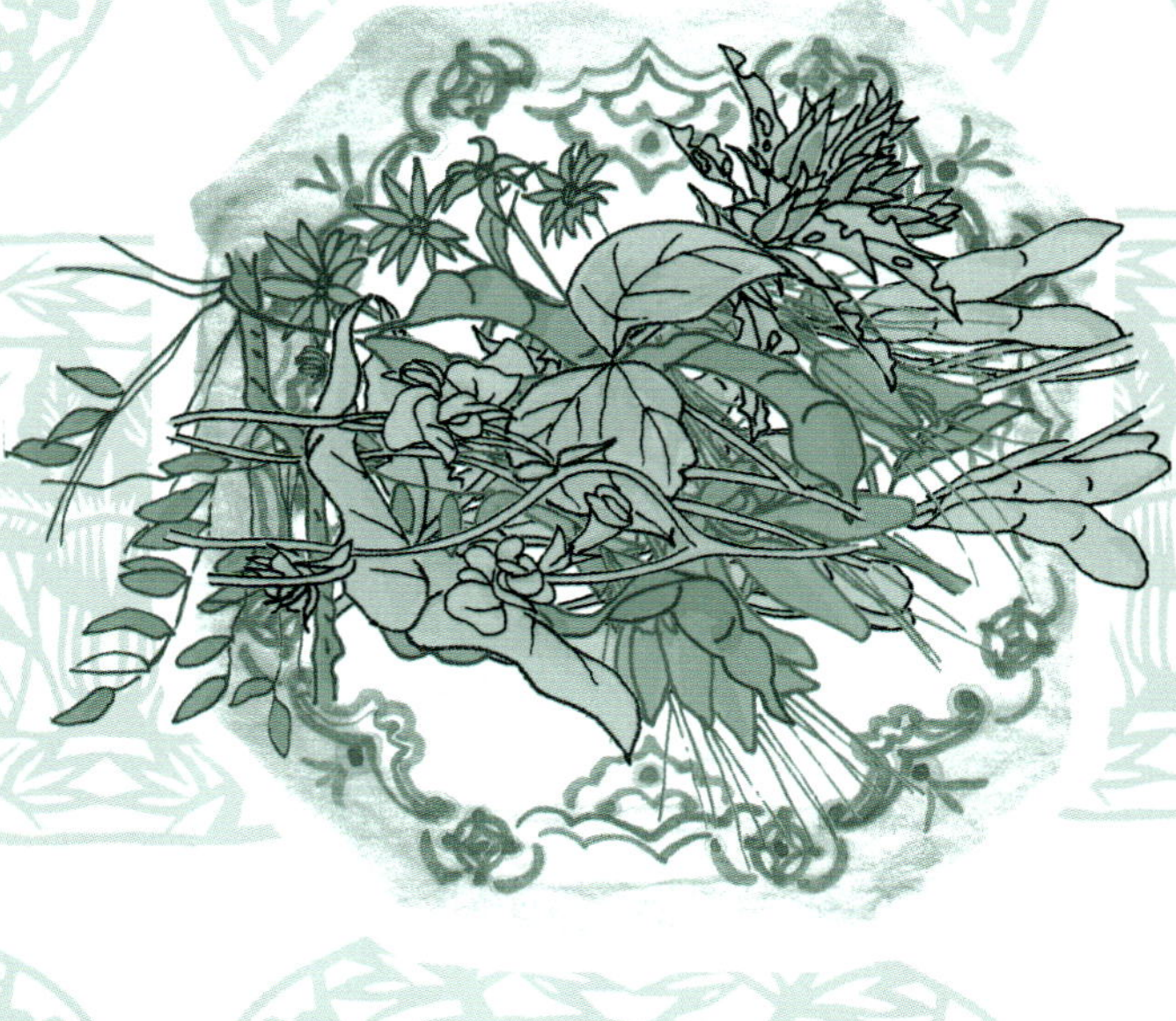

東洋学術出版社

薬膳によく使う 生薬

辛温解表

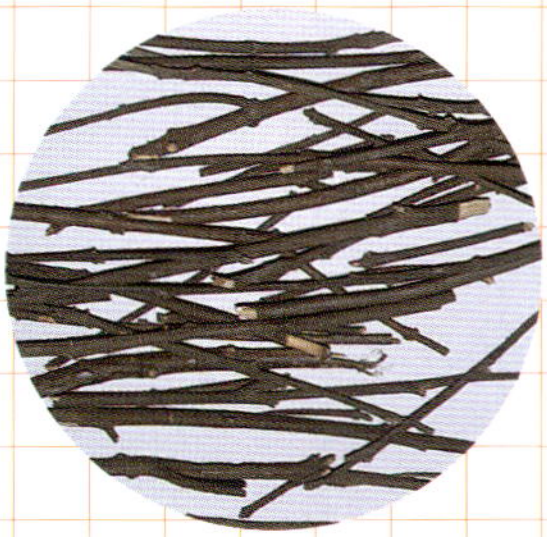

桂枝　ケイシ（クスノキ科ケイの若枝）

辛涼解表

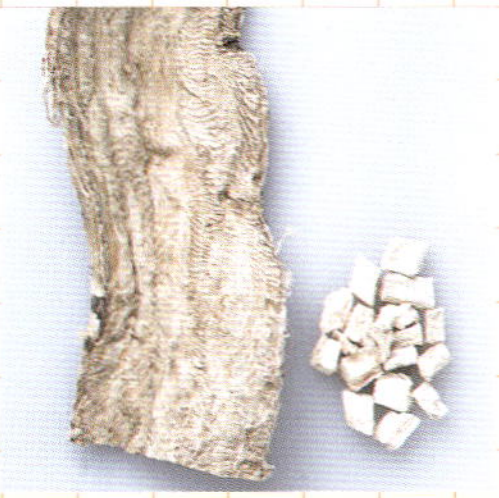

葛根　カッコン（マメ科クズの根）

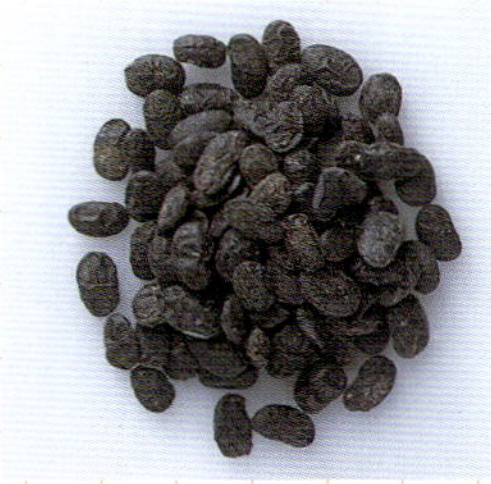

淡豆鼓　タントウシ（大豆を蒸して発酵加工したもの）

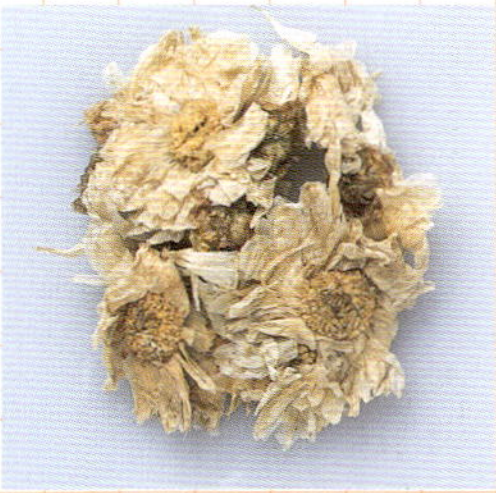

菊花　キクカ（キク科キクの頭花）

清熱

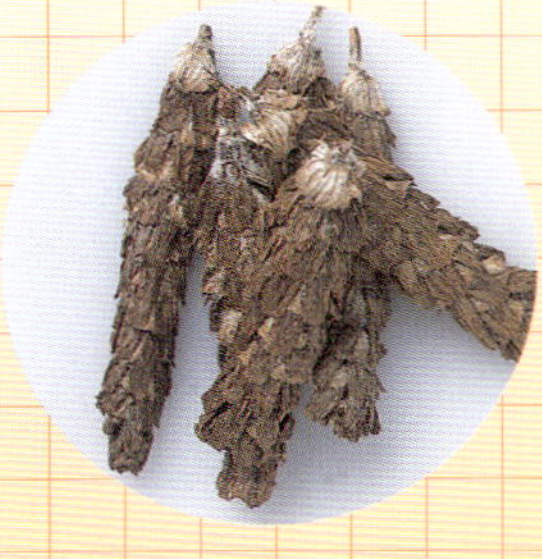

夏枯草　カゴソウ（シソ科ウツボグサの花穂）

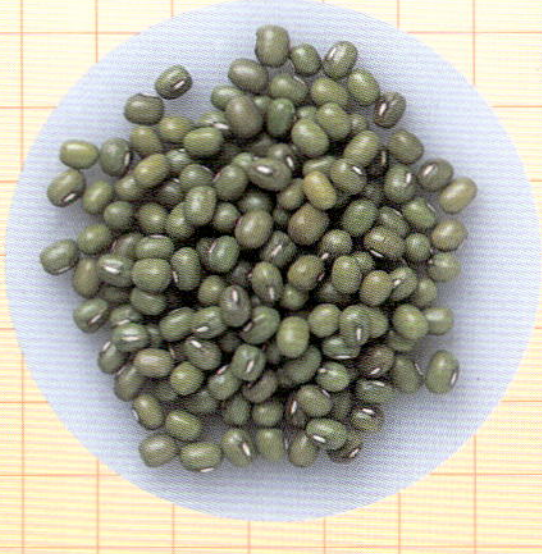

緑豆　リョクズ
（マメ科ブンドウの種子）

利水

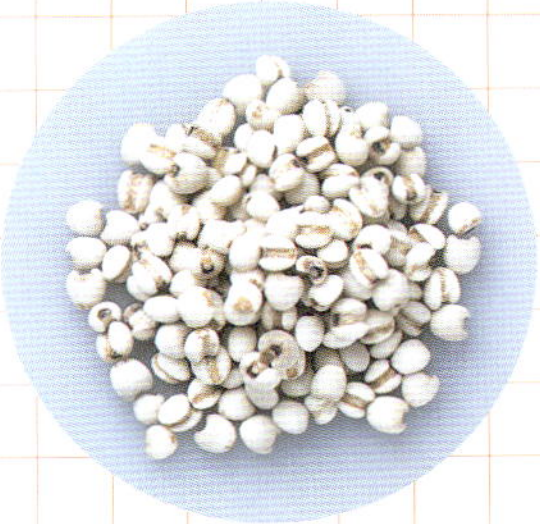

薏苡仁　ヨクイニン（ハトムギの種皮を除いた成熟種子）

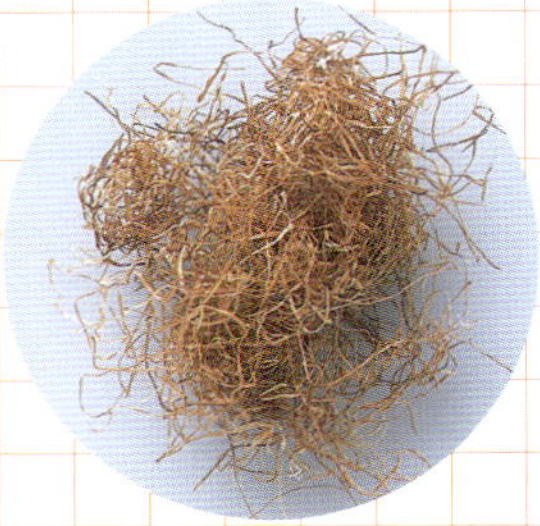

玉米鬚　ギョクベイシュ（トウモロコシのひげ、ナンバン毛）

温裏

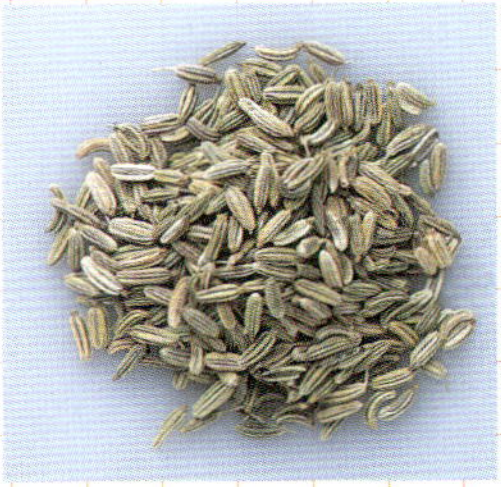

小茴香　ショウウイキョウ（セリ科ウイキョウの成熟果実、フェンネル）

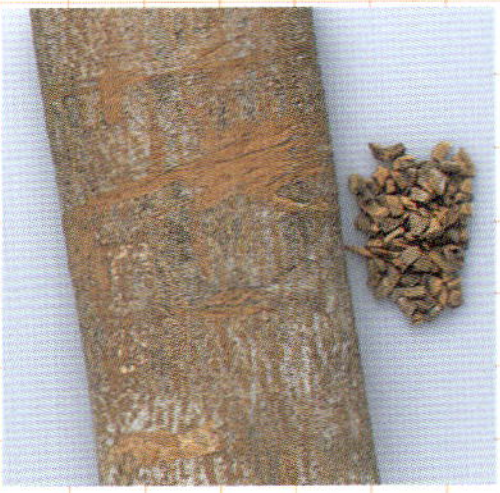

肉桂　ニッケイ　（クスノキ科ケイの幹皮、シナモン）

理気

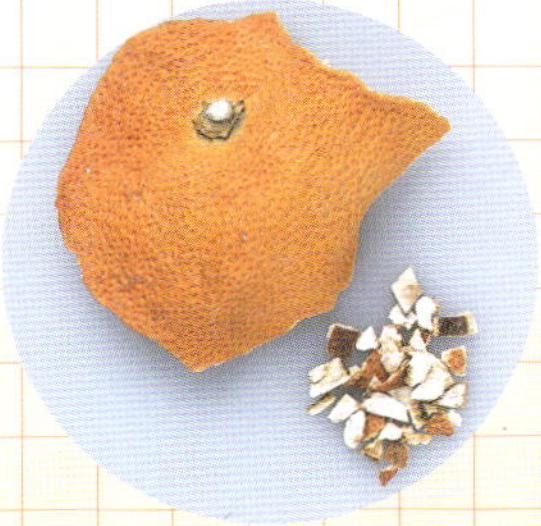

陳皮　チンピ（ミカン科ミカンの成熟果実）

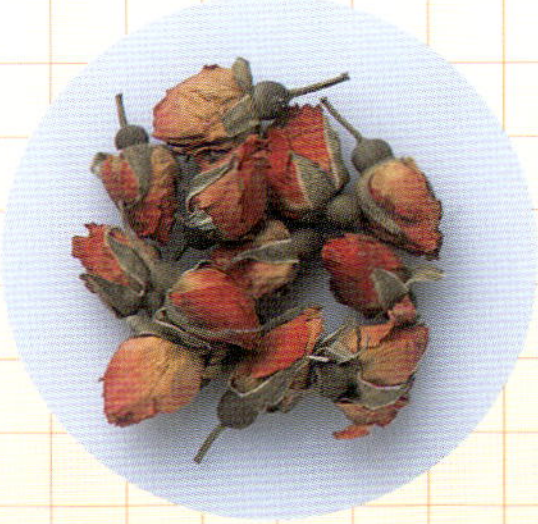

玫瑰花　マイカイカ（バラ科ハマナス類の花蕾）

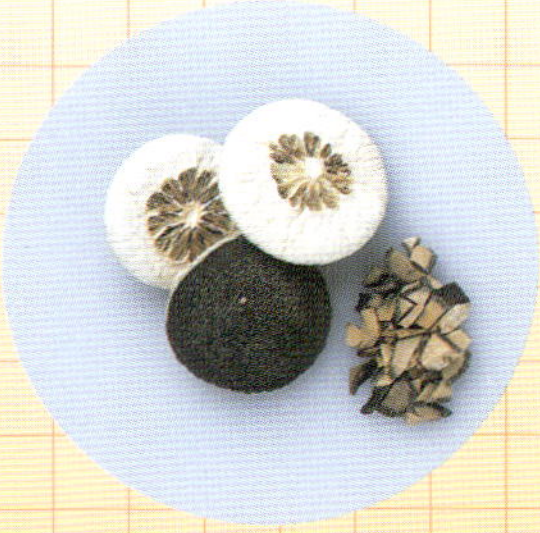

枳実　キジツ（ミカン科ダイダイなどの幼果）

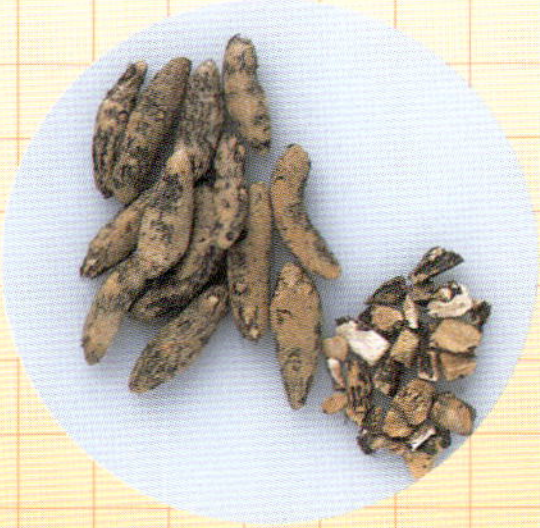

香附子　コウブシ（カヤツリグサ科ハマスゲの根茎）

消食

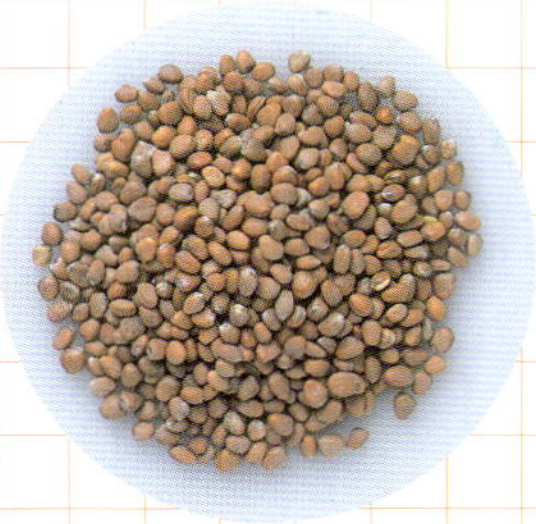

萊菔子　ライフクシ（アブラナ科ダイコンの種子）

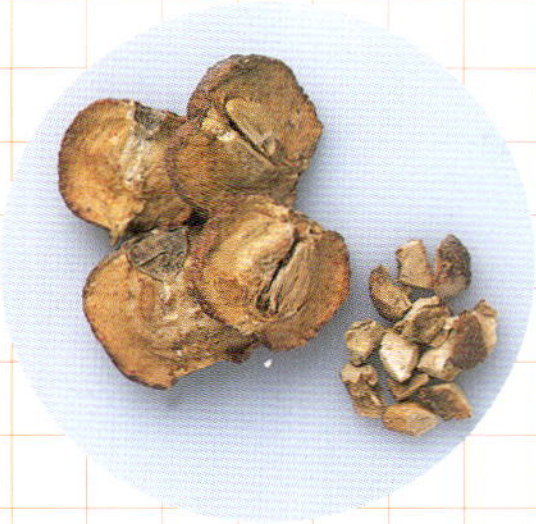

山楂子　サンザシ（バラ科サンザシの成熟果実、山楂肉）

活血

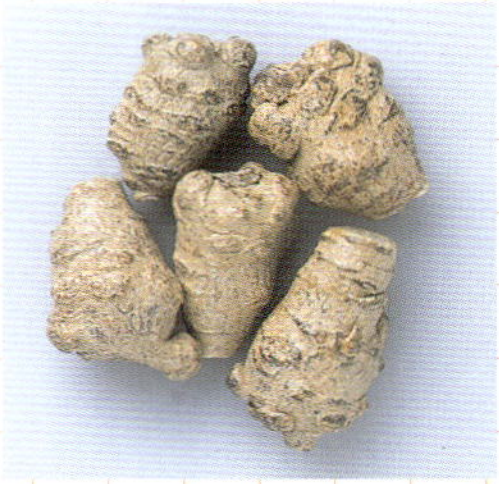

三七　サンシチ（ウコギ科サンシチニンジンの根、田七、金不換）

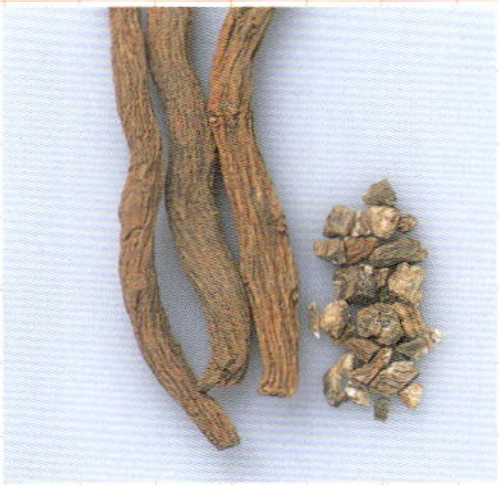

丹参　タンジン（シソ科タンジンの根）

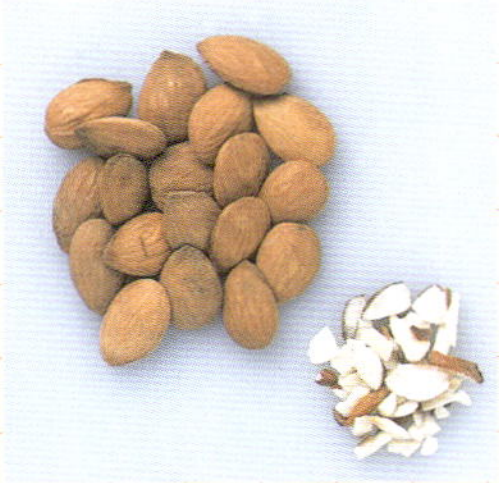

桃仁　トウニン（バラ科モモの種子）

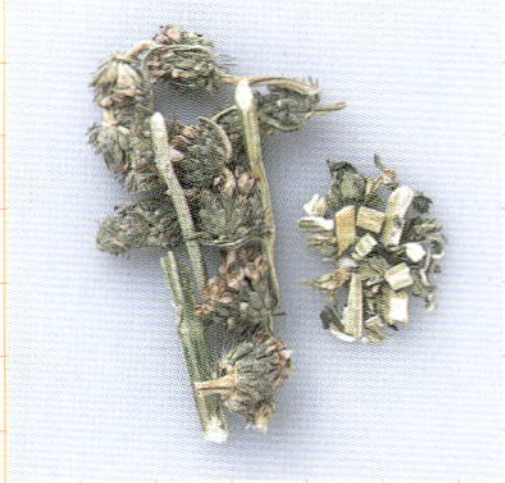

益母草　ヤクモソウ（シソ科メハジキの全草）

安神

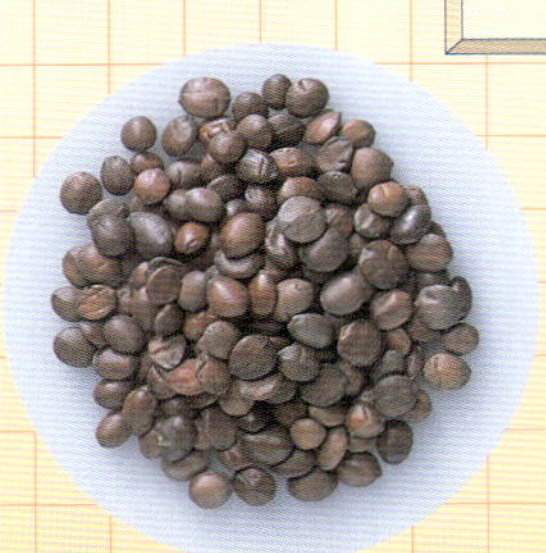

酸棗仁　サンソウニン（クロウメモドキ科サネブトナツメの成熟種子）

止咳

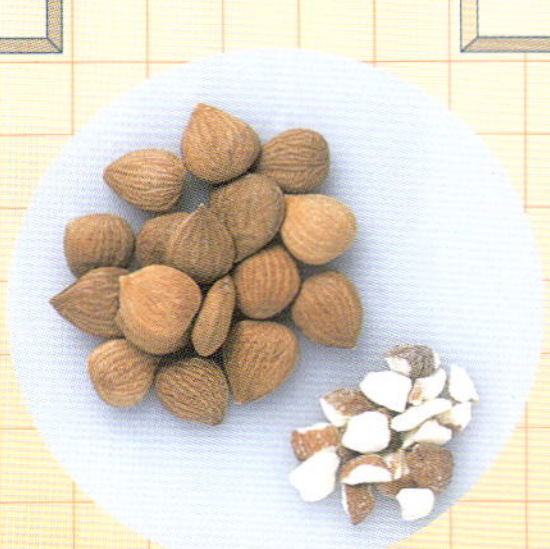

杏仁　キョウニン（バラ科アンズの種子）

収渋

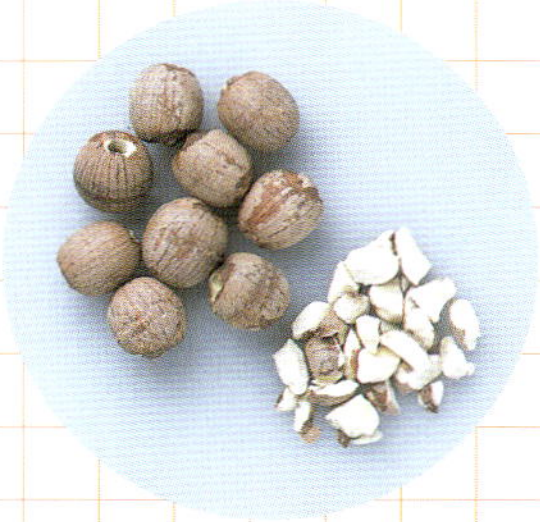

蓮子　レンシ（スイレン科ハスの種子）

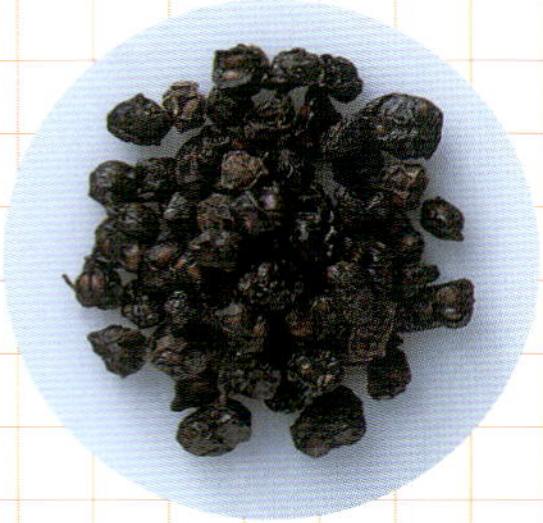

五味子　ゴミシ（マツブサ科
チョウセンゴミシの成熟果実）

平肝熄風

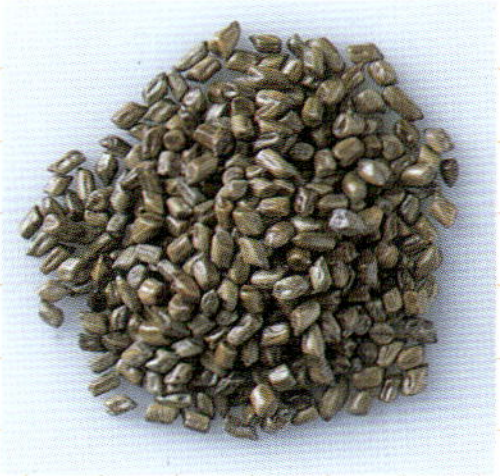

決明子　ケツメイシ（マメ科
エビスグサの成熟種子）

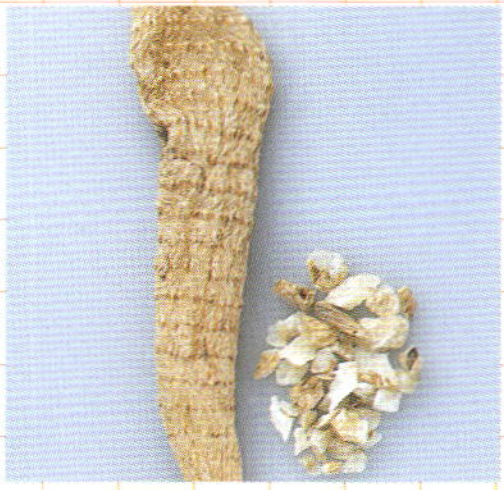

天麻　テンマ（ラン科
オニノヤガラの根茎）

補気

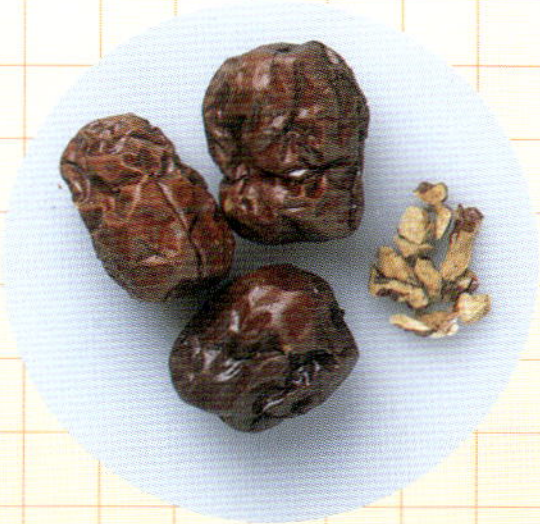

大棗　タイソウ（クロウメモドキ、なつめ）

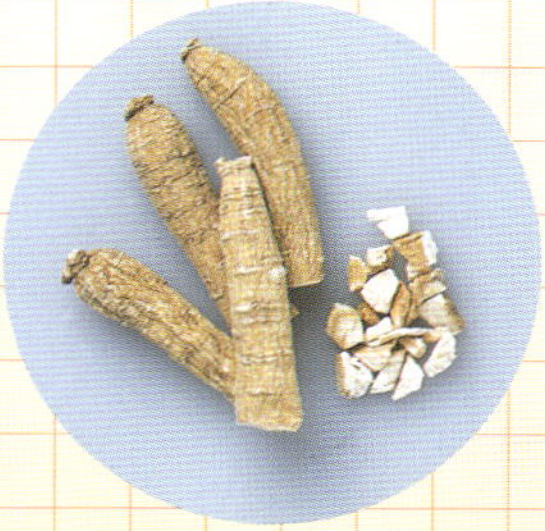

西洋参　セイヨウジン（ウコギ科アメリカニンジンの根）

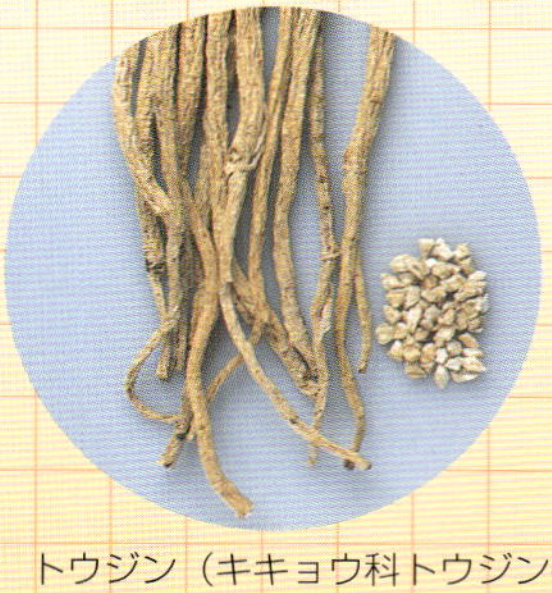

党参　トウジン（キキョウ科トウジンの根）

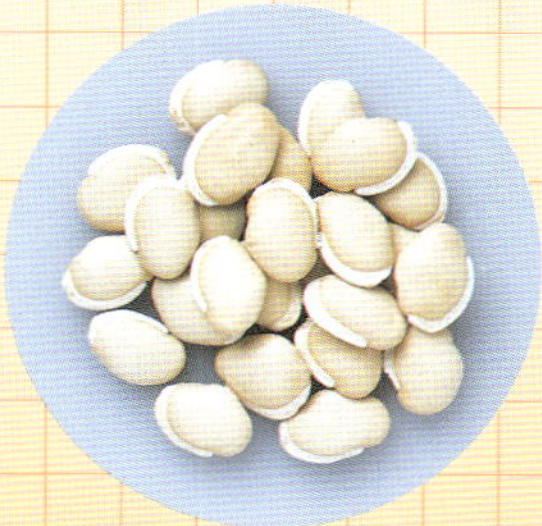

扁豆　ヘンズ（マメ科
フジマメの種子、白扁豆）

補血

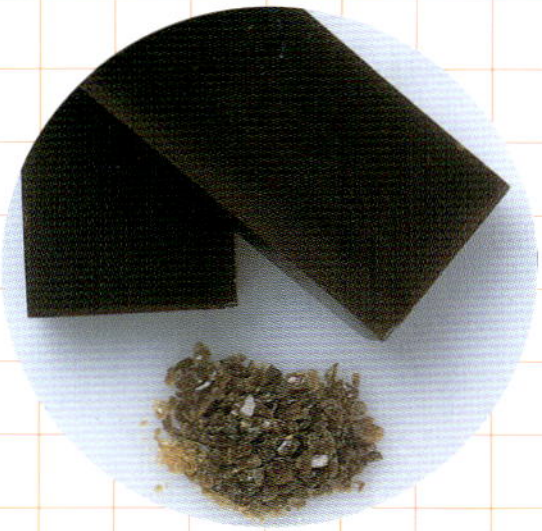

阿膠　アキョウ（ロバのニカワ）

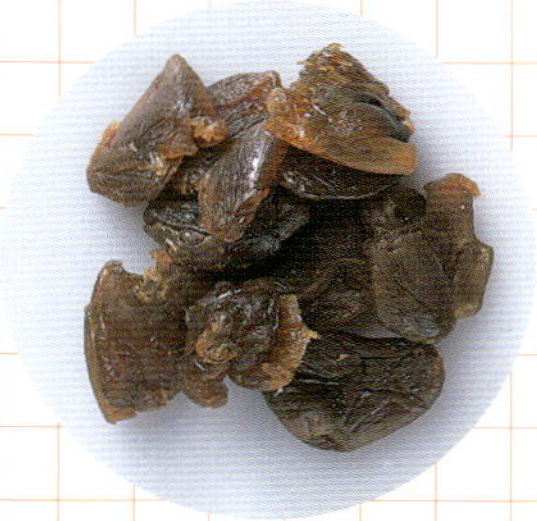

竜眼肉　リュウガンニク（ムクロジ科リュウガンの仮種皮［果肉］、竜眼、桂円）

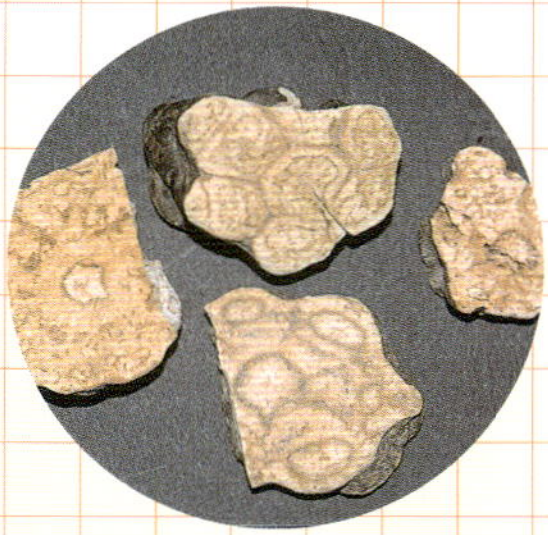

何首烏　カシュウ（ タデ科ツルドクダミの塊根）

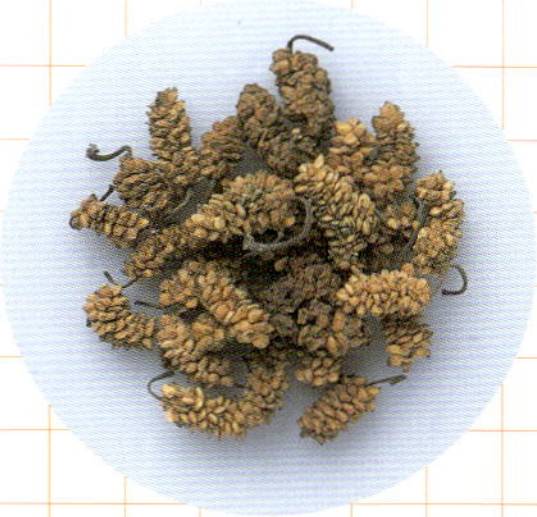

桑椹　ソウジン（クワ科カラグワの成熟した集合果）

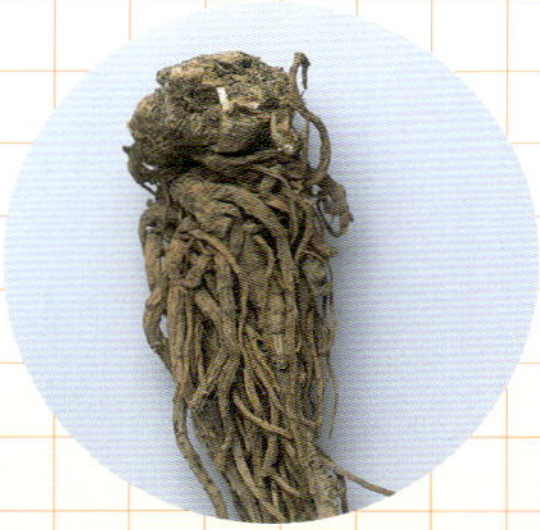

当帰　トウキ（セリ科トウキの根）

補陽

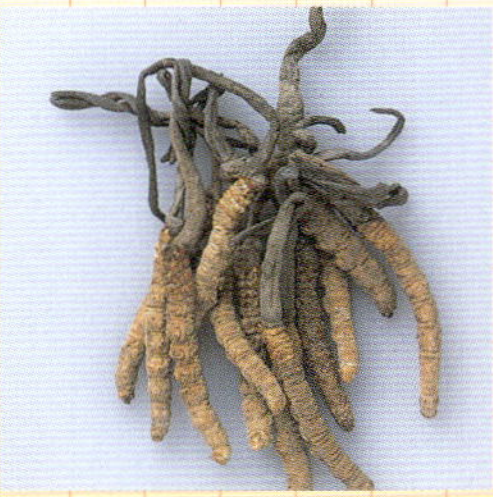

冬虫夏草　トウチュウカソウ（コウモリガ科の幼虫にフユムシナツクサタケが寄生したもの）

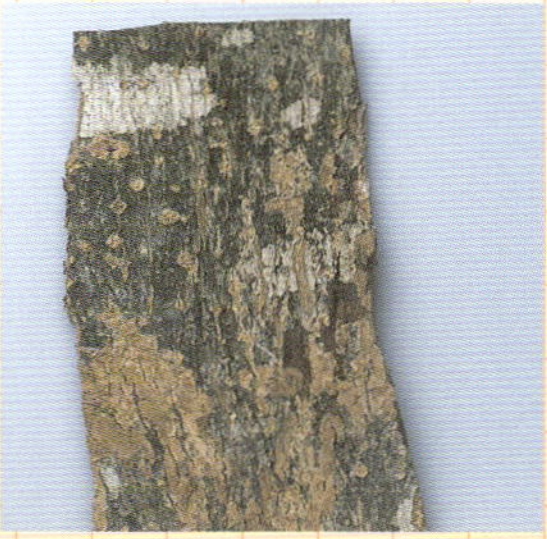

杜仲　トチュウ
（トチュウ科トチュウの樹皮）

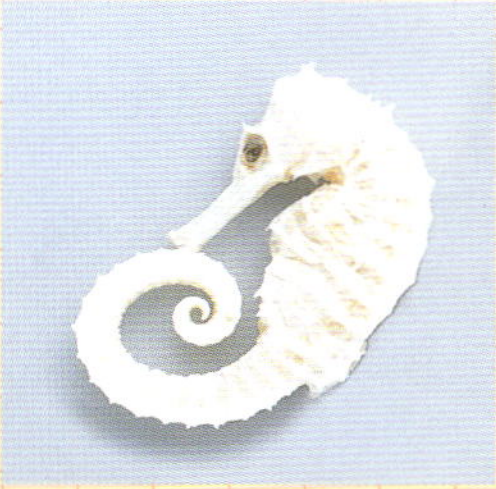

海馬　カイバ（タツノオトシゴ）

滋陰

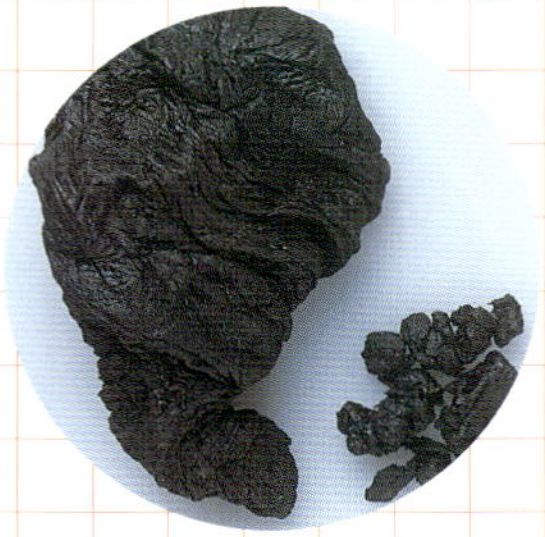

熟地黄　ジュクジオウ
（ゴマノハグサ科ジオウの根を酒で蒸して熟成したもの）

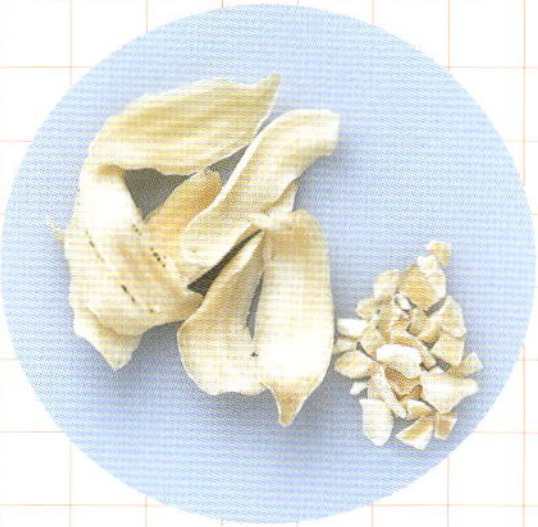

百合　ビャクゴウ（ユリ科ユリの鱗茎の鱗片）

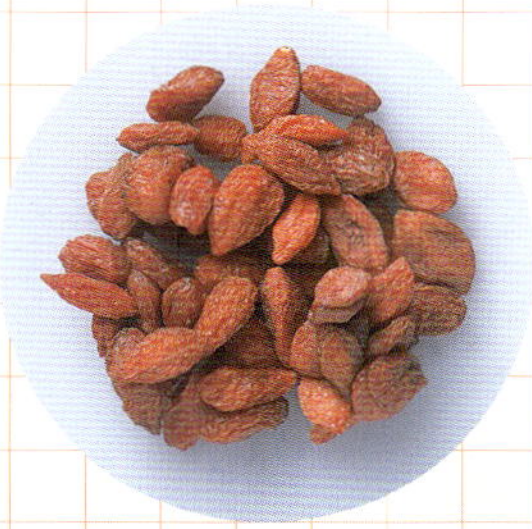

枸杞子　クコシ（ナス科クコの成熟果実）

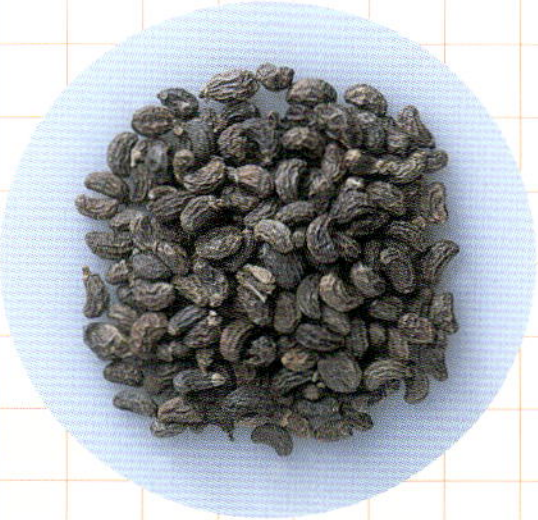

女貞子　ジョテイシ（モクセイ科トウネズミモチの成熟果実）

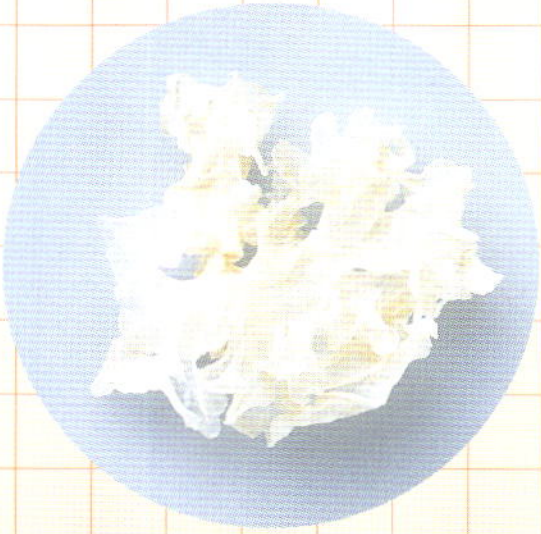

銀耳　ギンジ（白きくらげ）

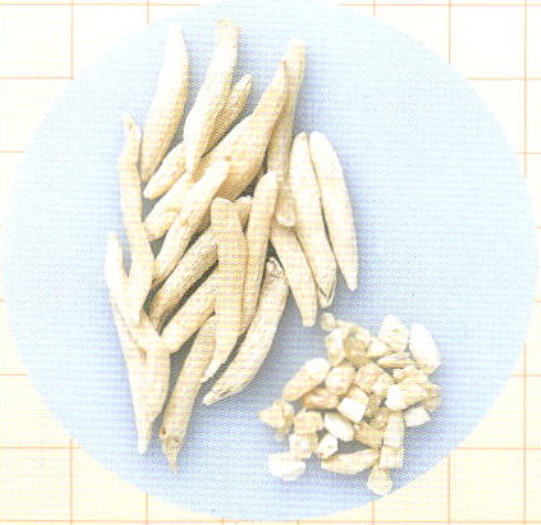

麦門冬　バクモンドウ（ユリ科ジャノヒゲの塊根）

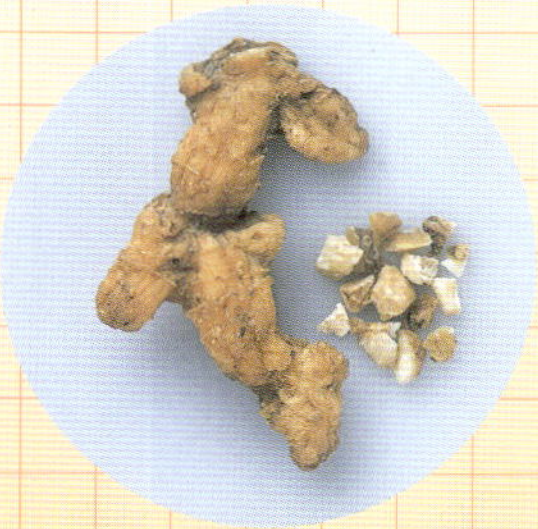

黄精　オウセイ（ユリ科
カギクルマバナルコユリの根茎）

【生薬は株式会社ウチダ和漢薬の提供による】

祝『中醫食療』出版成功！

養生之道
食療光輝

中國北京中醫藥大學
翁維健教授題
公元二零零二年一月

装幀　木滑　潮

本文デザイン　市川　寛志

序文

中医食療は中医学の重要な構成要素であり、長い歴史をもっています。

二千年以上も前の中国の古籍『周礼』の中には、「食医」に関する記述があり、これによれば「食医」がもっぱら帝王の健康を守る配膳を行っていたことが記されています。唐代の孫思邈著の『千金要方』食治にも、食療によって病を治す者こそがよい医者であると書かれています。

また、『黄帝内経』には健康維持のためには人体内の「陰平陽秘」が必要だと書かれていますが、中医食療もまた、陰陽の平衡を調節することを重視しています。

薬膳とは、中医理論を基礎とする弁証に従って献立を立て調理することですが、薬物的な効能をもつ特殊な加工食品を意味することもあります。薬膳は薬物の効能と食物の味をうまく結びつけて健康維持に役立てることができるだけでなく、病気を治療することもできます。つまり、飲食と医薬はお互いにその力を借り合い、助け合うといった特徴があります。

現代においても臨床上で、多くの食療方が健康を増進させ、病気に対する免疫力を高め、老化を防止し、回復力を高めるといった働きをもつことが証明され、病気の治療や治療の補助としてすでに役立っています。

薬物の副作用や、薬原性の疾病が増え続けるなかで、多くの人々が「自然回帰」の生活を理想と考えるようになりました。食療方で用いられる生薬は、作用が穏やかで不快な味が少なく、長期にわたって摂取しても安全な天然物質です。一日三回の食事で、健康の保持・増進、疾病治療を行うことは、現代人の養生保健の方法として最適だといえます。

本書『中医食療方』は中医学、中薬学、中薬炮製学、調理学、営養学を一体化させた著作です。その内容は広く豊富で、正確な中医理論によって分析され、中医弁証による疾病の分型にも合理性があります。体質、性別、年齢、疾病証候、症状、さらに癌の場合には進行状態の違いなども考慮に入れたうえで弁証を行い、さまざまな食療方を紹介しています。また、実際の調理にも身近な物を多く用い、作り方も簡単で、わかりやすく学びやすく実用的です。それぞれの体に合わせた食療方は、健康に資するのみならず、口福ももたらします。この本は多くの病院や家庭において、頼りになる食医や中医営養師となることでしょう。私は心からこの本の誕生を祝賀し、この本が医療従事者や患者をはじめ、多くの人々の福音となることを確信しております。

北京中医薬大学　盧　長慶

はじめに

「すべての食べ物に薬効がある」

これが薬膳の基本的な考え方です。普段食べているもの、豚肉や白菜、キャベツにもみな薬効があるという考えです。また煎じ薬として使われる生薬のなかにも「食べられる」ものがあります。

そもそも「薬食同源」と言いますが、「薬」は薬効の高いもの、「食」とは食べておいしいものか、せめてまずくないものであると筆者は考えています。とすると、おいしくて（まずくなくて）しかも薬効の高いものが食養や食療には最適であるということになります。実際、中国の関連文献にあるレシピには、このような食材・薬材が多く使われています。

薬膳（中医営養学）は中医学の理論を基礎としています。この本の中にも多くの専門用語が出てきます。一見難しそうですが、中医学の理論を理解することで、薬膳を幅広く応用することが可能となります。湯液や鍼灸などの他の療法と同じ考え方で併用することも可能となるのです。

中医学では証によって治療方法が決まりますが、薬膳の場合も同じです。症状や病気の種類が違っていても証が同じであれば、同じ薬膳を使うことができます。また、証に関係なく、ある症状や病気にとくに効果があるという食材もあります。

この本には、中国の飲食養生法や飲食療法に関する数々の古典、および近年出版された多くの書籍を参考に、薬効の高い食材、おいしい薬材を多く使った食養・食療レシピを載せました。ただし、原典のレシピを尊重しながらも、現代の日本の食生活に合うように改良を加えています。日本ではなじみのない、手に入りにくいものは採用していませんが、なかには玫瑰花、山楂子、仏手柑など日本ではまだ一般的ではないけれども、薬効や使いやすさから是非普及させたいと思うものはあえて使っています。これらは生薬を取り扱ってる薬局や中華食材を扱っている商店で手に入ります。

分量についてはおかず類は4人分を目安に、お粥・飲料類は1人分を目安にしていますので適宜加減してください。

また、他の症状や病名の項の同じ証のレシピも参考にできるよう、それぞれの項に参照頁を示しています。

瀬尾　港二

中医食療方◉目次

目次

第一章　体質別の食療方

■薬膳とは …… 2
薬膳は特別の料理ですか？ …… 2
食物にも寒性と熱性がありますーー四性 …… 3
酸・苦・甘・辛・鹹という五味について …… 4
五臓六腑と食物ーー帰経 …… 5
薬膳の位置づけ …… 5
食物の禁忌について …… 6
薬膳の原則「弁証施膳」 …… 7
■体質と薬膳 …… 9
体質とは …… 9
体質の分類 …… 9
1．陽虚体質の薬膳 …… 13
韮菜炒蝦仁（えびとにらのにんにく炒め）
肉桂粥（肉桂と黒砂糖の粥）
2．陰虚体質の薬膳 …… 15
菠菜豆腐湯（ほうれんそうと豆腐のスープ）
桑杞茶（桑の実と枸杞のお茶）
3．気血両虚体質の薬膳 …… 16
当帰牛尾巴湯（当帰と牛テールのスープ）
阿膠棗（なつめの阿膠煮）
4．気滞血瘀体質の薬膳 …… 17
三七燉鶏蛋（鶏卵の三七煮）
蘿葡油菜蕎麦麵（だいこんと菜の花のそば）
5．脾虚湿困体質の薬膳 …… 18
茯苓薏苡仁粥（茯苓とはと麦の粥）
泥鰍豇豆湯（どじょうとささげのスープ）
6．湿熱体質の薬膳 …… 20
鮭魚燉豆腐（さけと豆腐のスープ煮）
粟豆粥（雑穀と豆の粥）

第二章　症状別の食療方

■疲労・倦怠感……24
1．気血両虚証の疲労・倦怠感……25
竜眼洋参飲（竜眼肉とにんじんの飲み物）
茘枝紅棗湯（ライチとなつめの飲み物）
2．脾虚湿困証の疲労・倦怠感……26
山薬薏苡仁粥（山薬とはと麦の粥）
小豆冬瓜粥（あずきととうがんの粥）
3．暑熱傷気証の疲労・倦怠感……28
冬瓜煮鴨（とうがんと鴨の煮込み）
佩卵煮兎肉（兎肉と鶏卵の佩蘭煮）
■めまい……30
1．肝火上炎証のめまい……30
菊花烏龍茶（菊花入りウーロン茶）
夏枯草燉猪肉（豚肉の夏枯草煮）
2．気血両虚証のめまい……33
大棗粥（なつめ粥）
当帰羊肉羹（当帰と羊肉のスープ）
3．肝腎陰虚証のめまい……35
銀耳杜仲湯（きくらげと杜仲のデザート）
烏賊干貝湯（いかと貝柱のスープ）
4．腎精不足証のめまい……36
杞豆湯（枸杞子と黒豆の煮物）
蝦仁韮菜餃子（えびとにらの餃子）
5．痰濁中阻証のめまい……38
天麻橘皮茶（天麻とみかんのお茶）
緑豆蒸蓮葉包（緑豆入り蓮葉包みのちまき）
■冷え症……40
1．陽虚証の冷え症……41
乾姜羊肉湯（乾姜と羊肉のスープ）
杜核猪腰（くるみと杜仲と豚腎の煮込み）
2．血虚証の冷え症……43
木耳紅棗羹（きくらげとなつめのシロップ）
当帰焼羊肉（羊肉の当帰煮）
3．気滞証の冷え症……44
茴香粥（茴香の粥）
陳皮茶（陳皮のお茶）

■不眠症……46
1．痰熱証の不眠……47
半夏粥（半夏と茯苓の粥）
蘿蔔飲（だいこんの飲み物）
2．肝火上炎証の不眠……49
菊花茶（菊花のお茶）
決明子粥（決明子の粥）
3．心腎不交証の不眠……50
銀耳蓮子湯（白きくらげとはすの実のスープ）
百合燉猪肉（百合と豚肉の煮込み）
4．心脾両虚証の不眠……51
竜眼蓮子羹（竜眼とはすの実のデザート）
蓮子茯苓菓子（はすの実と茯苓の団子）
■ストレスによる症状……53
1．肝鬱気滞証のストレス……56
陳皮鶏（鶏肉の陳皮煮）
二花飲（玫瑰花とジャスミンのお茶）
2．痰凝気滞証のストレス……57
半夏山薬粥（半夏と山薬の粥）
金橘飲（きんかんのお茶）
3．肝脾不調証のストレス……58
二花防風茶（ジャスミン・玫瑰花・防風のお茶）
茴香蒸帯魚（太刀魚の茴香蒸し）
4．心脾両虚証のストレス……59
竜眼洋参飲（竜眼肉と西洋参のシロップ）
猪心炒百合（豚の心臓と百合根の炒め物）
■胃痛……61
1．寒証の胃痛……64
三色奶（生姜とにらと牛乳のスープ）
丁香糖（クローブ糖）
姜橘椒魚湯（生姜とふなのスープ）
2．熱証の胃痛……65
石膏粥（石膏と陳皮の粥）
三汁飲（なし・れんこん・黒くわいのジュース）
3．気滞血瘀証の胃痛……66
茉莉花粥（ジャスミン粥）
玫瑰花茶（マイカイカ茶）
4．食滞証の胃痛……67
山楂子煎（山楂子の飲み物）
山楂子麦芽飲（山楂子と麦芽の飲み物）
■便秘……69
1．実熱証の便秘……69

決明燉茄子（なすの決明子煮込み）
氷糖焼香蕉（バナナの氷砂糖煮）
2．気滞証の便秘……72
油悶枳実蘿蔔（揚げだいこんの枳実煮込み）
蘇子麻仁粥（しその実と麻の実の粥）
3．気虚証の便秘……73
人参黒芝麻飲（朝鮮人参と黒ごまの飲み物）
黄耆蘇麻粥（黄耆・しその実・麻の実の粥）
4．陽虚証の便秘……74
蓯蓉羊腰（肉蓯蓉と羊の腎臓の煮込み）
胡桃蝦仁（えびのくるみあえ）
5．血虚証の便秘……76
首烏蒸母鶏（何首烏風味蒸し鶏）
当帰柏子仁粥（当帰と柏子仁の粥）

■下痢……78

1．寒湿証の下痢……81
丁香煮酒（クローブの燗酒）
炮姜粥（あぶり生姜の粥）
2．湿熱証の下痢……82
扁豆花茶（扁豆花と藿香のお茶）
菠蘿葉飲（パイナップルの葉のお茶）
3．食滞腸胃証の下痢……83
山楂神米粥（山楂子と神曲の粥）
莱菔子散（だいこんの種の散剤）
4．肝気乗脾証の下痢……84
三花防風茶（三つの花と防風のお茶）
痛瀉粥（山薬と白芍・陳皮・防風のお粥）
5．脾胃虚弱証の下痢……85
姜汁牛肉飯（牛肉の生姜ご飯）
糯米粥（もち米とやまいもの粥）
6．脾腎陽虚証の下痢……87
茘枝粥（ライチ粥）
栗糊（くりのペースト）

■肥満……89

1．痰湿証の肥満……91
桃花粥（桃の花の粥）
茼蒿炒蘿蔔（しゅんぎくとだいこんの炒め物）
涼拌瓜皮（塩漬け三皮）
2．気虚証の肥満……92
参耆鶏糸冬瓜湯（党参黄耆入り鶏ささ身ととうがんのスープ）
茯苓粥（茯苓の粥）

■浮腫（むくみ）……94
1．風寒犯肺証の浮腫……94
防風粥（防風とねぎと生姜の粥）
鯉魚生姜桂皮湯（鯉と生姜と桂皮のスープ）
2．風熱犯肺証の浮腫……97
冬瓜粥（とうがん粥）
菊花葛根羹（菊花とくずのデザート）
3．水湿困脾証の浮腫……98
薏米粥（はと麦粥）
茯苓米粉白糖餅（茯苓と米粉のパンケーキ）
4．脾陽虚証の浮腫……100
黄参糖醋鯉魚（鯉の黄耆党参あんかけ）
鶏肉黄耆湯（鶏肉と黄耆のスープ）
5．腎陽虚証の浮腫……101
羊肉黒豆湯（羊肉と黒豆のスープ）
韮菜杜仲苡米粥（にらと杜仲のはと麦粥）
6．気血両虚証の浮腫……102
帰耆燉鶏（鶏肉の黄耆当帰煮）
枸杞大棗醤（枸杞子となつめのジャム）
■排尿異常……105
1．湿熱証の排尿異常……105
薏苡仁緑豆粥（はと麦と緑豆の粥）
清炒緑豆芽（緑豆もやしの炒め物）
2．脾腎両虚証の排尿異常……108
粟粥（あわ粥）
枸杞茯苓茶（枸杞と茯苓の紅茶）
3．肝鬱気滞証の排尿異常……109
芹菜茴香炒蝦仁（セロリ・フェンネル・えびの炒め物）
三花金銭茶（三つの花と金銭草のお茶）
■夏バテ……111
1．陰虚証の夏バテ……113
天地粥（天麻と生地の粥）
鶏蛋銀耳湯（白きくらげと卵のデザート）
2．湿困証の夏バテ……114
西瓜飲（すいかのジュース）
三瓜茶（三種の瓜のお茶）
3．気虚証の夏バテ……115
粟豆粥（あわと緑豆の粥）
泥鰍鍋（どじょうの丸鍋）

第三章　疾患別の食療方

■カゼ …… 118
1．風寒型のカゼ …… 120
姜糖蘇葉茶（しそ入り生姜湯）
葱豉湯（ねぎと味噌のスープ）
羊肉粥（羊肉の粥）
2．風熱型のカゼ …… 121
葛根茶（くず湯）
菊花茶葉粥（菊花茶の粥）
3．暑湿型のカゼ（夏カゼ） …… 122
清暑茶（藿香・佩蘭・薄荷のお茶）
緑豆荷葉粥（緑豆とはすの葉の粥）
■アレルギー性鼻炎 …… 124
1．肺脾気虚証のアレルギー性鼻炎 …… 126
黄耆粥（黄耆の粥）
山薬泥（山薬となつめのマッシュ）
2．腎陽虚証のアレルギー性鼻炎 …… 127
麻雀肉（雀の煮込み）
生姜胡桃茶（生姜とくるみのお茶）
■喘息 …… 129
1．寒証の喘息 …… 129
豆漿紫蘇粥（豆乳としその粥）
杏仁豆腐湯（杏仁と豆腐のスープ）
2．熱証の喘息 …… 131
魚腥草糸瓜湯（ドクダミとへちまのスープ）
涼拌三鮮（たけのこ・黒くわい・くらげのあえ物）
3．虚証の喘息 …… 132
胡桃蜜飲（くるみのはちみつシロップ）
白果大棗粥（ぎんなんとなつめの粥）
■貧血 …… 134
1．脾虚証の貧血 …… 135
粳米大棗紅糖粥（なつめと黒砂糖の粥）
参耆烏鶏（朝鮮人参・黄耆・烏骨鶏の煮物）
2．肝腎不足証の貧血 …… 136
小米紅棗飴糖粥（あわとなつめの水飴粥）
牛筋煮杜仲湯（牛すじ肉と杜仲のスープ）
3．脾腎陽虚証の貧血 …… 137

羊肉炒咖喱（ラム肉のカレー焼き）
蝦米粥（干えび粥）
■高血圧……………………………139
1．肝陽上亢証の高血圧……………………141
鮮芹菜汁（セリのしぼり汁）
玉夏緑豆羹（南蛮毛・夏枯草・緑豆のデザート）
2．腎精不足証の高血圧……………………142
桑寄生茶（ソウキセイ茶）
芝麻煮鶏蛋湯（ごまと卵のスープ）
3．痰濁証の高血圧……………………143
緑豆海帯湯（緑豆とこんぶの飲み物）
鯉魚蒸荷葉（鯉のはすの葉包み）
■心痛（心筋梗塞・狭心症）……………………145
1．心気虚証の心痛……………………145
黄耆燉鶏（黄耆と鶏の煮込み）
人参泥鰍湯（朝鮮人参とどじょうのスープ）
2．心陰虚証の心痛……………………148
銀耳百合粥（白きくらげと百合根の粥）
酸棗仁茶（酸棗仁と玄参のお茶）
3．寒凝気滞証の心痛……………………149
辣子鶏湯（鶏肉の唐辛子スープ）
羊肉餃子（羊肉のぎょうざ）
4．痰濁証の心痛……………………150
薏苡仁昆布粥（はと麦とこんぶの粥）
燉二瓜（とうがんとへちまの味噌煮）
5．心血瘀阻証の心痛……………………152
香菇桃仁湯（しいたけと桃仁のスープ）
山楂子三七茶（山楂子と三七のお茶）
■脳血管障害（中風）……………………153
1．痰熱証の脳血管障害……………………153
苡米豆芽湯（はと麦ともやしのスープ）
冬瓜皮燉蚕豆（そら豆のとうがん皮煮）
2．肝火上炎証の脳血管障害……………………156
芹菜炒墨魚（いかとセロリの炒め物）
番茄木耳炒鶏蛋（トマトときくらげの卵炒め）
3．生気欲脱証の脳血管障害……………………157
野鴨子肉粥（合鴨の粥）
蓮子清補湯（はすの実とゆばのスープ）
4．腎虚証の脳血管障害……………………159
枸杞杜仲茶（枸杞と杜仲のお茶）
枸杞肉絲（枸杞と豚肉の細切り炒め）

■糖尿病……161
1. 肺熱証の糖尿病……161
天花粉麦冬茶（天花粉と麦門冬のお茶）
沙参玉竹燉老鴨（あひる肉の沙参玉竹煮）
2. 胃火証の糖尿病……164
菠菜銀耳湯（ほうれんそうの根と白きくらげのスープ）
香菇焼豆腐（しいたけと豆腐の煮物）
3. 腎陰虚証の糖尿病……165
一品山薬餅（やまいもの蒸しパン）
枸杞鶏蛋餅（枸杞入り卵焼き）
4. 陰陽両虚証の糖尿病……166
黄耆煮山薬茶（黄耆と山薬のお茶）
枸杞燉兎肉（兎肉と枸杞子の煮物）
■肝胆疾患……168
1. 湿熱停滞証の肝炎・湿熱停滞証の肝硬変・肝胆湿熱証の胆嚢炎と胆石……172
茵苡粥（茵蔯とはと麦の粥）
豆腐泥鰍煲（どじょうと豆腐の煮物）
2. 肝陰虚証の肝炎・肝腎陰虚証の肝硬変・肝陰虚証の胆嚢炎と胆石……174
西紅子炒鶏蛋（トマトと卵の炒め物）
女貞子枸杞湯（女貞子枸杞スープ）
3. 肝胆瘀熱証の肝炎・肝鬱血瘀証の肝硬変……176
丹参田鶏湯（丹参とかえるのスープ）
三七藕蛋羹（三七人参と卵のスープ）
醋煮海帯（こんぶの酢煮）
4. 寒湿内停証の肝炎・寒湿困脾証の肝硬変……177
丁子赤小豆粥（丁子入りあずき粥）
苡米鶏湯（はと麦入り鶏スープ）
5. 脾虚血虚証の肝炎・脾腎陽虚証の肝硬変・脾虚湿滞証の胆嚢炎と胆石……178
小豆牛肉粥（あずきと牛肉の粥）
首烏大棗湯（何首烏となつめの卵スープ）
6. 肝鬱気滞証の肝炎・気滞湿阻証の肝硬変・肝鬱気滞証の胆嚢炎と胆石……180
仏手鬱金粥（仏手と鬱金の粥）
陳皮牛肉（牛肉の陳皮煮）

第四章　癌の食療方

癌と薬膳……184

■肺癌……185

1．肺血熱証の肺癌……185

涼拌菜（ドクダミのあえ物）

茅根金銀花茶（茅根と金銀花のお茶）

2．肺痰熱証の肺癌……188

蘿蔔粥（だいこんとにんじんの粥）

笋菇肉絲（たけのこ・しいたけ・豚肉の細切り炒め）

3．肺陰虚証の肺癌……189

百合柿餅粥（百合根と干柿の粥）

杏仁銀耳小豆粥（杏仁・きくらげ・あずきの粥）

4．肺腎両虚証の肺癌……190

白果蒸（ぎんなんと合鴨肉の蒸し物）

枇杷胡桃膏（びわとくるみのシロップ）

■食道癌……192

1．気痰互阻証の食道癌……194

参苡粥（沙参とはと麦の粥）

柿霜蒸梨（柿霜梨蒸し）

2．痰瘀互結証の食道癌……195

姜汁韮汁牛乳飲（生姜とにら入りミルク）

糟茄（なすの酒粕漬け）

3．脾胃気虚証の食道癌……195

複方黄耆粥（黄耆とはと麦の粥）

蓮子奶糊（はすの実と牛乳の粥）

■胃癌……197

1．肝気犯胃証の胃癌……197

二花緑茶（玫瑰花・ジャスミン入り緑茶）

大蒜粥（にんにく粥）

2．脾胃陽虚証の胃癌……200

人参鶏湯（鶏の人参スープ）

蔗姜飲（さとうきびと生姜の飲み物）

3．瘀毒内阻証の胃癌……201

童鶏三七（ひな鶏の田七人参煮）

芋艿糕（さといもの蒸し餅）

4．痰湿内結証の胃癌……202

蓴菜鮒魚湯（じゅんさいとふなのスープ）

冬瓜汁（とうがんの飲み物）

■大腸癌……204

1．湿熱内蘊証の大腸癌……205
薺菜車前草湯（ナズナとオオバコのお茶）
馬歯莧緑豆粥（スベリヒユと緑豆の粥）

●湿熱に瘀血の所見がある場合の大腸癌……206
黄花菜木耳鶏肉（金針菜ときくらげの鶏肉スープ）
韮菜海帯湯（にらとこんぶのスープ）

2．脾虚湿困証の大腸癌……207
大棗豇豆湯（なつめとささげの飲み物）
二豆鶏肉粥（豆と鶏肉の粥）

3．脾腎陽虚証の大腸癌……209
羊肉羹（羊肉とだいこんのスープ）
茘核大米粥（茘枝核・山薬・はすの実の粥）

■肝臓癌……210

1．肝鬱気滞証の肝臓癌……210
柚皮粥（ザボンの皮の粥）
茉莉飲（ジャスミンの飲み物）

2．気滞血瘀証の肝臓癌……213
田七藕汁湯（田七人参・れんこん・きゅうりの飲み物）
香附川芎茶（香附子と川芎のお茶）

3．湿熱結毒証の肝臓癌……214
豆腐泥鰍湯（豆腐とどじょうのスープ）
香菇苡米飯（しいたけ・はと麦入り豆ご飯）
猪肝緑豆粥（豚レバーと緑豆の粥）

4．肝陰虚証の肝臓癌……216
銀耳枸杞鶏肝湯（白きくらげ・枸杞子・鶏レバーのスープ）
沙参枸杞粥（沙参と枸杞子の粥）

■乳癌……218

1．肝鬱気滞証の乳癌……219
蘿蔔金針粥（だいこんと金針菜の粥）
芹韮湯（セロリとにらのスープ）

2．痰湿証の乳癌……220
小豆蓮子粥（あずきとはすの実の粥）
三瓜湯（とうがん・きゅうり・へちまのスープ）

3．気血両虚証の乳癌……222
八宝鶏湯（鶏と八薬のスープ）
虫草茸烏鶏湯（冬虫夏草・きのこ・烏骨鶏のスープ）

■子宮癌……224

1．肝鬱気滞証の子宮癌……224
花皮解鬱粥（花と陳皮のデザート粥）
陳皮炒油菜（チンゲン菜のオレンジソース炒め）

2. 湿熱証の子宮癌……226
西瓜皮炒肉絲（すいかの皮と豚肉の細切り炒め）
翡翠冬瓜（とうがんのヒスイ煮）
針菇冬笋湯（えのきとたけのこのスープ）
3. 肝腎陰虚証の子宮癌……228
菊花枸杞羹（菊花と枸杞の寒天よせ）
芝麻山薬飯（黒ごま入り麦とろ飯）
4. 脾腎陽虚証の子宮癌……229
松鼠鯉魚（鯉の甘酢あんかけ）
栗杜仲粥（栗と杜仲の粥）
■前立腺癌……231
1. 腎陽虚証の前立腺癌……231
胡桃仁紅糖飲（くるみと黒砂糖の飲み物）
杜仲燉羊肉（羊肉の杜仲煮）
2. 気血両虚証の前立腺癌……234
当帰補血粥（当帰と黄耆の粥）
洋参首烏茶（西洋参と何首烏のお茶）
3. 気滞血瘀証の前立腺癌……236
丹参茶（丹参・香附子・菊花のお茶）
小豆茉莉花茶粥（あずきとジャスミンの茶粥）
4. 湿熱下注証の前立腺癌……237
三鮮茅根飲（茅根・淡竹葉・れんこんのお茶）
向日葵髄茶（ひまわりの茎の芯茶）

第五章　女性のための食療方

■月経痛……240
1. 寒湿証の月経痛……241
山椒紅棗湯（山椒となつめの飲み物）
当帰生姜羊肉湯（当帰と生姜とマトンの煮込み）
2. 湿熱証の月経痛……244
鬱金鴨（あひるの鬱金蒸し）
小豆粥（あずき粥）
3. 気滞血瘀証の月経痛……246
山楂子酒（サンザシ酒）
益母草煮鶏卵（鶏卵の益母草煮）
4. 気血両虚証の月経痛……247
生姜紅棗湯（生姜となつめの飲み物）

十全大補湯（十全大補スープ）
5．肝腎不足証の月経痛……248
杜仲猪腎（杜仲と豚腎の煮物）
枸杞黒豆（黒豆の枸杞煮）
■更年期障害……250
1．陰虚証の更年期障害……252
清蒸杞甲魚（枸杞とすっぽんの蒸し物）
百合湯（百合根スープ）
2．陽虚証の更年期障害……254
胡桃粥（くるみ粥）
枸杞羊腎粥（羊腎と枸杞の粥）
3．陰陽両虚証の更年期障害……255
冬虫夏草鴨（あひるの冬虫夏草蒸し）
豆腐蛋羹（豆腐と卵の蒸し物）
■女性不妊症……257
1．腎陽虚証の女性不妊症……257
巴戟羊肉粥（巴戟天と羊肉の粥）
拌蝦仁韮菜（えびとにらのくるみあえ）
2．腎陰虚証の女性不妊症……261
五味枸杞飲（五味子と枸杞のお茶）
桑椹膏（桑の実のシロップ）
3．気血両虚証の女性不妊症……262
鵪鶉蛋奶（うずらの卵入りミルク）
芝麻粥（ごまの粥）
4．肝鬱気滞証の女性不妊症……263
茘枝橘核茴香粥（茘枝核・橘核・茴香の粥）
梅花銀耳羹（梅の花と白きくらげの砂糖煮）
5．痰湿証の女性不妊症……264
苡米扁豆山楂粥（はと麦・いんげん・山楂子の粥）
二瓜炒猪肉（きゅうりとへちまと豚の炒め物）
6．瘀血証の女性不妊症……265
益母草元胡鶏蛋湯（益母草と延胡索のゆで卵汁）
紅花孕育蛋（紅花入り蒸し卵）
■母乳不足……267
1．気血両虚証の母乳不足……268
金針猪湯（金針菜と豚肉のスープ）
黄酒燉鮒魚（ふなの紹興酒煮込み）
2．肝鬱気滞証の母乳不足……270
橘葉猪蹄（みかんの葉と豚足の煮込み）
蘿葡葉鯉魚湯（だいこん葉と鯉のスープ）
■美容……272
美容のための薬膳……276

阿膠羹（阿膠シロップ）
杞菊炸鶏肝（鶏レバーの杞菊揚げ）
美髪のための薬膳……277
金髄煎（枸杞子と焼酎のシロップ）
黒豆何首烏飲（黒豆と何首烏の飲み物）
口臭のための薬膳……278
瓜子治口臭方（かぼちゃの種の口臭治療方）
薄荷粥（ハッカ粥）

第六章　男性のための食療方

■インポテンス（ＥＤ）……280
1．腎陽虚証のインポテンス……282
韮菜炒羊肝（にらと羊レバーの炒め物）
杜核炒猪腰（杜仲とくるみと豚腎の炒め物）
2．肝鬱証のインポテンス……283
双核茶（二種のお茶）
仏手柑茶（仏手柑のお茶）
3．心脾両虚証のインポテンス……284
蓮子百合燉猪肉（はすの実と百合根と豚の煮込み）
竜眼酸棗仁茶（竜眼と酸棗仁のお茶）
4．湿熱証のインポテンス……285
小豆車前粥（あずきとオオバコの粥）
薏苡仁車前粥（はと麦とオオバコの粥）
■男性不妊症……287
1．腎精不足証の男性不妊症……287
芝麻鶏（鶏のごま味噌あえ）
仙人粥（製何首烏の粥）
2．陰虚火旺証の男性不妊症……290
麦麩肉丸子湯（麩と肉団子のスープ）
枸杞黄精粥（枸杞と黄精の粥）
3．腎陽虚証の男性不妊症……291
清炒蝦仁（川えびの炒め物）
竜馬童子鶏（海馬とひな鶏の蒸し物）
4．湿熱下注証の男性不妊症……293
車前草燉猪腰（豚腎の車前草煮込み）
苡米車前粥（はと麦と車前子の粥）

第七章　小児のための食療方

■小児の保健……296
Ⅰ．受精（先天の精と後天の精について）……296
Ⅱ．胎児期の影響……296
Ⅲ．小児の特徴……297
Ⅳ．小児の保健食……298
小児の健脾補腎と成長・発育のための薬膳……298
山薬茯苓丸子（やまいもと茯苓の団子）
牛肚粥（せんまい粥）
鶉粥（うずら粥）
乳粥（ミルク粥）
山楂蜜膏（サンザシジャム）
韮菜子面餅（にらの種入りせんべい）
肉桂鶏肝（鶏レバーのシナモン蒸し）
■小児の発熱……300
1．風寒表証の小児の発熱……303
葱豉粥（ねぎと豆豉の粥）
芫荽茶（香菜・薄荷・生姜のお茶）
防風甘草茶（防風と甘草のお茶）
2．風熱表証の小児の発熱……304
薄荷粥（小児用ハッカ粥）
葱豉豆腐湯（ねぎと豆腐のスープ）
3．小児の夏季熱……304
緑豆粥（緑豆の粥）
黄瓜拌豆腐（冷奴）
4．食滞証の小児の発熱……305
梨楂粥（なしと山楂子の粥）
蕃茄西瓜汁（トマトとすいかのジュース）
5．疳積による小児の発熱……305
砂仁粥（砂仁の粥）
胡蘿蔔粥（にんじんの粥）
6．陰虚証の小児の発熱……306
銀耳蚕花湯（白きくらげと卵のスープ）
白果羹（ぎんなんと果物のとろみ煮）
7．気虚証の小児の発熱……307
大棗粥（小児用なつめ粥）
洋参飲（西洋参のシロップ）

■小児の下痢……308
1．風寒湿証の小児の下痢……309
藿香粥（藿香の粥）
艾葉生姜茶（よもぎと生姜のお茶）
2．湿熱証の小児の下痢……310
茯苓赤豆苡米粥（茯苓・あずき・はと麦の粥）
緑豆車前飲（緑豆とオオバコの飲み物）
附：食物効能表……313
参考文献
3．傷食証の小児の下痢……311
薤白粥（らっきょう粥）
胡蘿蔔汁（にんじんの飲み物）
4．脾虚証の小児の下痢……311
茯苓大棗山薬粥（茯苓・なつめ・山薬の粥）
鶏肉餛飩（鶏肉ワンタン）

第一章　体質別の食療方

薬膳とは

STEP1　薬膳は特別の料理ですか？

薬膳と聞いて、どんな料理を連想しますか？　楊貴妃や西太后が食べていたような超豪華な宮廷料理ですか？　それとも、蟻《あり》や蠍《さそり》いっぱいのゲテモノ料理？　はたまた、朝鮮人参や冬虫夏草といった高価な生薬を使った漢方料理ですか？

中国では周の時代（紀元前200年以上前）にはすでに、「食医」と呼ばれる官職が制定されて、食事の面から皇帝の健康を管理していましたから、薬膳が主に宮廷において発達したことは確かです。また、薬膳の中には、蟻や蠍など、珍しい生薬を使ったものがあることも確かです。けれども、これらは薬膳の本来の意味を表しているとはいえません。

『神農本草経』という中国最古の薬草学の専門書には、全部で365種の薬材が記載されています。これらの薬材はその性質や、効能によって上品《じょうぼん》、中品《ちゅうぼん》、下品《げぼん》の３種類に分類されています。それによると、上品は120種あり、毒性がなく、補養の効能をもち、中品は120種で、毒性のあるものもないものも含まれ、補養と治療の効能をもち、下品は125種あり、毒性のあるものが多く、治療の効能をもつ、とあります。このうち上品や中品に分類されている薬材の中には、棗《なつめ》、甘草《かんぞう》、はと麦、百合根、生姜、葛《くず》など、食物として日常、用いられるものも少なくありません。

また、長沙《ちょうさ》の馬王堆《まおうたい》から出土した『五十二病方』という医学書には、247種の薬材が記載されていますが、その中には、穀類15種、野菜類10種、果物類5種、肉類29種、魚類３種の合計61種が含まれています。これは全薬材の４分の１に相当します。これらは、日常食されていたものがほとんどで、食物を薬材と同一に考えていたことがわかります。また、この書に記載されている50余種の病気のうち、半数近くのものが、食事で治療できることも示されています。

この食物を薬材と同一のものとして考える「薬食同源」

の考え方が、薬膳の基本となっています。普通の食物にもそれぞれ薬効があり、自分の体質や病気のタイプに合わせて用いれば、それはもう立派な薬膳です。薬膳自体は特別な料理ではありません。特別なのは、その考え方、用い方なのです。

薬膳の材料は、普通の食物を使うのが基本ですが、煎じ薬に使われるような薬材を使うこともあります。

そこで、「薬膳は漢方薬くさくてまずいけれど、体にいいから仕方ない」と思われがちですが、実は、煎じ薬などと薬膳が決定的に違うのは、「食べておいしい」ことなのです。どんなに薬効があってもまずければ、薬膳には使われません。フランス料理とともに世界の二大料理に数えられる中華料理を生んだ中国では、「おいしいこと」は食の基本なのかもしれません。

STEP2 食物にも寒性と熱性があります。——四性

薬材と同様に、食物の場合も薬効を考えるうえでまず重要なのは、その食物が体を冷やすか、温めるかの性質です。この性質を「性」（または、「気」）といいます。冷やす性質の程度によって、寒《かん》と涼《りょう》に、また、温める性質の程度によって、温《おん》と熱《ねつ》に分けますから全部で「四性」となります。実際には、温めも冷やしもしない「平《へい》」という性質も加わります。運用の際には、寒涼、温熱、平の3グループ、つまり、冷やすか、温めるか、そして、どちらでもないかの3つに分けるだけでも十分です。

実際に、唐辛子やねぎ、生姜を食べてみると、体が熱くなって、汗も出てくるのがわかりますね。これらは温熱のグループに分類されています。このように温熱のグループの食物は一般に、体を温めたり、体の働きを活発にしたり、血の流れをよくしたり、体の冷えを取り去ったり、という作用をもっています。

生姜などは汗が出たあとに、体を冷やすから、涼の性質だとする考え方もあるようですが、中医学では、食物そのものが体に直接与える性質を考えます。

「秋なすは嫁に食わすな」という諺はご存知でしょう。「秋のなすはとてもおいしいから嫁になんか食べさせるな」という解釈もあるようですが、実はなすは寒涼のグループに入ります。「秋のなすはとくに体を冷やすから、これから子どもを産もうというお嫁さんには、よくないよ」という解釈が中医学的にも妥当のようです。寒涼の

グループの食物は一般に、熱を冷ましたり、体を潤したり、毒を消したりなどの作用をもっています。

この食物の寒熱の性質を知ることは、薬膳を使いこなすための基本中の基本です。巻末の「食物の効能表」をご参照ください。

STEP3 酸・苦・甘・辛・鹹という五味について

薬材や食物には、その性質のひとつとして、「五味《ごみ》」と称されるものがあります。この五味とは、酸《さん》、苦《く》、甘《かん》、辛《しん》、鹹《かん》という五種類の味を指しています。これは、その食物の実際の味覚を表しているとともに、効能を抽象的に表現してもいます。ですから、実際に食べてみた味覚と異なるものもありますし、複数の「味」をもつ食物もあります。

それぞれの味には以下のような特徴的な効能があります。

①酸味の効能

筋肉を引き締め、汗や尿などが出すぎるのを止める作用があります。多汗・頻尿・下痢・遺精《いせい》（精液が漏れやすい）・不正出血などに有効です。

レモン・梅・トマト・ざくろなど。

②苦味の効能

余分なものを排出し、乾燥させる作用がありますから、体内の熱や水分を外に出します。高熱や便秘に有効です。

にがうり・茶・はすの葉・豚レバーなど。

③甘味の効能

滋養強壮や止痛、毒消しの作用をもちます。

とうもろこし・棗《なつめ》・はちみつ・枸杞子《くこし》・ぶどうなど。

④辛味の効能

滞っているものを発散させ、気血の流れをよくする作用をもちます。カゼなどに有効です。

生姜・長ねぎ・大根・玉ねぎ・にんにくなど。

⑤鹹（塩）味の効能

固まりをやわらかくし、便通をよくする作用をもちます。便秘や甲状腺瘤などに有効です。

塩・くらげ・大麦・こんぶ・かになど。

また、歴代の薬学書によれば「芳香」というのも「味」の考え方の中に含まれているようです。柑橘類や茴香《ういきょう》などの香りのよい食物には、消化をよくしたり、気の流れをよくする作用や、気分を爽快にさせる作用などがあるとされています。

STEP4　五臓六腑と食物——帰経

薬材や食物には、これはどこどこの臓腑にとくに効果がある、といった性質があります。この性質を「帰経《きけい》」と呼んでいます。体には、経絡と呼ばれるエネルギーや情報の伝達経路がめぐっています。各臓腑には、それぞれ関係の深い経絡があって、どの臓腑の経絡に入り、効果をもたらすかという性質がこの帰経なのです。

たとえば、大根は、肺と胃の経絡に入りますから、消化不良や痰の多い咳などに効果がありますし、ほうれんそうは腸と胃の経絡に入りますから、便秘に効くという具合です。

また、食物と臓腑の関係では、帰経のほかに前述の五味と「五行理論」（後述）によるものもあります。中医学の古典『黄帝内経《こうていだいけい》・素問《そもん》』には、「酸は肝に入り、苦は心に入り、甘は脾に入り、辛は肺に入り、鹹は腎に入る」とあります。お酒を飲みすぎて、肝臓を酷使した翌朝に、梅干しなど酸っぱいものが欲しくありませんか？　これは、肝が酸っぱさを欲しがっているのです。

もうひとつ、臓腑との関係で忘れてはならない薬膳の大原則があります。それは「臓をもって、臓を補う」です。たとえば、腎臓に疾患があれば、豚の腎臓を食べて腎臓の機能を補い、肝臓の調子が悪ければ、豚や牛のレバーを食べて肝臓の機能を補います。日本の家庭では、臓物はあまり食べられていないようですが、中国ではとくに豚など、臓物はおろか耳や鼻など、余すところなく食べています。ぜひ見習いたいところです。

STEP5　薬膳の位置づけ

薬膳の内容を見てみると、大きく2つの方面に分類できます。「食養」と「食療」の2つです。

「食養」は、「食補」とも表現でき、飲食によって栄養をつけ、健康を保ち、また増進させる目的をもちます。食物のもつ効能から具体的な内容をみれば、耳や眼の働きをよくする、髪を黒くする、髪をはやす、体を軽くする、肥らせる、力をつける、頭をよくする、美容、歯を強くするなど20余種の作用があります。これらの作用は、体の抵抗力を増し、病気の予防や老化の予防にきわめて有効です。

一方、「食療」は、「食治」とも表現でき、飲食によって病気を治療したり、治療を補助することを目的とします。歴代の医学書にも、飲食による病気の治療法の記載は多く、唐代に書かれた『千金要方』という本でも「食治篇」として飲食による治療に一篇がさかれています。そこには「飲食によって病気を治せるものを、良医というのだ」とか「まず、飲食によって治療してみて、治らなければ初めて薬をつかうべきだ」など飲食による治療の重要性が指摘されています。

この本では、「食養」、「食療」の両方面から薬膳を紹介しています。

STEP6 食物の禁忌について

食物の禁忌とは、「こういう場合は、これは食べてはいけません」ということです。体に良いことよりも悪いことの方が体への影響は早く出やすいものです。健康のためには、体に悪いことをまずやめる、というのが大切です。

次の3つの場合があります。

1．病中の禁忌

①お腹が冷えるタイプの下痢のときは、冷たいものの飲み食いや、大量の寒涼性の野菜や果物を食べてはいけない。

②余分な水分が体にたまりやすいタイプの病証は、脂身、油を多く使った料理、乳製品などをとってはいけない。

③熱証の場合は、温熱性や燥性（体の水分を取り除く作用）の食物を食べてはいけない。

④寒証の場合は、寒涼性の食物や生もの、冷たい飲食物をとってはいけない。

2. 配用の禁忌

いわゆる食べ合わせのことです。歴代の医学書にいろいろな記載があります。たとえば、柿とかに、ねぎとはちみつ、甘草や梅と豚肉、薄荷とすっぽん、茯苓《ぶくりょう》と酢、莧《ひゆ》とすっぽん、鶏肉と田うなぎ、天門冬とこい、白朮とにんにく・もも・すもも、朝鮮人参と大根、などがあります。

3. 季節の禁忌

春夏は陽気が旺盛なので、羊肉など温熱性の食べ物は多くとらないようにします。秋冬は乾燥するので、体内の水分を消耗しやすい辛いものや、熱性のものを多くとらないようにします。冬は寒さが厳しいので、寒涼性のものを多くとりすぎてはいけません。

STEP7　薬膳の原則「弁証施膳」

「朝鮮人参と鶏のスープを飲んでから、とても元気になりました」、「ドクダミ茶を飲んでから、体の調子がよくなりました」などなど、雑誌などで、いろいろな健康法の体験談が紹介されています。しかし、こういう経験は誰にでもあてはまるものでしょうか。

薬材や食物は、四性や五味そして帰経などによって性質が決まり、それによっていろいろな効能をもちます。

たとえば、四性（寒・涼・温・熱の性質）でみると、朝鮮人参は、微温。そして鶏肉は温です。どちらも温熱の性質ですから、朝鮮人参と鶏肉のスープは体を温める作用をもちます。また、朝鮮人参には血圧を上げる作用もありますから、血圧が低く、体が冷えるタイプの人には、このスープは最適です。ところが、暑がりで血圧が高いタイプの人には、逆効果になります。

ドクダミは性は微寒で、熱性のできものや化膿症、感染症を治療する作用や、泌尿器感染で尿が出にくいときに尿を出させる作用があります。このような症状のある人には効果がありますが、体が冷えやすいなど寒証の人には向きません。

このように、ある薬材や食物が、ある人に効果があったからといって、別の人にも効くとは限らず、むしろ害になる場合もあるのです。まずは、薬材や食物の性質や効能を知り、そしてその次には、自分の体質や病気のパターンを知らねばなりません。

薬膳は、中医学の理論をもとに成り立っています。その中医学の特徴のひとつに「弁証施治」というものがあります。西洋医学では、「カゼにはカゼ薬」のように病名によって治療法を決定しますが、中医学では、病変の部位・原因・性質、また発病してからの過程や患者の体質などを総合的に考察して治療をしていきます。これが「弁証施治」です。

これによると、同じ病名の病気でもいくつかのパターンに分けることができます。たとえば、カゼの場合は、大きく、風熱感冒・風寒感冒・暑湿感冒の３タイプに分類できます。こうして分けられた病気のそれぞれのタイプを「証」と呼びます。この証によって当然治療の方法は異なります。

この「弁証」の考え方によって、病気でなくても、普段の体質の分類もすることができます。薬膳の場合にも、この証によって、自分にはどの料理が合うのかを決めます。このことを「弁証施膳」というのです。

体質と薬膳

体質とは

病気というほどではないのだけれど、何となく身体の調子が悪いという人がいます。こういう場合病院で検査してもらっても、何の異常値も出ないということも少なくありません。私たちの身体は、どんな検査機器よりも鋭敏なのです。体内の何らかのバランスが崩れれば、すぐさま調子の悪さとして自覚されます。また、脈の変化や舌の形、色など、自分自身では気づかないような小さなシグナルをも身体は出しています。

私たちの身体は、陰陽のバランスを中心に、いろいろな要素のバランスを保つことで健康を維持しています。このバランスは、遺伝的なものや環境によっても影響を受けています。たとえば、薄着で足腰を冷やしがちだったり、冷やす性質の食べ物を偏食したりすれば、陰陽のバランスが陰の方へ傾き、冷えやすい身体になっていくでしょう。

このような、病気の前段階で、体内バランスの不調和の状態を体質と呼ぶことができます。この体質は、次の段階である病気の類型（証）の傾向性を決定します。

身体の不調のサインを、中医学の理論に即してみていけば、病気の場合と同様に、いくつかの基本類型に分類することができます。

体質を見きわめ、バランスの乱れを早い段階で元に戻すことで、病気の予防につなげることができるのです。

体質の分類

体質は、陰陽や気血津液《きけつしんえき》の状態で分類することができます。

1．陽虚《ようきょ》体質―身体を温め、活動力のもとになる陽《よう》の要素が不足しているタイプ（冷え体質）

2．陰虚《いんきょ》体質―身体を冷まし、潤すもとになる陰《いん》の要素が不足しているタイプ（ほてり体質）

3．気血両虚《きけつりょうきょ》体質―活動力のもとになる気や身体を栄養する血が不足しているタイプ（疲労貧血体質）

4．気滞血瘀《きたいけつお》体質―気の流れや血の流れの悪いタイプ（つまり体質）

5．脾虚湿困《ひきょしつこん》体質―水分代謝、脂肪代謝の悪いタイプ（むくみ体質）

6．湿熱体質―過剰な熱と余分な水分が体内で結びついたタイプ（暑がり体質）

各体質の特徴は次の表1の通りです。気虚《ききょ》体質と血虚《けっきょ》体質は、共存する場合が多く気血両虚体質として一緒に考えてもよいでしょう。また、気滞《きたい》体質と血瘀体質も気滞血瘀体質として同じグループと考えます。

脾虚湿困体質（むくみ体質）	湿熱体質（暑がり体質）
	暑がり・冷房を好む。
肥満気味	肥満気味
眼瞼がむくみやすい。	顔が赤い、吹き出物が出やすい。
大便が形をなさない。尿がすっきり出ない。	便秘か粘り気のある便。臭いが強い。
おりものが多い。	周期が早い。量が多い。おりものが多い。
甘いもの、油っこいものを好む。口中が甘く粘る。体が重だるい。口は渇くが飲みたくない。手足のむくみ、めまい。	のどが渇く。冷たい飲物を好む。汗をかきやすい。
膩苔、滑	舌質紅、絳、黄膩苔
滑あるいは濡	数実

表１　体質分類表

	陽虚体質（冷え体質）	陰虚体質（ほてり体質）	気血両虚体質（疲労貧血体質）		気滞血瘀体質（つまり体質）	
			気虚体質	血虚体質	気滞体質	血瘀体質
寒熱	寒がり、手足が冷えやすい。	暑がり、手足がほてりやすい。				
体型		痩せ気味		痩せ気味		
顔面部・皮膚	色白、顔色に精彩がない。唇の血色が薄い。	赤ら顔、頬が赤い。	顔色に精彩がない。	顔色が青白いか土気色。唇の色が薄い。皮膚の乾燥、痒み。髪につやがない。		皮膚や唇の色が暗い。目の周囲が黒ずむ。皮膚が鱗状に荒れる。
大小便	大便がやわらかい。尿量が多い（とくに夜間）。	便秘気味。小便の量が少なく色が濃い。		大便兎糞状（コロコロ）	便秘気味	
月経	周期が遅れる。月経の色が薄く、サラサラしている。	周期が早い。	周期が早い。	周期が遅れる。量が少ない。	周期が遅れる。月経前に乳房が張って痛む。	周期が遅れる。血塊が混じる。量が少ない。
その他の特徴	温かい飲み物を好む。	寝汗をかく。のどが渇く。	息切れ。疲れやすく、精神的にも疲労しやすい。汗をかきやすい。	めまい、目がかすむ。疲れやすい。動悸、手足がしびれる。足がつりやすい。	イライラしやすい。胸や脇が脹って痛む。げっぷやガスがよく出る。	刺すような痛みがある。青あざができやすい。
舌	舌質淡、胖大、有歯痕、苔白	舌質紅、痩舌、少苔か無苔	舌質淡、有歯痕	舌質淡		舌質紫暗 有瘀斑瘀点
脈	遅、微、無力、沈	細数	虚、無力	細、虚、無力	弦	渋

表２　体質別食材・薬材分類表

分類	食治原則	よく使われる食材・薬材
陽虚体質	寒涼性の冷やす性質の食材を控え、補陽（体を温め、活動力を増す）作用の食べ物を多くとる。	にら、からしな、唐辛子、生姜、にんにく、なた豆、くり、くるみ、茴香、杜仲、桂皮（シナモン）、丁香（クローブ）、鹿茸、冬虫夏草、タツノオトシゴ、えび、なまこ、羊肉、雀肉、鶏肉、鹿肉
陰虚体質	温熱性の温める性質の食材を控え、補陰・滋陰（体を冷まし、潤す）作用のある食べ物をとる。	小麦、なし、ぶどう、はくさい、やまいも、百合根、白きくらげ、黒きくらげ、黒ごま、桑の実、松の実、枸杞子、すっぽん（とくに甲羅の部分）、牡蛎、かに、いか、くらげ、つばめの巣、牛乳、豚の皮、鴨肉
気血両虚体質	補気（気を補う）や補血（血を補う）の作用をもつ食材を選ぶ。	＜補気＞うるち米、もち米、あわ、大麦、やまいも、にんじん、じゃがいも、しいたけ、なつめ、朝鮮人参、党参、黄耆、豆腐、はちみつ、鶏肉、豚肉、牛肉、羊肉 ＜補血＞ぶどう、ほうれんそう、にんじん、竜眼、ライチ、なつめ、落花生、桑の実、松の実、金針菜、黒きくらげ、熟地黄、阿膠、何首烏、羊肉、豚肝、牛肝、なまこ、ひらめ、いか
気滞血瘀体質	理気（気の通りをよくする）や活血（血の流れをよくする）の作用をもつ食材を選ぶ。	＜理気＞そば、だいこん、みかん、ライチ、陳皮、仏手柑、玫瑰花、みかんの種、ライチの種、ジャスミン ＜活血＞くわい、あぶらな、にんにく、にら、きくらげ、山楂子、玫瑰花、紅花、桃仁、酒、酢
脾虚湿困体質	甘いもの、油っこいものを控える。脾を補い、湿を除く作用のある食べ物をとる。	はと麦、ささげ、そら豆、えんどう豆、いんげん豆、茯苓、鯉、どじょう
湿熱体質	温熱性の温める性質の食材を控え、清熱(熱を冷ます）や余分な水分を除く作用の食べ物をとる。	はと麦、あずき、緑豆、すいか、キウイ、とうがん、れんこん、セリ、ナズナ、ドクダミ、竹葉、車前草(オオバコの葉）、金銭草、はすの葉

また、人によっては体質が重なる場合があります。たとえば、「気血両虚体質が一番当てはまるが、血瘀体質の特徴もある」、「気虚体質もあるが、脾虚湿困体質にも当てはまる」などの場合です。

気には血の流れをよくする作用がありますから、気虚があれば血の流れが悪くなり血瘀体質にもなる可能性があります。また気虚体質の人は、水分の代謝が悪くなり、脾虚湿困体質に移行する場合があるのです。

このような自分の体質がわかったら、自分に合った食材や中薬を多く使うようにします。（表2）

体質別の薬膳

1．陽虚体質の薬膳

1　韮菜炒蝦仁（えびとにらのにんにく炒め）

［材料］むきえび300ｇ　にら1束　にんにく1片　醤油大さじ1　サラダ油大さじ1　胡椒

［作り方］
①にんにくをみじん切りにする。
②にらは3㎝くらいに切る。
③フライパンを熱し、サラダ油でにんにくを炒める。
④むきえびを加えて炒め、醤油と胡椒を加える。
⑤えびに火が通ったら、にらを加えてさっと炒める。

［効能］補腎温陽

［解説］えび・にら・にんにくはともに陽を補い、体を温める作用があります。陽虚証の冷え性や腰痛、インポテンスなどにも効果があります。

2　肉桂粥（肉桂と黒砂糖の粥）

［材料］米50ｇ　肉桂2ｇ　黒砂糖適量

［作り方］
①米に10倍の水を加え、粥を炊く。
②肉桂は適量の水で煎じ、煎じ汁をこして取っておく。
③炊いた粥に煎じ汁を加え一煮立ちさせる。
④好みで黒砂糖を加える。

［効能］補腎陽

［解説］肉桂は体を温め、腎陽を補う作用があります。

砂糖の中でも黒砂糖は温める作用をもっているので、これを使います。

◆陽虚体質によい他の薬膳◆

■蝦仁韮菜餃子（えびとにらの餃子）——37
■乾姜羊肉湯（乾姜と羊肉のスープ）——41
■杜核猪腰（くるみと杜仲と豚腎の煮込み）——42
■蓯蓉羊腰（肉蓯蓉と羊の腎臓の煮込み）——74
■胡桃蝦仁（えびのくるみあえ）——75
■茘枝粥（ライチ粥）——87
■栗糊（くりのペースト）——87
■黄参糖醋鯉魚（鯉の黄耆党参あんかけ）——100
■鶏肉黄耆湯（鶏肉と黄耆のスープ）——100
■羊肉黒豆湯（羊肉と黒豆のスープ）——101
■韮菜杜仲苡米粥（にらと杜仲のはと麦粥）——102
■麻雀肉（雀の煮込み）——127
■生姜胡桃茶（生姜とくるみのお茶）——127
■胡桃蜜飲（くるみのはちみつシロップ）——132
■参耆烏鶏（朝鮮人参・黄耆・烏骨鶏の煮物）——135
■羊肉炒咖喱（ラム肉のカレー焼き）——137
■蝦米粥（干えび粥）——138
■枸杞杜仲茶（枸杞と杜仲のお茶）——159
■羊肉羹（羊肉とだいこんのスープ）——209
■栗杜仲粥（栗と杜仲の粥）——230
■胡桃仁紅糖飲（くるみと黒砂糖の飲み物）——231
■杜仲燉羊肉（羊肉の杜仲煮）——234
■杜仲猪腎（杜仲と豚腎の煮物）——248
■胡桃粥（くるみ粥）——254
■枸杞羊腎粥（羊腎と枸杞の粥）——254
■巴戟羊肉粥（巴戟天と羊肉の粥）——257
■拌蝦仁韮菜（えびとにらのくるみあえ）——260
■韮菜炒羊肝（にらと羊レバーの炒め物）——282
■杜核炒猪腰（杜仲とくるみと豚腎の炒め物）——282
■清炒蝦仁（川えびの炒め物）——291
■竜馬童子鶏（海馬とひな鶏の蒸し物）——291
■鶉粥（うずら粥）——298
■韮菜子面餅（にらの種入りせんべい）——299

2. 陰虚体質の薬膳

1　菠菜豆腐湯（ほうれんそうと豆腐のスープ）

［材料］豆腐1/2丁　ほうれんそう1/2束　豚バラ肉の薄切り50ｇ　醤油大さじ2　片栗粉小さじ2　塩　胡椒

［作り方］

①ほうれんそうはさっとゆでて、3cmくらいの長さに切る。

②豚肉は1cmくらいに切る。豆腐は小さな角切りにする。

③鍋に4カップの水を入れて沸騰させ、豚肉を入れる。火が通ったら豆腐とほうれんそうを加える。

④調味料で味をととのえ、水溶き片栗粉を加えてとろみをつける。

［効能］滋陰清熱

［解説］豆腐は陰を補うとともに熱を冷ます作用があるので、陰虚によるのどの渇きや手足のほてりを鎮めます。豚肉は滋陰、ほうれんそうは清熱に働き、全体で陰虚による不快な症状を抑えます。

2　桑杞茶（桑の実と枸杞のお茶）

［材料］桑椹子20ｇ　枸杞8ｇ

［作り方］両方を一緒に煎じ、汁をこしてお茶の代わりとして飲む。

［効能］滋陰補肝腎

［解説］肝腎陰虚によるめまい・視力低下・耳鳴り・腰痛に効果があります。

◆陰虚体質によい他の薬膳◆

■銀耳杜仲湯（きくらげと杜仲のデザート）――*35*
■烏賊干貝湯（いかと貝柱のスープ）――*35*
■天地粥（天麻と生地の粥）――*113*
■鶏蛋銀耳湯（白きくらげと卵のデザート）――*113*
■銀耳百合粥（白きくらげと百合根の粥）――*148*
■酸棗仁茶（酸棗仁と玄参のお茶）――*149*
■一品山薬餅（やまいもの蒸しパン）――*165*
■枸杞鶏蛋餅（枸杞入り卵焼き）――*165*
■百合柿餅粥（百合根と干柿の粥）――*189*
■杏仁銀耳小豆粥（杏仁・きくらげ・あずきの粥）――*189*

■銀耳枸杞鶏肝湯（白きくらげ・枸杞子・鶏レバーのスープ）―216
■沙参枸杞粥（沙参と枸杞子の粥）―217
■菊花枸杞羹（菊花と枸杞の寒天よせ）―228
■芝麻山薬飯（黒ごま入り麦とろ飯）―229
■清蒸杞甲魚（枸杞とすっぽんの蒸し物）―252
■百合湯（百合根スープ）―253
■五味枸杞飲（五味子と枸杞のお茶）―261
■桑椹膏（桑の実のシロップ）―261
■麦麩肉丸子湯（麩と肉団子のスープ）―290
■枸杞黄精粥（枸杞と黄精の粥）―290
■銀耳蚕花湯（白きくらげと卵のスープ）―306
■白果羹（ぎんなんと果物のとろみ煮）―306

3. 気血両虚体質の薬膳

1 当帰牛尾巴湯（当帰と牛テールのスープ）

［材料］牛テール500g　当帰10g　丁字2本　醤油大さじ3　塩　胡椒

［作り方］
①当帰と丁字はガーゼで包み、牛テールは適当な大きさに切る。
②①を鍋に入れ、材料がかぶるくらいの水を加え、2～3時間煮る。
③ガーゼ包みを取り除き、調味料で味つけする。

［効能］益気養血・補肝腎

2 阿膠棗（なつめの阿膠煮）

［材料］乾燥なつめ50g　阿膠20g　黒砂糖40g

［作り方］
①なつめは洗ってぬるま湯につけてもどす。
②鍋に水100ccと阿膠を入れ、煮溶かす。
③なつめと黒砂糖を加え、杓子で混ぜながら弱火で煮て水分を蒸発させる。

［効能］補気補血

◆気血両虚体質によい他の薬膳◆

■竜眼洋参飲（竜眼肉とにんじんの飲み物）―25

■茘枝紅棗湯（ライチとなつめの飲み物）――25
■大棗粥（なつめ粥）――33
■当帰羊肉羹（当帰と羊肉のスープ）――34
■竜眼洋参飲（竜眼肉と西洋参のシロップ）――59
■猪心炒百合（豚の心臓と百合根の炒め物）――59
■帰耆燉鶏（鶏肉の黄耆当帰煮）――102
■枸杞大棗醬（枸杞子となつめのジャム）――103
■粳米大棗紅糖粥（なつめと黒砂糖の粥）――135
■参耆烏鶏（朝鮮人参・黄耆・烏骨鶏の煮物）――135
■首烏大棗湯（何首烏となつめの卵スープ）――179
■八宝鶏湯（鶏と八薬のスープ）――222
■虫草茸烏鶏湯（冬虫夏草・きのこ・烏骨鶏のスープ）――222
■当帰補血粥（当帰と黄耆の粥）――234
■洋参首烏茶（西洋参と何首烏のお茶）――235
■生姜紅棗湯（生姜となつめの飲み物）――247
■十全大補湯（十全大補スープ）――247
■鵪鶉蛋奶（うずらの卵入りミルク）――262
■芝麻粥（ごまの粥）――262
■金針猪湯（金針菜と豚肉のスープ）――268
■黄酒燉鮒魚（ふなの紹興酒煮込み）――269
■茯苓大棗山薬粥（茯苓・なつめ・山薬の粥）――311

4. 気滞血瘀体質の薬膳

1　三七燉鶏蛋（鶏卵の三七煮）

[材料] 三七人参3g　丹参5g　鶏卵2個

[作り方]

①鍋に材料をすべて入れ、かぶるくらいの水を入れて煮る。

②卵がゆで上がったら、殻を取って鍋に戻し、さらに15分煮る。

③卵を取り出し、薬滓をこして卵とともに煮汁を飲む。

[効能] 活血行滞

[解説] 血瘀による過少月経や月経痛に効果があります。

2　蘿葡油菜蕎麦麵（だいこんと菜の花のそば）

[材料] ゆでそば4玉　だいこん1/4本　食用菜の花1束　スープ適量　醬油大さじ1　砂糖大さじ1　塩

[作り方]

①だいこんは千切りにして油で炒め、醬油と砂糖で

味をつける。

②菜の花は3～4㎝に切って、さっと塩ゆでする。

③スープを鍋に入れ、沸騰したらそばを入れて煮立てる。

④器に盛ってだいこんと菜の花を上にのせる。

［効能］行気活血・消食・化痰

［解説］スープによって中華風にもできます。トマトスープを使って洋風にしてもよいでしょう。

◆気滞血瘀体質によい他の薬膳◆

▩茴香粥（茴香の粥）——44
▩陳皮茶（陳皮のお茶）——44
▩陳皮鶏（鶏肉の陳皮煮）——56
▩二花飲（玫瑰花とジャスミン花のお茶）——56
▩茉莉花粥（ジャスミン粥）——66
▩玫瑰花茶（マイカイカ茶）——67
▩芹菜茴香炒蝦仁（セロリ・フェンネル・えびの炒め物）——109
▩仏手鬱金粥（仏手と鬱金の粥）——180
▩陳皮牛肉（牛肉の陳皮煮）——180
▩柚皮粥（ザボンの皮の粥）——210
▩茉莉飲（ジャスミンの飲み物）——213
▩田七藕汁湯（田七人参・れんこん・きゅうりの飲み物）——213
▩香附川芎茶（香附子と川芎のお茶）——214
▩蘿蔔金針粥（だいこんと金針菜の粥）——219
▩花皮解鬱粥（花と陳皮のデザート粥）——224
▩陳皮炒油菜（チンゲン菜のオレンジソース炒め）——226
▩丹参茶（丹参・香附子・菊花のお茶）——236
▩小豆茉莉花茶粥（あずきとジャスミンの茶粥）——236
▩荔枝橘核茴香粥（荔枝核・橘核・茴香の粥）——263
▩梅花銀耳羹（梅の花と白きくらげの砂糖煮）——263

5. 脾虚湿困体質の薬膳

1 茯苓薏苡仁粥（茯苓とはと麦の粥）

［材料］米30ｇ　はと麦30ｇ　あずき30ｇ　茯苓10ｇ

［作り方］

①はと麦とあずきは洗って一晩水につけておく。

②茯苓はガーゼに包み、口を閉じる。

③材料全部を鍋に入れ、水5カップを加えて火にか

け、約1時間半煮込む。
[効能] 健脾・利水消腫

2 泥鰍豇豆湯（どじょうとささげのスープ）

[材料] どじょう100g　ささげ30g　生姜1片　鶏ガラスープ2カップ　老酒大さじ2　醤油大さじ2　塩　胡椒　片栗粉　香菜

[作り方]
①ささげは一晩水につけておく。
②ささげに3カップの水を加え、アクをすくいながら約1時間弱火で煮る。
③②に鶏ガラスープと老酒、生姜を加えて煮立て、洗っておいたどじょうを一気に入れて、ふたをし、約10分煮込む。
④しょうゆ・塩・胡椒で味をととのえ、水溶き片栗粉を加えてとろみをつける。
⑤器に盛り、香菜を散らす。
[効能] 健脾利水補中益気
[解説] 健脾利水の効果をもつ、どじょうとささげの相乗効果で痰湿を取り除きます。また、どじょうには気を補う作用があるので、脾虚湿困体質の元となる、脾や腎の気虚を補います。

◆脾虚湿困体質によい他の薬膳◆

■山薬薏苡仁粥（山薬とはと麦の粥）――26
■小豆冬瓜粥（あずきととうがんの粥）――27
■蓮子茯苓菓子（はすの実と茯苓の団子）――52
■参耆鶏糸冬瓜湯
（党参黄耆入り鶏ささ身ととうがんのスープ）――92
■茯苓粥（茯苓の粥）――93
■薏米粥（はと麦粥）――98
■茯苓米粉白糖餅（茯苓と米粉のパンケーキ）――99
■黄参糖醋鯉魚（鯉の黄耆党参あんかけ）――100
■鶏肉黄耆湯（鶏肉と黄耆のスープ）――100
■泥鰍鍋（どじょうの丸鍋）――116
■鯉魚蒸荷葉（鯉のはすの葉包み）――143
■苡米鶏湯（はと麦入り鶏スープ）――178
■小豆牛肉粥（あずきと牛肉の粥）――178
■大棗豇豆湯（なつめとささげの飲み物）――207
■二豆鶏肉粥（豆と鶏肉の粥）――208

■松鼠鯉魚（鯉の甘酢あんかけ）――229
■苡米扁豆山楂粥（はと麦・いんげん・山楂子の粥）――264
■二瓜炒猪肉（きゅうりとへちまと豚の炒め物）――265
■茯苓大棗山薬粥（茯苓・なつめ・山薬の粥）――311

6. 湿熱体質の薬膳

1 鮭魚燉豆腐（さけと豆腐のスープ煮）

［材料］生さけ100g　木綿豆腐100g　酒大さじ3

［作り方］

①生さけと豆腐は一口大に切って鍋に入れる。

②酒と水1カップを加えて煮込む。

③生さけに火が通ったら火を止める。塩は加えない。

［効能］清熱利水・消腫

［解説］生さけは行水消腫に働いて、体内の湿を取り除きます。また、豆腐は涼性で清熱効果があり、合わせて湿熱を取り除きます。

2 粟豆粥（雑穀と豆の粥）

［材料］米1/4カップ　あわ大さじ2　緑豆大さじ2　あずき大さじ2、はと麦大さじ2

［作り方］

①緑豆・あずき・はと麦は洗って約6時間水につけておく。

②粟と米を合わせてとぎ、①とともに鍋に入れ、水カップ6を加えて粥を炊く。

［効能］清熱利水・健脾和胃

［解説］緑豆・あずき・はと麦は清熱利水に働いて湿熱を取り除きます。あわと米は健脾和胃に働いて脾の運化作用を正常にし、利湿効果を高めます。

◆湿熱体質によい他の薬膳◆

■冬瓜煮鴨（とうがんと鴨の煮込み）――28
■扁豆花茶（扁豆花と藿香のお茶）――82
■菠蘿葉飲（パイナップルの葉茶）――82
■涼拌瓜皮（塩漬け三皮）――91
■冬瓜粥（とうがん粥）――97

▩薏米粥（はと麦粥）――98
▩薏苡仁緑豆粥（はと麦と緑豆の粥）――105
▩清炒緑豆芽（緑豆もやしの炒め物）――107
▩西瓜飲（すいかのジュース）――114
▩三瓜茶（三種の瓜のお茶）――114
▩清暑茶（藿香・佩蘭・薄荷のお茶）――122
▩緑豆荷葉粥（緑豆とはすの葉の粥）――122
▩緑豆海帯湯（緑豆とこんぶの飲み物）――143
▩鯉魚蒸荷葉（鯉のはすの葉包み）――143
▩薏苡仁昆布粥（はと麦とこんぶの粥）――150
▩燉二瓜（とうがんとへちまの味噌煮）――150
▩苡米豆芽湯（はと麦ともやしのスープ）――153
▩冬瓜皮燉蚕豆（そら豆のとうがん皮煮）――155
▩茵苡粥（茵蔯とはと麦の粥）――172
▩豆腐泥鰍煲（どじょうと豆腐の煮物）――173
▩蘿蔔粥（だいこんとにんじんの粥）――188
▩蓴菜鮒魚湯（じゅんさいとふなのスープ）――202
▩冬瓜汁（とうがんの飲み物）――203
▩薺菜車前草湯（ナズナとオオバコのお茶）――205
▩馬歯莧緑豆粥（スベリヒユと緑豆の粥）――205
▩豆腐泥鰍湯（豆腐とどじょうのスープ）――214
▩香菇苡米飯（しいたけ・はと麦入り豆ご飯）――215
▩猪肝緑豆粥（豚レバーと緑豆の粥）――215
▩小豆蓮子粥（あずきとはすの実の粥）――220
▩三瓜湯（とうがん・きゅうり・へちまのスープ）――221
▩西瓜皮炒肉絲（すいかの皮と豚肉の細切り炒め）――226
▩翡翠冬瓜（とうがんのヒスイ煮）――227
▩針菇冬筍湯（えのきとたけのこのスープ）――227
▩三鮮茅根飲（茅根・淡竹葉・れんこんのお茶）――237
▩向日葵髄茶（ひまわりの茎の芯茶）――237
▩鬱金鴨（あひるの鬱金蒸し）――244
▩小豆粥（あずき粥）――245
▩小豆車前粥（あずきとオオバコの粥）――285
▩薏苡仁車前粥（はと麦とオオバコの粥）――285
▩車前草燉猪腰（豚腎の車前草煮込み）――293
▩苡米車前粥（はと麦と車前子の粥）――293
▩茯苓赤豆苡米粥（茯苓・あずき・はと麦の粥）――311
▩緑豆車前飲（緑豆とオオバコの飲み物）――311

◉ 豆知識

過ぎたるは及ばざるが如し

ある食事療法教室で次のようなことがありました。そこで、家庭の一週間のメニューと使った食材を記録するという宿題を出したのです。特徴的だったのは、Aさんの場合です。Aさんのご家庭は、商社マンのご主人と、小学生の娘さん2人の4人家族です。1週間のメニューを分析してみると、生野菜、果物など寒涼性の食材が圧倒的に多く、肉類が極端に少ないという結果でした。一般に野菜、果物は、身体を冷やす寒涼性のものが多く、肉類は体を温める温熱性のものが多い傾向にあります。野菜類の中でも、唐辛子、生姜、にんにくなど香辛料は温熱性ですが、Aさん宅では、香辛料もほとんど使っていません。結果的に、1週間の食材は、寒涼性に偏っていました。ごく一般的なメニューだそうですから、Aさん宅の食環境はずっと、寒涼性に偏る傾向にあったことが想像できます。

そこでAさんと娘さん2人を診察してみますと、皆さん寒がりで手足が冷えるという典型的な陽虚体質でした。もちろん遺伝的な要素もあるでしょうが、食環境で体質が左右される可能性を示すよい例です。ちなみに、ご主人は、陰虚体質ですが、接待のための宴会でほとんど家では食べません。

さっそく、Aさんに、温性である鶏肉と、香辛料を意識的に使うよう助言しました。とても興味深いのはその後です。2週間ぐらい後、皆の身体が冷えなくなったけれど、お子さん2人に口内炎ができたというのです。口内炎は、胃の熱が上に昇ったことを示す症状です。とても熱心なAさんは、毎日のように鶏肉と香辛料をたくさん使ったと言います。つまり、温熱性のものを使いすぎたのでした。

過ぎたるは及ばざるが如し、食事の重要性と、使い方の難しさ、そして食事指導の難しさを痛感した事例でした。

第二章

症状別の食療方

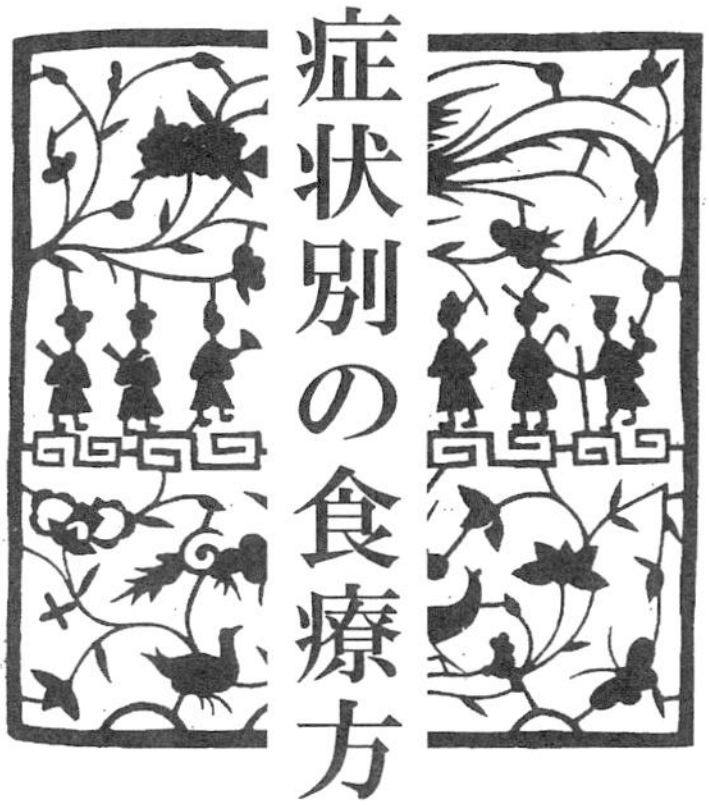

疲労・倦怠感

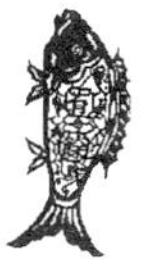

疲労・倦怠感の中医学的な考え方

疲労・倦怠感は、活動の原動力となるものが不足した状態だといえます。活動の原動力とはつまり「気」です。気の不足が疲労・倦怠感の主な原因なのです。

気の不足には臓腑では脾が大きく関与します。脾は、食物からエネルギーを吸収し、それが気や血の原料となるのです。脾の機能が衰えれば、原料が供給されず、気血が不足することになります。また、脾は、体内の水分の代謝にもかかわっていて、脾の機能が落ちると、余分な水分が体内に停滞し、手足のむくみや体が重くだるいといった症状が現れます。

気の不足にいたる原因などによって、いくつかのタイプに分けることができます。

疲労・倦怠感の中医学的分類

分類	メカニズム	症状の特徴	
気血両虚証	先天的なものや、病後、長引く病気などによって、気血が不足したもの。	疲労・倦怠感	顔色が青白いか土気色。唇の色が薄い。めまい、動悸がある。月経量が少ない。舌質淡、脈細無力。体が重い。
脾虚湿困証	働きすぎ、飲食の不摂生などにより脾が虚して起こる。		食欲がない。胃腸が脹っていっぱいの感じ。体が重くけだるい。手足・顔・目にむくみ。口が粘ってさっぱりしない。大便がゆるい。舌質淡胖、舌苔薄い。脈濡。
暑熱傷気証	暑さや熱の邪気によって、とくに汗とともに気が損なわれて起こる。いわゆる夏バテ。		呼吸が浅く、言葉に力がない。体が熱く汗が出る。イライラして、のどが渇く。湿度が高かったり、水分をとりすぎたりすれば、体内に余分な水分が停滞し、体が重くけだるい症状も出る。脈虚数。

＊気血両虚証・脾虚湿困証は寒熱に関する特徴はあまりないが、どちらかといえば寒証。暑熱傷気証は熱証。

疲労・倦怠感の食治原則

分類	食治原則		よく使われる食材
気血両虚証	気を補う作用の食材を選ぶ	気とともに血を補う食材を選ぶ。食材の組み合わせによって気血双補の料理を用いる。	<補気>うるち米、もち米、あわ、大麦、やまいも、なつめ、しいたけ、鶏肉、牛肉、兎肉 <補血>にんじん、ライチ、竜眼肉、松の実、きくらげ、なつめ、豚肉、羊肉、牛レバー、羊レバー、すっぽん、なまこ
脾虚湿困証		脾の機能を回復させる健脾作用のある食材や余分な水分を取り去る利湿（利水）作用のある食材を選ぶ。	<健脾>はと麦、あわ、やまいも、なつめ、ライチ、 <利湿>すいか、はくさい、とうがん、はと麦、あずき、とうもろこし、鴨肉
暑熱傷気証		熱を冷まし、気も補うような食材を合わせて用いる。湿があれば利湿作用のある食材も用いる。	<清熱解暑>すいか、緑豆、あずき、緑茶

疲労・倦怠感のための薬膳

1．気血両虚証の疲労・倦怠感

1 竜眼洋参飲（竜眼肉とにんじんの飲み物）

［材料］竜眼肉30ｇ　にんじん6ｇ　白砂糖3ｇ

［作り方］材料すべてを器に入れ、水を200㏄加えて、1時間ほど蒸し器で蒸す。

［効能］補気補血・安神

［解説］竜眼肉は甘味・平性で、補血の作用や精神を安定させる作用があります。野菜のにんじんは、甘味・平性で補中気の作用があります。また、白砂糖は甘味・平性で生津益脾作用があります。

2 茘枝紅棗湯（ライチとなつめの飲み物）

［材料］乾燥ライチ15ｇ　なつめ30ｇ

［作り方］乾燥ライチとなつめを適当な量の水で煎じる。

［効能］補気補血

［解説］ライチは甘酸味・温性で、補血作用や脾の機能を補う健脾作用や気の通りをよくする理気作用があります。なつめは甘味・温性で健脾・補気・補血作用があります。1日1回煎じて、2回に分けて汁とともにライチとなつめも食べるようにします。

◆気血両虚証によい他の薬膳◆

■当帰牛尾巴湯（当帰と牛テールのスープ）―16

■阿膠棗（なつめの阿膠煮）―16

■大棗粥（なつめ粥）―33

■当帰羊肉羹（当帰と羊肉のスープ）―34

■竜眼洋参飲（竜眼肉と西洋参のシロップ）―59

■猪心炒百合（豚の心臓と百合根の炒め物）―59

■帰耆燉鶏（鶏肉の黄耆当帰煮）―102

■枸杞大棗醤（枸杞子となつめのジャム）―103

■粳米大棗紅糖粥（なつめと黒砂糖の粥）―135

■参耆烏鶏（朝鮮人参・黄耆・烏骨鶏の煮物）―135

■首烏大棗湯（何首烏となつめの卵スープ）―179

■八宝鶏湯（鶏と八薬のスープ）―222

■虫草茸烏鶏湯（冬虫夏草・きのこ・烏骨鶏のスープ）―222

■当帰補血粥（当帰と黄耆の粥）―234

■洋参首烏茶（西洋参と何首烏のお茶）―235

■生姜紅棗湯（生姜となつめの飲み物）―247

■十全大補湯（十全大補スープ）―247

■鵪鶉蛋奶（うずらの卵入りミルク）―262

■芝麻粥（ごまの粥）―262

■金針猪湯（金針菜と豚肉のスープ）―268

■黄酒燉鮒魚（ふなの紹興酒煮込み）―269

■茯苓大棗山薬粥（茯苓・なつめ・山薬の粥）―311

2. 脾虚湿困証の疲労・倦怠感

1 山薬薏苡仁粥（山薬とはと麦の粥）

［材料］山薬（乾燥やまいも）30g　はと麦30g　なつめ10個　はすの実（芯を除いたもの）15g　あわ50～100g　氷砂糖少量

［作り方］

①はと麦・はすの実・あわはそれぞれ洗って1時間ほど水につけておく。

②①に水を加え粥にする。好みで氷砂糖を加える。

［効能］健脾利湿・補気補血

［解説］山薬は甘味・平性で補気・健脾の作用があります。はと麦は甘淡味・微寒性で健脾作用や、余分な水を取る利湿作用があります。はすの実は甘渋味・平性、あわは甘鹹味・涼性で、ともに健脾作用があります。健脾・補気・補血作用のあるなつめも加わり、全体的には脾を補い体内の余分な水分を除きながら気も補える薬膳になっています。寒熱のバランスもとれており、湿度の高い気候に暮らし、脾の弱りがちな日本人にとっては、弁証を気にせず誰でも使える薬膳です。空腹時に食べるようにします。

2 小豆冬瓜粥（あずきととうがんの粥）

［材料］あずき100g　とうがん500g

［作り方］

①あずきは洗って一晩水につけておく。

②とうがんを細かく切り、あずきと一緒に煮る。あずきが粥状に煮えるまで加熱する。

［効能］清熱利湿

［解説］あずきは甘酸味・平性、とうがんは甘淡味・涼性で、ともに利湿作用があります。体が重い感じでだるく、手足にむくみがあり、尿量が少ない場合に効果があります。冷えの症状がある場合には使用を控えます。1日1回作り、2回に分けて食べます。

◆脾虚湿困証によい他の薬膳◆

■茯苓薏苡仁粥（茯苓とはと麦の粥）——18
■泥鰍豇豆湯（どじょうとささげのスープ）——19
■蓮子茯苓菓子（はすの実と茯苓の団子）——52
■参耆鶏糸冬瓜湯
（党参黄耆入り鶏ささ身ととうがんのスープ）——92
■茯苓粥（茯苓の粥）——93
■薏米粥（はと麦粥）——98
■茯苓米粉白糖餅（茯苓と米粉のパンケーキ）——99
■泥鰍鍋（どじょうの丸鍋）——116
■鯉魚蒸荷葉（鯉のはすの葉包み）——143
■冬瓜皮燉蚕豆（そら豆のとうがん皮煮）——155
■苡米鶏湯（はと麦入り鶏スープ）——178
■小豆牛肉粥（あずきと牛肉の粥）——178

■大棗豇豆湯（なつめとささげの飲み物）――207
■二豆鶏肉粥（豆と鶏肉の粥）――208
■苡米扁豆山楂粥（はと麦・いんげん・山楂子の粥）――264
■二瓜炒猪肉（きゅうりとへちまと豚の炒め物）――265
■茯苓大棗山薬粥（茯苓・なつめ・山薬の粥）――311

3．暑熱傷気証の疲労・倦怠感

1 冬瓜煮鴨（とうがんと鴨の煮込み）

［材料］とうがん50g　鴨肉（合鴨でも可）200g　はと麦15g　醤油　胡椒

［作り方］

①はと麦は洗って1時間ほど水につけておく。

②鴨肉を角切りにし、適量の水を加え、はと麦と一緒に煮る。

③小さく切ったとうがんを入れ、鴨肉がやわらかくなるまで煮込み、味つけする。

［効能］健脾補気・滋陰利湿

［解説］はと麦やとうがんは、涼性で健脾や利湿の作用があり、鴨肉は甘鹹味・平性で滋陰・利湿・健脾・補気の作用があります。総じて、冷やす作用と同時に脾を補い余分な水分を除く作用があります。気を補う作用もあるので、夏に熱さと湿気によって気が損われた、いわゆる夏バテの症状に効果があります。

2 佩卵煮兎肉（兎肉と鶏卵の佩蘭《はいらん》煮）

［材料］兎肉200g　鶏卵1個　佩蘭9g　酒　塩

［作り方］

①佩蘭を適量の水で煎じ、煎じ汁を取る。

②鍋に煎じ汁、角切の兎肉、卵を割らずにそのまま入れ、塩と酒を加えてしばらく煮る。

③卵の殻をむき、再び鍋に戻し、しばらく煮込む。

［効能］解暑利湿・補気

［解説］兎肉は甘味・涼性で、補気の作用、鶏卵は卵白が甘味・涼性で熱を冷ます作用、卵黄は甘味・平性で滋陰補血・健脾の作用があります。佩蘭はフジバカマ（キク科）の全草を乾燥させたもので、辛味・平性で熱や余分な水分を除く（清暑化湿）作用があり、夏バテによる疲労・倦怠感に効果があります。

◆暑熱傷気証によい他の薬膳◆

めまい

めまいの中医学的な考え方

めまいを「眩暈」と書くことがありますが、眩とは、眼の前が真暗になること、暈とは目がぐるぐるまわることです。両方の症状が一緒に出ることが多いので、一般には眩暈（めまい）といいます。

このめまいの症状は、軽重があり、軽い症状では目を閉じるとすぐに止みますが、重いものでは、舟の中で揺られるように、その揺れ方も一様でなく、ひどい時には立っていることもできず、悪心や嘔吐、発汗をともなうこともあります。

めまいを起こす原因は複雑ですが、中医学では肝・脾・腎の三臓とのかかわりがとくに密接であると考えています。

また、古くから「無痰不作眩」（体内に余分な水分がなければめまいは起きない）、「無虚不作眩」（体に必要なものが不足していなければ、めまいは起きない）ともいわれ、痰濁証や虚証とも大いに関係があると考えられています。

めまいのための薬膳

1．肝火上炎証のめまい

1　菊花烏龍茶（菊花入りウーロン茶）

［材料］杭菊花10 g　ウーロン茶3 g

［作り方］乾燥した菊花とウーロン茶をまぜたものに熱湯をそそぐ。

［効能］平肝潜陽・清熱

［解説］菊花は性味が苦涼で、平肝潜陽作用があり、頭をすっきりさせ、目をはっきりさせて、めまいを止める効力をもちます。また、ウーロン茶は性味が甘苦平で、胃の働きを調整し、頭目に対して清利作用を有します。お茶代わりに毎日飲みます。

めまいの中医学的分類

分類	メカニズム	症状の特徴
肝火上炎証	平素から陽が強く、肝陽が上に昇りやすい場合に起こる。ストレスが熱化し冷やす作用の肝陰を消耗させますます熱が強くなる。	怒るとめまいが強くなる。顔面紅潮、耳鳴り、頭痛。眠りが浅い。イライラして怒りやすい。よく夢を見る。不眠症。目が赤い。口が苦い。舌質紅、苔黄。脈弦数。
気血両虚証	もともと脾虚で気血が不足していたり、大病後、出血後に気血が失われ、頭部が栄養されずにめまいが起こる。	息切れ、話をするのがおっくう。顔色や口唇、爪の色が青白いか、くすんだすみれ色。めまいは起立するとさらにひどくなる。動悸。体がだるく疲れやすい。舌質淡、舌苔少。脈細無力。
肝腎陰虚証	もともと体の熱を冷ます作用の腎陰が足りなかったり、高熱の後で腎陰が失われて肝陰の不足につながり、肝陽の熱を抑えることができないために、熱が昇ってめまいが起こる。	不眠症、夢をよく見る。動悸、手足のほてり、イライラ、寝汗。足腰が弱い。午後になると頬のあたりが紅潮する。口が渇く。舌質紅、少苔。脈細数。
腎精不足証	脳髄のもととなる腎精が不足するために、脳が栄養されずにめまいが起こる。先天的な場合や、老化によるもの、房事過多によって腎精が不足して起こる。	頭がふらつく。耳鳴り。記憶力の減退。目がかすむ。腰や膝がだるく力がない。遺精、インポテンス。不妊、無月経。舌体痩。脈細無力。
痰濁中阻証	飲食の不摂生が脾の水分の代謝機能を低下させ体に余分な水分（痰湿）が停滞する。痰湿は、清陽が昇り、濁陰が降りるのをじゃまするので、頭部に栄養が行かず、代謝物がたまりめまいが起こる。	四肢や体が重だるい。いつも眠い。みぞおちあたりがすっきりしない。悪心や吐き気がある。食欲がない。回転性のめまい。頭重感。舌苔厚膩。脈滑。

めまいの食治原則

分類	食治原則	よく使われる食材・薬材
肝火上炎証	肝火を鎮める作用の食材を選ぶ。	セロリ、トマト、緑茶、天麻、鈎藤、菊花、夏枯草、决明子、桑葉
気血両虚証	気血を補う食材を選ぶ。	＜補気＞うるち米、もち米、あわ、大麦、やまいも、なつめ、にんじん、じゃがいも、しいたけ、鶏肉、豚肉、牛肉、羊肉、豆腐 ＜補血＞きくらげ、ほうれんそう、にんじん、桑の実、ライチ、松の実、羊肉、豚肝、牛肝、すっぽん、なまこ、ひらめ
肝腎陰虚証	肝と腎の陰を補う作用の食材を選ぶ。	黒ごま、枸杞子、熟地黄、女貞子、山茱萸、豚肉、鴨肉、すっぽん、牡蛎
腎精不足証	腎精を補う作用の食材を選ぶ。	山薬、菟絲子、枸杞子、肉蓯蓉、五味子、冬虫夏草、雀肉、えび
痰濁中阻証	痰湿を除く作用のある食材を選ぶとともに、脾の機能を補う作用のある食材を選ぶ。	はと麦、あずき、だいこん、とうがんの種、のり、こんぶ、藿香、茯苓、荷葉（はすの葉）、陳皮、くらげ

2　夏枯草燉猪肉（豚肉の夏枯草煮）

［材料］夏枯草20ｇ　豚の赤身肉50ｇ　醤油　砂糖　酢適量

［作り方］

①豚肉はうすく切っておく。

②夏枯草はガーゼの袋に入れて口を閉じる。

③①②を鍋に入れ、水１カップを加えて煮る。

④肉がやわらかくなったらガーゼ袋をとり出し、調味料で味をととのえる。

［効能］清泄肝火

［解説］夏枯草は肝の熱を取り去り、気の流れをおだやかにするとともに血圧を下げる作用があります。また豚肉は肝の血を補う作用があるので合わせて肝火の上炎を鎮め、めまいを治します。

◆肝火上炎証によい他の薬膳◆

■菊花茶（菊花のお茶）――49

■決明子粥（決明子の粥）――49

■鮮芹菜汁（セリのしぼり汁）――141

■玉夏緑豆羹（南蛮毛・夏枯草・緑豆のデザート）――141

■芹菜炒墨魚（いかとセロリの炒め物）――156

■番茄木耳炒鶏蛋（トマトときくらげの卵炒め）――156

■薄荷粥（ハッカの粥）――278

2. 気血両虚証のめまい

1　大棗粥（なつめ粥）

［材料］なつめ15個　米50ｇ

［作り方］

①なつめをよく洗う。

②なつめと米を一緒に煮て粥にする。

［効能］補脾和胃・益気養血

［解説］なつめは甘温の性味をもち、胃の働きを調整しながら（補脾和胃）、食欲を増し、体力・気力を養う（益気養血）ので、栄養不良・めまい・動悸などに対して長く食用すると効果的です。

2 当帰羊肉羹（当帰と羊肉のスープ）

[材料] 羊肉50ｇ　黄耆・党参・当帰各5ｇ　生姜　塩　適量

[作り方]
① 黄耆・党参・当帰はガーゼ袋に入れて口を閉じる。
② 羊肉はうすく切って、①とともに土鍋に入れ、水を加えて煮る。
③ 肉に火が通ったら、生姜と塩を加えて味をととのえ、薬の袋を取り除く。

[効能] 益気温中・養血

[解説] 羊肉は温性で脾や腎の気を補います。黄耆と党参は補気の作用を強め、当帰は血を補って気血ともに補うことになります。内熱のある人には適さないので注意してください。

◆気血両虚証によい他の薬膳◆

■ 当帰牛尾巴湯（当帰と牛テールのスープ）——16
■ 阿膠棗（なつめの阿膠煮）——16
■ 竜眼洋参飲（竜眼肉とにんじんの飲み物）——25

■ 荔枝紅棗湯（ライチとなつめの飲み物）——25
■ 竜眼洋参飲（竜眼肉と西洋参のシロップ）——59
■ 猪心炒百合（豚の心臓と百合根の炒め物）——59
■ 帰耆燉鶏（鶏肉の黄耆当帰煮）——102
■ 枸杞大棗醤（枸杞子となつめのジャム）——103
■ 粳米大棗紅糖粥（なつめと黒砂糖の粥）——135
■ 参耆烏鶏（朝鮮人参・黄耆・烏骨鶏の煮物）——135
■ 首烏大棗湯（何首烏となつめの卵スープ）——179
■ 八宝鶏湯（鶏と八薬のスープ）——222
■ 虫草茸烏鶏湯（冬虫夏草・きのこ・烏骨鶏のスープ）——222
■ 当帰補血粥（当帰と黄耆の粥）——234
■ 洋参烏鶏茶（西洋参と何首烏のお茶）——235
■ 生姜紅棗湯（生姜となつめの飲み物）——247
■ 十全大補湯（十全大補スープ）——247
■ 鵪鶉蛋奶（うずらの卵入りミルク）——262
■ 芝麻粥（ごまの粥）——262
■ 金針猪湯（金針菜と豚肉のスープ）——268
■ 黄酒燉鮒魚（ふなの紹興酒煮込み）——269
■ 茯苓大棗山薬粥（茯苓・なつめ・山薬の粥）——311

3. 肝腎陰虚証のめまい

1 銀耳杜仲湯（きくらげと杜仲のデザート）

［材料］白きくらげ10ｇ　炙杜仲10ｇ　氷砂糖50ｇ

［作り方］

①白きくらげは水でもどして、適当な大きさに切る。

②鍋に氷砂糖を入れ、水を加えて熱し、きつね色になったら熱湯50 ccを加えてのばし、火を止める。

③杜仲を炙ってから鍋に入れ、1.5 ℓの水を加え、1 ℓまで煎じて、その汁を取る。

④この汁に白きくらげを入れ強火で沸騰させてから弱火にして、1時間以上煮込む。白きくらげがやわらかくなったところで、②のシロップをかける。

［効能］補肝腎・滋陰

［解説］白きくらげには腎を滋潤（滋腎燥）する作用があり、杜仲には肝腎を補う働きがあるので、肝腎陰虚証のめまいに適用されます。

2 烏賊干貝湯（いかと貝柱のスープ）

［材料］いか50ｇ　干し貝柱10ｇ　卵1個　枸杞の実大さじ1/2　塩　胡椒

［作り方］

①貝柱はぬるま湯につけてもどし、身をほぐす。

②いかは細切りにしておく。

③鍋に①ともどし汁を入れ、1カップの水を加えて煮立たせる。

④いかを入れ、2〜3分煮立たせ、溶き卵を流し入れる。

⑤枸杞を加えて一煮立ちさせ、塩と胡椒で味をととのえる。

［効能］補肝腎・滋陰

［解説］いかと干し貝柱には肝腎の陰を補う作用があります。これに補肝腎の枸杞と滋陰作用のある卵を加えることにより、陰虚を補うことができます。虚熱が強い場合は、胡椒を控えるとよいでしょう。

◆肝腎陰虚証によい他の薬膳◆

■菠菜豆腐湯（ほうれんそうと豆腐のスープ）——15
■桑杞茶（桑の実と枸杞のお茶）——15
■杞豆湯（枸杞子と黒豆の煮物）——36
■枸杞肉絲（枸杞と豚肉の細切り炒め）——159
■一品山薬餅（やまいもの蒸しパン）——165
■枸杞鶏蛋餅（枸杞入り卵焼き）——165
■菊花枸杞羹（菊花と枸杞の寒天よせ）——228
■芝麻山薬飯（黒ごま入り麦とろ飯）——229
■清蒸杞甲魚（枸杞とすっぽんの蒸し物）——252
■五味枸杞飲（五味子と枸杞のお茶）——261
■桑椹膏（桑の実のシロップ）——261
■麦麩肉丸子湯（麸と肉団子のスープ）——290
■枸杞黄精粥（枸杞と黄精の粥）——290

4．腎精不足証のめまい

1 杞豆湯（枸杞子と黒豆の煮物）

［材料］黒大豆50ｇ　枸杞子12ｇ　砂糖適量

［作り方］

①黒大豆は軽く洗った後、土鍋に入れ水を加えて弱火で煮る。

②豆がやわらかくなったら枸杞子と好みで砂糖を加え、さらに煮る。

③豆・枸杞子とともに煮汁も飲む。

［効能］補腎精

［解説］黒大豆は腎精を補うとともに血のめぐりを良くし、尿の排泄を促します。枸杞子は腎精を補う作用があります。枸杞子は炒め物や煮物に入れたり、湯飲みに入れて湯をそそぎ、お茶代わりに飲んでもよいでしょう。

2　蝦仁韮菜餃子（えびとにらの餃子）

［材料］むきえび50ｇ　豚挽肉100ｇ　にら1束　餃子の皮15枚　醤油大さじ1　片栗粉小さじ1　ごま油大さじ2　塩　胡椒

［作り方］

①えびとにらはみじん切りにする。

②えび・豚挽肉・にらを混ぜ合わせ、醤油・片栗粉・ごま油・塩・胡椒を加えて手でよく混ぜ合わせる。

③餃子の皮で②を包む。

④フライパンを熱して油を引き、餃子を並べ、50 cc の湯を加えてふたをして蒸し焼きにする。

⑤水分が蒸発し、餃子に焼き目がついたら火を止めて皿に盛る。

［効能］補腎精・補陽

［解説］えびとにらは腎精を補い、腎虚による耳鳴りや腰痛といった諸症状をやわらげる効果があります。豚肉は補腎に働きますが、滋陰の作用がありますので、陽虚症状が強い場合は羊肉に変えるとよいでしょう。

◆腎精不足証によい他の薬膳◆

■桑寄生茶（ソウキセイ茶）――142

■芝麻煮鶏蛋湯（ごまと卵のスープ）――142

■枸杞杜仲茶（枸杞と杜仲のお茶）――159

■杜仲猪腎（杜仲と豚腎の煮物）――248

■枸杞黒豆（黒豆の枸杞煮）――249

■仙人粥（製何首烏の粥）――287

■芝麻鶏（鶏のごま味噌あえ）――287

◉ その他

①補髄蜜膏（牛骨髄・やまいも・はちみつ・冬虫夏草・胎盤粉）

②雀風薬味粥（雀肉・菟絲子・覆盆子・五味子・枸杞子・米・長ねぎ・生姜）

③蓯蓉羊腎粥（肉蓯蓉・羊腎・山羊角屑・霊磁石・米）

5. 痰濁中阻証のめまい

1 天麻橘皮茶 （天麻とみかんの皮のお茶）

［材料］天麻10ｇ　鮮橘皮（みかんの皮）20ｇ
［作り方］両方を煎じてお茶代わりに飲用する。
［効能］燥湿化痰・平肝熄風
［解説］天麻は熄風の効能があるため、めまいを鎮め、橘皮は脾胃の働きを高めて、消化を促進する働きをもちます。この両者を同時に服用することによって、体内の余分な水分をさばき、めまいの解消をはかります。

2 緑豆蒸蓮葉包 （緑豆入り蓮葉包みのちまき）

［材料］米の粉（団子粉）50ｇ　緑豆の粉50ｇ　豚赤身挽肉50ｇ　はすの葉3枚　片栗粉大さじ3　醤油大さじ2　塩少々
［作り方］
①はすの葉以外の材料をすべて混ぜ合わせ、少量の水を加えてひとまとめに練る。
②①を3等分してはすの葉で包み、ひもでしばる。
③蒸し器に入れて約30分蒸す。
［効能］利湿・補脾
［解説］緑豆とはすの葉は利湿に働いてめまいの原因となる痰濁を取り除きます。また、米と豚肉の補気作用によって、脾胃の虚を補い、水穀の運化作用をよくします。

◆痰濁中阻証によい他の薬膳◆

■鮭魚燉豆腐（さけと豆腐のスープ煮）——*20*
■粟豆粥（雑穀と豆の粥）——*20*
■冬瓜粥（とうがん粥）——*97*
■薏苡仁緑豆粥（はと麦と緑豆の粥）——*105*
■粟粥（あわ粥）——*108*
■西瓜飲（すいかのジュース）——*114*
■三瓜茶（三種の瓜のお茶）——*114*
■緑豆荷葉粥（緑豆とはすの葉の粥）——*122*
■緑豆海帯湯（緑豆とこんぶの飲み物）——*143*
■鯉魚蒸荷葉（鯉のはすの葉包み）——*143*

■薏苡仁昆布粥（はと麦とこんぶの粥）―150
■燉二瓜（とうがんとへちまの味噌煮）―150
■苡米豆芽湯（はと麦ともやしのスープ）―153
■冬瓜皮燉蚕豆（そら豆のとうがん皮煮）―155
■蓴菜鮒魚湯（じゅんさいとふなのスープ）―202
■冬瓜汁（とうがんの飲み物）―203
■小豆蓮子粥（あずきとはすの実の粥）―220
■三瓜湯（とうがん・きゅうり・へちまのスープ）―221
■西瓜皮炒肉絲（すいかの皮と豚肉の細切り炒め）―226
■翡翠冬瓜（とうがんのヒスイ煮）―227
■小豆粥（あずき粥）―245
■二瓜炒猪肉（きゅうりとへちまと豚の炒め物）―265
■小豆車前粥（あずきとオオバコの粥）―285
■薏苡仁車前粥（はと麦とオオバコの粥）―285
■苡米車前粥（はと麦と車前子の粥）―293

◉ その他

①丁香姜糖（クローブ・生姜末・砂糖）
②白僵蚕（白僵蚕・生姜・焼酎）
③南星酒（製南星・老生姜・焼酎）

◉ メモ

めまいは日常よくみられる症状のひとつです。とくに病的な原因がなく起こる場合も少なくありません。過労・睡眠不足・更年期障害・自律神経の不調などでも起こります。一方、重大な病気がひそんでいることもあります。時によっては、早期に西洋医学的検査・治療を受けることも大切な場合があります。

冷え症

冷え症の中医学的な考え方

冷え症は圧倒的に女性に多いのですが、なぜでしょう？　陰陽理論では、男性は陽に女性は陰に分類されます。女性は陰の要素が多くなりがちで、どうしても陽が不足しやすくなります。陽は、体を温めるもととなりますから、これが不足すれば体が冷えることになるのです。

慢性的な冷え症のタイプとしては、もともと、陽が不足している場合（陽虚証）、陽気を運ぶ働きももつ血《けつ》が不足している場合（血虚証）、気の通りが悪いために陽気も動かない場合（気滞証）などに分類できます。

冷え症の中医学的分類

分類	メカニズム	共通症状	症状の特徴
陽虚証	温める作用の陽気が不足して体が冷える。	寒がり。 手足が冷える。	顔色が白っぽい。精神的にも肉体的にも疲れやすい。大便がゆるい。小便の色は透明で量が多い。舌質淡胖大、脈沈遅無力。
血虚証	陽気をのせて運ぶ作用もある血が不足して体が冷える。		顔色が青白いか土気色。唇の色が薄い。めまい、動悸がある。月経量が少ない。舌質淡、脈細無力。
気滞証	気の流れが悪いために陽気も滞り体が冷える。		胸や脇が脹ってつまる感じがし、時に痛む。げっぷが出やすい。 脈弦。

＊これらは、寒熱で分類すれば寒証になる。熱証でも手足が冷えるという偽の寒の症状が出る場合があるが、ここではふれていない。この場合は、熱がある、のどが渇くなどの熱の症状もある。簡単な鑑別法は、冷たい水を飲んでみることである。手足が冷えても熱証であれば冷たい水を飲みたがり、温かいものを嫌がる。

冷え症の食治原則

分類	食治原則		よく使われる食材・薬材
陽虚証	温熱性の食材を選ぶ	陽を補う（補陽）作用のある食材を選ぶ。	にら、くるみ、なた豆、丁香（クローブ）、乾姜、羊肉、鹿肉、雀肉、田うなぎ、えび
血虚証		血を補う（補血）作用のある食材を選ぶ。	ほうれんそう、にんじん、きくらげ、なつめ、桑の実、松の実、ライチ、竜眼、すっぽん、なまこ、いか、豚肉、羊肉、牛レバー、羊レバー
気滞証		気の通りをよくする（理気）作用のある食材を選ぶ。	そば、高きび、なた豆、にら、にんにく、柑橘類、陳皮、仏手柑、茴香

冷え症のための薬膳

1．陽虚証の冷え症

1　乾姜羊肉湯（乾姜と羊肉のスープ）

［材料］羊肉150g　乾姜（乾燥した生姜）30g　ねぎ、山椒粉少量　塩

［作り方］

①乾姜、羊肉を細かく切り、適量の水を加え煮込む。

②肉がやわらかくなったら塩、山椒粉で味をととのえ、細かくきざんだねぎを加える。

［効能］温裏散寒・補陽

［解説］乾姜は生の生姜より体を温める作用が強く、ねぎ、山椒とともに温熱性です。

羊肉は、肉類の中でも体を温める作用が強く、中国では冬によく食べます。総じて体を温め、寒を除き、不足した陽を補う働きがあります。冷え症のほかにも、脾腎陽虚の腰痛や下痢、下肢のむくみ、月経不順にも効果があります。

2 杜核猪腰（くるみと杜仲と豚腎の煮込み）

［材料］豚の腎臓2個　杜仲30ｇ　くるみ30ｇ　塩

［作り方］

①新鮮な豚の腎臓を2つに開き、内部の組織を取り去る。

②①に水適量と杜仲とくるみを加え、よく煮込む。

③杜仲とくるみを取り去り、塩を少量入れる。

［効能］補腎補陽

［解説］杜仲（葉ではなく樹皮の部分）は甘味・温性で肝腎を補う作用があります。くるみも甘味・温性で肺腎を補う作用があります。２つの作用と豚腎の「臓をもって臓を補す」作用からとくに腎の陽が不足して起こる冷え症や、インポテンス、足腰のだるさ、小便の量が多すぎる、などの症状に効果があります。

◆陽虚証によい他の薬膳◆

▪韮菜炒蝦仁（えびとにらのにんにく炒め）—13
▪肉桂粥（肉桂と黒砂糖の粥）—13
▪蝦仁韮菜餃子（えびとにらの餃子）—37
▪蓯蓉羊腰（肉蓯蓉と羊の腎臓の煮込み）—74
▪胡桃蝦仁（えびのくるみあえ）—75
▪茘枝粥（ライチ粥）—87
▪栗糊（くりのペースト）—87
▪黄参糖醋鯉魚（鯉の黄耆党参あんかけ）—100
▪鶏肉黄耆湯（鶏肉と黄耆のスープ）—100
▪羊肉黒豆湯（羊肉と黒豆のスープ）—101
▪韮菜杜仲苡米粥（にらと杜仲のはと麦粥）—102
▪麻雀肉（雀の煮込み）—127
▪生姜胡桃茶（生姜とくるみのお茶）—127
▪胡桃蜜飲（くるみのはちみつシロップ）—132
▪羊肉炒咖喱（ラム肉のカレー焼き）—137
▪蝦米粥（干えび粥）—138
▪枸杞杜仲茶（枸杞と杜仲のお茶）—159
▪栗杜仲粥（栗と杜仲の粥）—230
▪胡桃仁紅糖飲（くるみと黒砂糖の飲み物）—231
▪杜仲燉羊肉（羊肉の杜仲煮）—234
▪杜仲猪腎（杜仲と豚腎の煮物）—248
▪胡桃粥（くるみ粥）—254
▪枸杞羊腎粥（羊腎と枸杞の粥）—254
▪巴戟羊肉粥（巴戟天と羊肉の粥）—257
▪拌蝦仁韮菜（えびとにらのくるみあえ）—260

▩韮菜炒羊肝（にらと羊レバーの炒め物）――282
▩杜核炒猪腰（杜仲とくるみと豚腎の炒め物）――282
▩清炒蝦仁（川えびの炒め物）――291
▩竜馬童子鶏（海馬とひな鶏の蒸し物）――291
▩鶉粥（うずら粥）――298
▩韮菜子面餅（にらの種入りせんべい）――299

2. 血虚証の冷え症

1 木耳紅棗羹（きくらげとなつめのシロップ）

［材料］なつめ20個　きくらげ30ｇ　黒砂糖50ｇ

［作り方］

①なつめときくらげを洗って鍋に入れ、水50ccを加えて弱火で30分煮る。

②黒砂糖を加え、かき混ぜながらよく溶かす。

［効能］補気補血

［解説］なつめは、甘味・温性で、補気とともに補血の作用があり、きくらげは甘味・平性で補血の作用があります。また黒砂糖は、甘味・温性で補血の作用があります。総じて血虚による冷え症や月経不順などに効果があります。

［注意］ねぎや魚と一緒に食べてはいけません。

2 当帰焼羊肉（羊肉の当帰煮）

［材料］羊肉250ｇ　当帰15ｇ　生地黄15ｇ　乾姜10ｇ　醤油、砂糖、酒適量

［作り方］

①羊肉を洗い、3×2㎝程度の角切りにする。

②当帰・地黄・乾姜は目の粗い布で包む。

③羊肉、調味料に②と水を加え強火で沸騰させた後、弱火で煮込む。

④薬は取り除く。

［効能］補益温中・補血

［解説］当帰は、甘辛味・温性で補血の代表薬としてよく使われます。血の流れをよくする活血の作用や便通をよくする作用もあります。生地黄は、甘苦味で寒性で、煎じ薬で補血のために使うときには、酒で蒸して加工した熟地黄（微温性）を使いますが、味のためか、薬膳には生地黄がよく使われます。総

じて血虚の諸症状や産後の虚弱に効果があります。

◆血虚によい他の薬膳◆

▩当帰牛尾巴湯（当帰と牛テールのスープ）——16
▩阿膠棗（なつめの阿膠煮）——16
▩大棗粥（なつめ粥）——33
▩当帰羊肉羹（当帰と羊肉のスープ）——34
▩首烏蒸母鶏（何首烏風味蒸し鶏）——76
▩当帰柏子仁粥（当帰と柏子仁の粥）——76
▩首烏大棗湯（何首烏となつめの卵スープ）——179
▩八宝鶏湯（鶏と八薬のスープ）——222
▩虫草茸烏鶏湯（冬虫夏草・きのこ・烏骨鶏のスープ）——222
▩当帰補血粥（当帰と黄耆の粥）——234
▩洋参首烏茶（西洋参と何首烏のお茶）——235
▩生姜紅棗湯（生姜となつめの飲み物）——247
▩十全大補湯（十全大補スープ）——247
▩阿膠羹（阿膠シロップ）——276
▩黒豆何首烏飲（黒豆と何首烏の飲み物）——278
▩肉桂鶏肝（鶏レバーのシナモン蒸し）——299

3. 気滞証の冷え症

1 茴香粥（茴香の粥）

[材料] 茴香20 g　米100 g　塩少量

[作り方]

①茴香を布袋に入れ口を結び、水を適量加えて30分煎じる。

②煎じ汁に米を加え粥にする。食べる時に、塩を加える。

[効能] 健脾暖胃・理気

[解説] 茴香は、辛味・温性で寒を除く作用と理気作用があります。とくに胃腸が冷えて痛む場合に効果があります。朝晩食べるようにします。

2 陳皮茶（陳皮のお茶）

[材料] 陳皮（みかんの皮を乾燥させたもの）

紅茶葉

[作り方] 陳皮適量を紅茶に加える。

［効能］理気

［解説］陳皮は、辛苦味、温性で気の流れをよくする作用があります。また、茶のなかでは、紅茶は温性で、体を温めます。

◆気滞証によい他の薬膳◆

▓蘿蔔油菜蕎麦麵（だいこんと菜の花のそば）――17
▓陳皮鶏（鶏肉の陳皮煮）――56
▓二花飲（玫瑰花とジャスミンのお茶）――56
▓茴香蒸帯魚（太刀魚の茴香蒸し）――58
▓茉莉花粥（ジャスミン粥）――66
▓玫瑰花茶（マイカイカ茶）――67
▓油悶枳実蘿蔔（揚げだいこんの枳実煮込み）――72
▓蘇子麻仁粥（しその実と麻の実の粥）――72
▓芹菜茴香炒蝦仁（セロリ・フェンネル・えびの炒め物）――109
▓仏手鬱金粥（仏手と鬱金の粥）――180
▓陳皮牛肉（牛肉の陳皮煮）――180
▓柚皮粥（ザボンの皮の粥）――210
▓茉莉飲（ジャスミンの飲み物）――213
▓芹韮湯（セロリとにらのスープ）――219
▓蘿蔔金針粥（だいこんと金針菜の粥）――219
▓花皮解鬱粥（花と陳皮のデザート粥）――224
▓陳皮炒油菜（チンゲン菜のオレンジソース炒め）――226
▓丹参茶（丹参・香附子・菊花のお茶）――236
▓小豆茉莉花茶粥（あずきとジャスミンの茶粥）――236
▓山楂子酒（サンザシ酒）――246
▓梅花銀耳羹（梅の花と白きくらげの砂糖煮）――263
▓双核茶（二種のお茶）――283
▓仏手柑茶（仏手柑のお茶）――283

不眠症

不眠症の中医学的な考え方

不眠症と一口にいってもいろいろな種類があります。

1．なかなか眠れない型（入睡困難）
2．眠れるがすぐ目が覚めてしまう型
3．眠れる日と眠れない日があっていつも一定ではない型
4．全くといっていいほど、眠れない型

こういった症状が慢性的に続いているのを不眠症といいます。

中医学では、思考や睡眠など精神的な活動（神志）には、心がかかわっていると考えます。心の性質はよく火にたとえられます。火が燃えすぎたり、冷ます機能が落ちるとカッカとして眠れません。反対に、燃料が足りなくても心がうまく働かず心神不安となり眠れません。このように不眠は熱化型と不安型に大別できます。

また、感情のコントロールに関わる肝の機能亢進や、飲食の不摂生による熱化も熱化型の不眠の原因となります。

◉ 豆知識

不眠症は、食事療法の他に、寝具を整えてみたり、枕元にたまねぎを輪切りにしたものを置いたり、菊の花を枕の中に入れたりしてみるのもよいといわれています。

不眠症の中医学的分類

分類	メカニズム	症状の特徴
痰熱証	甘いもの、油っこいものの過食、暴飲暴食で脾胃が弱り、飲食物が停滞し痰熱が生じ、神志に影響する。	眠りが浅い。多夢、よく目が覚める。めまい。胸がつかえる。げっぷがよく出る。舌質紅、舌苔厚膩、脈滑数。
肝火上炎証	精神的ストレスや激怒など感情の乱れが肝の機能を停滞させ（肝鬱）、長引くと熱を帯びて神志に影響する。	寝つけない。頭痛、めまい、耳鳴り。イライラ、怒りっぽい。目が赤い。脇が痛い。口が苦い。舌質紅、舌苔薄黄、脈弦数。
心腎不交証	房事過多や長い病で、冷やす作用の腎陰が不足したり、心自体の機能が亢進しすぎて神志に影響する。	イライラ、不眠、目が覚めやすい。手のひら、足の裏、胸がほてる。寝汗をかく。口や喉が乾く。めまい、耳鳴り、健忘。足腰がだるい。舌質紅、舌苔少、脈細数。
心脾両虚証	くよくよ考えすぎたり、心労や働きすぎで、脾の気血を作る機能が落ちて、心を栄養できず、心神不安となる。	寝つけない。多夢、目が覚めやすい。動悸。汗をかきやすい。顔色が悪い。便がゆるい。疲れやすい。精神疲労。食欲不振。舌質淡、舌苔薄白、脈細弱。

不眠症のための薬膳

1. 痰熱証の不眠

1　半夏粥（半夏と茯苓の粥）

［材料］米50g　茯苓粉50g　姜製半夏（生姜で加工した半夏）10g　竹茹10g　炒枳殻5g　炙甘草3g　陳皮3g

［作り方］
①米・茯苓・陳皮以外を布で包み煎じて汁を取る。
②茯苓をミキサーなどで粉にする。
③米を洗い、①の煎じ汁で粥にする。煮ながら少しずつ茯苓粉を加える。
④碗に盛り、陳皮を散らす。好みで砂糖を加えて甘くしてもよい。

［効能］祛痰安神

［解説］半夏・竹茹・枳殻・陳皮には痰を除く作用があり、茯苓には、湿を取る作用があります。

不眠症の食治原則

<table>
<tr><th>分類</th><th colspan="2">食治原則</th><th>よく使われる食材・薬材</th></tr>
<tr><td>痰熱証</td><td>甘いもの、油っこいものの過食や暴飲暴食をやめる。脾胃の働きを高め、消化を助け、痰熱をとる作用のあるものを選ぶ。</td><td rowspan="4">心の機能を高め精安定の用のあるもの（養心安神）を選ぶ。
麦、あわ、はすの実、百合根、竜眼、酸棗仁、柏子仁、遠志、夜交藤、合歓花</td><td>だいこん、とうがんの種、黒くわい、こんぶ、のり、くらげ、貝母、陳皮、枳実、枳殻、茯苓、半夏</td></tr>
<tr><td>肝火上炎証</td><td>ストレス解消に努める。肝火を抑え、肝の働きをよくする（疏肝）作用のあるものを選ぶ。</td><td>セロリ、トマト、緑茶、合歓の花、菊花、玫瑰花（バラの花）、薄荷、仏手柑、桑の葉、茘枝核（ライチの種）、決明子（エビスグサの種子）、石決明（あわびの殻）、珍珠粉、牡蛎の殻</td></tr>
<tr><td>心腎不交証</td><td>心火を抑え、腎陰を補う作用のあるものを選ぶ。</td><td>なし、ぶどう、はくさい、白きくらげ、黒きくらげ、黒豆、百合根、桑の実、蓮心（はすの実の芯）、枸杞子、白芍、黄精、熟地黄、石斛、阿膠、いか、牛乳、豚皮</td></tr>
<tr><td>心脾両虚証</td><td>脾の機能を高め、気や血を補う作用のあるものを選ぶ。</td><td>ほうれんそう、にんじん、黒きくらげ、なつめ、竜眼、ライチ、はすの実、茯苓、黄耆、当帰、甘草、なまこ</td></tr>
</table>

2　蘿蔔飲（だいこんの飲み物）

[材料] だいこん適量
[作り方] だいこんをすりおろしてガーゼでしぼり、汁を飲む。
[効能] 消食化痰
[解説] だいこんには、消化を促進して胃腸をすっきりさせる作用があります。またたいこんは涼の性質をもっており熱と痰を取り去って、安眠を助けます。

◆痰熱証によい他の薬膳◆

■茼蒿炒蘿蔔（しゅんぎくとだいこんの炒め物）――91
■涼拌瓜皮（塩漬け三皮）――91
■冬瓜粥（とうがん粥）――97
■薏米粥（はと麦粥）――98
■茯苓米粉白糖餅（茯苓と米粉のパンケーキ）――99
■緑豆海帯湯（緑豆とこんぶの飲み物）――143
■薏苡仁昆布粥（はと麦とこんぶの粥）――150
■蘿蔔粥（だいこんとにんじんの粥）――188
■韮菜海帯湯（にらとこんぶのスープ）――207

2. 肝火上炎証の不眠

1　菊花茶（菊花のお茶）

[材料] 杭菊花10g　緑茶3g
[作り方] 材料をティーポットに入れ、お湯を注いで飲む。
[効能] 清肝安神
[解説] 菊花や緑茶には、肝火を抑える作用があります。

2　決明子粥（決明子の粥）

[材料] 米50g　決明子12g　杭菊花9g
[作り方] 決明子と菊花を煎じ、煎じ汁を取る。煎じ汁で粥を作る。
[効能] 清肝安神
[解説] 決明子・菊花には肝火を抑える作用があります。

◆肝火上炎証によい他の薬膳◆

■菊花烏龍茶（菊花入りウーロン茶）――30
■夏枯草燉猪肉（豚肉の夏枯草煮）――33
■鮮芹菜汁（セリのしぼり汁）――141
■玉夏緑豆羹（南蛮毛・夏枯草・緑豆のデザート）――141
■芹菜炒墨魚（いかとセロリの炒め物）――156
■番茄木耳炒鶏蛋（トマトときくらげの卵炒め）――156
■薄荷粥（ハッカ粥）――278

3. 心腎不交証の不眠

1 銀耳蓮子湯（白きくらげとはすの実のスープ）

［材料］白きくらげ5g　はすの実（なるべく生のもの）30g　酒　塩　砂糖　コンソメ

［作り方］

①水でもどした白きくらげを大きな鍋に入れコンソメスープを加えさっと煮て取り出す。

②はすの実の皮をむき、両端を切り芯を取り出し、沸騰した湯にさっとくぐらせた後お湯に入れてふやかす。

③味つけしたコンソメスープを沸かし、白きくらげ、はすの実を入れた椀に注ぐ。

［効能］滋陰安神

［解説］銀耳（白きくらげ）に滋陰、はすの実に養心の作用がある。苦味が気にならなければ蓮心も食べると清心安神の作用があります。

2 百合燉猪肉（百合と豚肉の煮込み）

［材料］豚肉赤身250g　百合根50g　はすの実50g　長ねぎ10cm　生姜2片　塩　酒

［作り方］

①はすの実は芯をぬき、百合根と一緒に水洗いする。豚肉は2cmくらいの厚さに切る。

②①を鍋に入れ、長ねぎ・生姜・塩・酒・水2カップを加え、強火で沸騰したら、弱火にしてゆっくり煮込み（1時間半）、ねぎと生姜は取り除く。

［効能］滋陰安神

［解説］百合根は心陰を補って、不眠や多夢、動悸な

どを鎮めます。はすの実は心の機能を補い脾気を補います。豚肉は気を補うほか、百合根の滋陰を助けます。

◆心腎不交証によい他の薬膳◆

■菠菜豆腐湯（ほうれんそうと豆腐のスープ）―― *15*
■桑杞茶（桑の実と枸杞のお茶）―― *15*
■烏賊干貝湯（いかと貝柱のスープ）―― *35*
■鶏蛋銀耳湯（白きくらげと卵のデザート）―― *113*
■銀耳百合粥（白きくらげと百合根の粥）―― *148*
■酸棗仁茶（酸棗仁と玄参のお茶）―― *149*
■枸杞肉絲（枸杞と豚肉の細切り炒め）―― *159*
■一品山薬餅（やまいもの蒸しパン）―― *165*
■枸杞鶏蛋餅（枸杞入り卵焼き）―― *165*
■銀耳枸杞鶏肝湯
（白きくらげ・枸杞子・鶏レバーのスープ）―― *216*
■沙参枸杞粥（沙参と枸杞子の粥）―― *217*
■菊花枸杞羹（菊花と枸杞の寒天よせ）―― *228*
■芝麻山薬飯（黒ごま入り麦とろ飯）―― *229*
■清蒸杞甲魚（枸杞とすっぽんの蒸し物）―― *252*
■百合湯（百合根スープ）―― *253*
■五味枸杞飲（五味子と枸杞のお茶）―― *261*
■桑椹膏（桑の実のシロップ）―― *261*

4. 心脾両虚証の不眠

1　竜眼蓮子羹（竜眼とはすの実のデザート）

［材料］竜眼肉20ｇ　はすの実20ｇ　百合根20ｇ　氷砂糖20ｇ

［作り方］
①はすの実は水につけてもどす。
②椀に材料を全部入れ、水を50 cc加えて蒸し器に入れ、材料に火が通るまで蒸す。

［効能］健脾・養心安神

［解説］竜眼肉には、心と脾の機能を高め、精神を安定させる（安神）の作用があります。百合根の安神作用やはすの実の健脾養心の作用と相まって心と脾の機能を補い不眠に効果があります。

■銀耳百合粥（白きくらげと百合根の粥）――148
■酸棗仁茶（酸棗仁と玄参のお茶）――149
■鵪鶉蛋奶（うずらの卵入りミルク）――262
■蓮子百合燉猪肉（はすの実と百合根と豚の煮込み）――284
■竜眼酸棗仁茶（竜眼と酸棗仁のお茶）――284

2 蓮子茯苓菓子（はすの実と茯苓の団子）

［材料］はすの実30ｇ　茯苓30ｇ　白砂糖適量　桂花（モクセイの花）適量

［作り方］

①はすの実と茯苓をミキサーなどで粉にする。

②①に砂糖と桂花を混ぜ、水で耳たぶぐらいのかたさに練る。

③一口大の団子に丸め、約15分間中火で蒸す。

［効能］寧心健脾

［解説］茯苓には健脾寧心（脾の機能を健やかにして心の機能を安定させる）の作用があり、はすの実の養心安神の作用と相まって心脾両虚の不眠に効果があります。

◆心脾両虚証によい他の薬膳◆

■竜眼洋参飲（竜眼肉とにんじんの飲み物）――25
■茘枝紅棗湯（ライチとなつめの飲み物）――25
■竜眼洋参飲（竜眼肉と西洋参のシロップ）――59
■猪心炒百合（豚の心臓と百合根の炒め物）――59

ストレスによる症状

ストレスの中医学的な考え方

ストレスに長くさらされると身体に不調をきたすことは、カナダのH・セリエ（一九〇七〜一九八二）のストレス学説によって示されました。

ストレスには外傷・中毒・寒冷・伝染病・精神的緊張によるものなどがあります。現代社会で最も重要なものは精神的緊張によるストレスでしょう。

中医学では、病気の原因のなかでこの精神的な影響を重要視してきました。精神的な影響を最も受けやすい臓器に肝があります。肝は、精神的なもののなかでも感情の調節を受け持つところです。

肝はほかにも気血の流れをスムーズにしたり、脾による消化を助ける働きをします。感情の乱れが許容範囲を超えると肝の機能が乱れて気血の流れが悪くなったり、消化機能が落ちたりします。とくに肝の機能が落ちた肝気鬱結の状態から気血の流れが悪くなり、ここからさまざまな症状が出現する場合が多く見られます。

精神活動のなかでもいわゆる考えすぎなど思考に関わるストレスは、心の機能に影響します。動悸や息切れ、不眠などの症状が現れます。

また脾も、くよくよ心配事が続くとその機能が落ちて消化活動が落ちたり、水分の代謝機能が落ちたりします。

ストレスに打ち勝つ身体にするには、とくに肝、そして心・脾の機能を高めることが必要です。

ストレスによる症状の中医学的分類

分類	メカニズム	症状の特徴
肝鬱気滞証	ストレスや感情の乱れにより肝の気の調節機能が乱れ、気の流れが滞り症状が起こる。	胸・脇の脹ったような痛み、胸苦しさ。食欲不振、吐き気、げっぷ。頭痛、肩こり、眼の痛み。イライラしやすい。不眠、月経不順、月経痛。舌質紅、舌苔薄。脈弦。
痰凝気滞証	脾虚により水分の代謝物ができ、これが気の流れを滞らせ、さらにストレスによる肝鬱が加わって症状が起こる。	のどに物が詰まった感じ（梅核気、ヒステリー球）。胸苦しさ。食欲不振。頭や体の重だるさ。舌苔厚膩。脈弦滑。
肝脾不調証	ストレスにより肝の機能が落ち、脾に及び消化器の機能障害が起こる。西洋医学的には自律神経失調による過敏性大腸症候群など。	胸・脇の脹ったような痛み、胸苦しさ。よくため息をつく。精神抑うつ。イライラする。食欲不振、下痢、腹鳴（お腹のゴロゴロ）。舌苔白。脈弦。
心脾両虚証	くよくよ思い煩うことにより脾の機能が低下し気血の生成ができず、心が養われず症状が起こる。	動悸、健忘。不眠、多夢。食欲減退、軟便。皮下出血。月経が遅れる。舌質淡。脈細弱。

ストレスによる症状の食治原則

分類	食治原則	よく使われる食材・薬材
肝鬱気滞証	肝の鬱滞をスムーズにして気の流れをよくする（疏肝理気）作用のある食材を選ぶ。	そば、ほうれんそう、だいこん、にら、みかん、みかんの種、陳皮、梅の花、ジャスミン、マイカイ花、ライチ、ライチの種、仏手柑
痰凝気滞証	上記疏肝理気の作用の食材にプラスして脾の機能を高め、水分代謝を高める（健脾祛痰）作用のある食材を選ぶ。	はと麦、あずき、すいか、きゅうり、とうがん、だいこん、しゅんぎく、大豆もやし、セロリ、黒くわい、菊花、こんぶ、茯苓、はすの葉、白きくらげ、鯉、どじょう
肝脾不調証	上記、疏肝理気の作用のある食材と脾の機能を高める（健脾）作用のある食材を選ぶ。	はと麦、あわ、ライチ、なつめ、山薬
心脾両虚証	脾の気血を作る作用を高め、気血を増やす作用のある食材を選ぶ。精神安定作用のある食材もとる。	＜補気＞うるち米、もち米、大麦、あわ、じゃがいも、にんじん、やまいも、しいたけ、なつめ、豆腐、はちみつ、朝鮮人参、党参、黄耆、鶏肉、豚肉、牛肉、羊肉 ＜補血＞にんじん、ほうれんそう、ぶどう、ライチ、落花生、松の実、桑の実、金針菜、竜眼、黒きくらげ、なつめ、熟地、阿膠、何首烏、なまこ、ひらめ、いか、すっぽん、羊肉、豚肝、牛肝、豚心

ストレスのための薬膳

1．肝鬱気滞証のストレス

1 陳皮鶏（鶏肉の陳皮煮）

［材料］鶏胸肉1枚　長ねぎ5㎝　生姜の薄切り2枚
陳皮10ｇ　香附子5ｇ　醬油大さじ1　酒大さじ1
酢大さじ1　塩少々

［作り方］
①香附子は酢でから炒りし、陳皮とともに適量の水を加えて煎じる。
②鶏肉を2㎝角に切る。
③長ねぎはみじん切りにする。
④①の煎じ汁に鶏肉と生姜を入れて煮る。
⑤肉に火が通ったら、醬油と酒を加え、水分が蒸発するまで煮る。
⑥長ねぎを加え、塩で味をととのえる。

［効能］理気・解鬱

［解説］陰虚火旺の人には禁忌です。

2 二花飲（玫瑰花とジャスミンのお茶）

［材料］ジャスミン茶小さじ1　玫瑰花3～5個

［作り方］急須に材料を入れ、湯を注ぐ。

［効能］疏肝解鬱・理気

◆肝鬱気滞証によい他の薬膳◆

■茴香蒸帯魚（太刀魚の茴香蒸し）―58
■茉莉花粥（ジャスミン粥）―66
■玫瑰花茶（マイカイカ茶）―67
■油悶枳実蘿蔔（揚げだいこんの枳実煮込み）―72
■蘇子麻仁粥（しその実と麻の実の粥）―72
■芹菜茴香炒蝦仁（セロリ・フェンネル・えびの炒め物）―109
■仏手鬱金粥（仏手と鬱金の粥）―180
■陳皮牛肉（牛肉の陳皮煮）―180
■柚皮粥（ザボンの皮の粥）―210
■茉莉飲（ジャスミンの飲み物）―213
■芹韮湯（セロリとにらのスープ）―219
■蘿蔔金針粥（だいこんと金針菜の粥）―219
■花皮解鬱粥（花と陳皮のデザート粥）―224

■陳皮炒油菜（チンゲン菜のオレンジソース炒め）――226
■茘枝橘核茴香粥（茘枝核・橘核・茴香の粥）――263
■梅花銀耳羹（梅の花と白きくらげの砂糖煮）――263
■橘葉猪蹄（みかんの葉と豚足の煮込み）――270
■蘿蔔葉鯉魚湯（だいこん葉と鯉のスープ）――270
■双核茶（二種のお茶）――283
■仏手柑茶（仏手柑のお茶）――283

2. 痰凝気滞証のストレス

1 半夏山薬粥（半夏と山薬の粥）

[材料] 山薬（乾燥品）30g　清半夏5g　砂糖大さじ2

[作り方]

①山薬はフードプロセッサーで粉末にするか、すり鉢ですりつぶす。
②半夏を煎じて汁を取り、これに山薬を加えて煮る。
③とろみが出たら砂糖を加える。

[効能] 燥湿化痰

2 金橘飲（きんかんのお茶）

[材料] きんかん200g　白豆蔲10g　砂糖20g

[作り方]

①きんかんをすりつぶす。
②白豆蔲はガーゼの袋に詰めて口をしばる。
③きんかんに適量の水を加えて煮立て、中火で5分間煮る。
④白豆蔲と白砂糖を鍋に加え、さらに2分間煮る。

[効能] 理気化湿・温中和胃

◆痰凝気滞証によい他の薬膳◆

■天麻橘皮茶（天麻とみかんのお茶）――38
■緑豆蒸蓮葉包（緑豆入り蓮葉包みのちまき）――38
■桃花粥（桃の花の粥）――91
■茼蒿炒蘿蔔（しゅんぎくとだいこんの炒め物）――91
■緑豆海帯湯（緑豆とこんぶの飲み物）――143
■鯉魚蒸荷葉（鯉のはすの葉包み）――143
■薏苡仁昆布粥（はと麦とこんぶの粥）――150
■燉二瓜（とうがんとへちまの味噌煮）――150

※苡米豆芽湯（はと麦ともやしのスープ）──153
※冬瓜皮燉蚕豆（そら豆のとうがん皮煮）──155
※参苡粥（沙参とはと麦の粥）──194
※姜汁韮汁牛乳飲（生姜とにら入りミルク）──195
※冬瓜汁（とうがんの飲み物）──203
※豆腐泥鰍湯（豆腐とどじょうのスープ）──214

3. 肝脾不調証のストレス

1 二花防風茶
（ジャスミン・玫瑰花・防風のお茶）

[材料] 玫瑰花5g ジャスミンの花5g 防風5g 黒砂糖適量

[作り方] 材料を煎じ、好みで黒砂糖を入れて飲む。

[効能] 疏肝健脾・祛風燥湿

[解説] 香りの成分が有効成分なので、煎じる時間を短くします。

2 茴香蒸帯魚（太刀魚の茴香蒸し）

[材料] 太刀魚2切 ウイキョウの葉15g レモン汁小さじ1 塩 胡椒 酒小さじ1

[作り方]
①太刀魚の表面に切れ目を入れ、皿に入れる。
②①に酒・レモン汁・塩・胡椒をふりかける。
③ウイキョウは3cmくらいの長さに切り、②の上にのせ、蒸し器に入れる。
④10〜15分蒸して取り出す。

[効能] 疏肝・理気・健脾

[解説] 中国では茴香菜と呼ばれるウイキョウ（フェンネル）の葉は、香りのある野菜として餃子の具などにも使われます。行気作用がありますので、肝気をととのえます。また、太刀魚には養肝補血と和中開胃の作用があり、疏肝・理気・健脾の効果によって肝脾の不調を改善します。

◆ 肝脾不調証によい他の薬膳 ◆

※仏手鬱金粥（仏手と鬱金の粥）──180

■陳皮牛肉（牛肉の陳皮煮）──*180*
■二花緑茶（玫瑰花・ジャスミン入り緑茶）──*197*
■大蒜粥（にんにく粥）──*197*

4. 心脾両虚証のストレス

1 竜眼洋参飲（竜眼肉と西洋参のシロップ）

［材料］竜眼肉30ｇ　西洋参６ｇ　白砂糖30ｇ
［作り方］
①竜眼肉と西洋参は細かくきざむ。
②材料をすべて椀に入れ、蒸し器に入れて２時間蒸す。
③②をこしてシロップを取る。
④就寝前、１さじに湯を注いで飲む。
［効能］補脾養心・益気養陰

2 猪心炒百合（豚の心臓と百合根の炒め物）

［材料］豚の心臓１個　百合根２個　生姜１片
酒大さじ２　醬油大さじ３　砂糖大さじ１
［作り方］
①心臓は２つに切り、よく洗った後３ミリくらいの短冊に切る。
②百合根は鱗片にして、沸騰した湯でさっとゆでておく。
③生姜はみじん切りにする。
④中華鍋に油を引き、生姜を香りが出るまで炒める。
⑤鍋に①を加え、中火で炒める。８割ほど火が通ったら酒・砂糖・醬油を加えてさっと混ぜ合わせる。
⑥百合根を加えてさらに１～２分炒める。
［効能］心脾両補・補気・補血
［解説］豚の心臓は補虚養心・安神作用があり、心脾両虚の不眠にも効果があります。百合根を加えることで、補脾の効果が高まります。

◆心脾両虚証によい他の薬膳◆

■竜眼洋参飲（竜眼肉とにんじんの飲み物）──*25*
■茘枝紅棗湯（ライチとなつめの飲み物）──*25*
■竜眼蓮子羹（竜眼とはすの実のデザート）──*51*
■蓮子茯苓菓子（はすの実と茯苓の団子）──*52*

ストレスによる症状

■銀耳百合粥（白きくらげと百合根の粥）——148
■酸棗仁茶（酸棗仁と玄参のお茶）——149
■鵪鶉蛋奶（うずらの卵入りミルク）——262
■蓮子百合燉猪肉（はすの実と百合根と豚の煮込み）——284
■竜眼酸棗仁茶（竜眼と酸棗仁のお茶）——284

胃痛

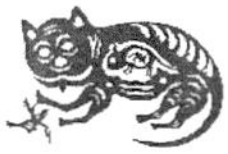

胃痛の中医学的な考え方

中医学では、痛みは、気血の流れが滞ることによって起こると考えます。胃痛も胃の部分の気血の流れが阻害されて起こるのです。また、西洋医学で胃潰瘍と診断されている場合も、痛みなどの症状によって、中医学的に分類することができます。

胃は、食物の消化にかかわり、食物などを下方に降ろす作用を受け持っています。ですから胃の機能が衰えると、吐いたり、げっぷが出たりと、上方向の症状が現れるのです。

また、胃と脾とは密接に関係しており、互いに補い合って消化の働きを進めています。さらに、肝には気血の動きをスムーズにさせる作用があり、胃や脾の消化を助けています。肝や脾の機能の乱れは胃に直接に影響を及ぼします。

胃部の気血の流れを悪くする原因としては、寒や冷たさによるもの、飲食の不摂生、肝の機能の乱れ、脾や胃自身の機能の乱れなどがあります。

煎じ薬による治療の場合には、厳密に弁証を行うことが必要ですが、薬膳による治療では、①寒証、②熱証、③気滞血瘀証、④食滞証の４タイプに分ければ十分です。しかし、寒証なのか熱証なのかは、厳密に見きわめる必要があります。

胃痛の中医学的分類

分類			メカニズム	痛みの特徴	症状の特徴
寒証	実寒証	寒邪滞胃証	胃部を外部から冷やしたり、冷たいものを飲食することによって気血の流れが滞る。	痛みが急に激しく起こる。冷えると強く温めると楽になる。	のどは渇かず、飲むなら温かいものを好む。直前に、とくに胃部を冷やしたり冷たいものを食べたことがある。舌苔薄白。脈弦緊。
	虚寒証	脾胃陽虚証	脾胃の活動の原動力である陽が不足し、脾胃の機能が働かず、胃が痛む。	シクシクとしたあまり強くない痛み。温めたり揉むと楽になる。	空腹時に痛みが強く、食後は楽になる。食欲がなく疲れやすい。手足が冷えやすい。大便がゆるい。舌質淡、舌苔薄白。脈沈細。
熱証	実熱証	肝胃鬱熱証	肝に熱が鬱積し、熱によって胃の機能が損なわれる。	灼熱感のある激しい痛み。	イライラして、怒りっぽい。胃酸が口中に出てくる感じ。口臭がある。口が乾き、苦い。舌質紅。脈弦。
	虚熱証	胃陰虚証	胃の陰液が不足し冷やす作用と潤す作用が不足して胃が痛む。	シクシクとしたあまり強くない痛み。	口や喉が乾く。大便が固い。舌の色が赤い。舌質紅、少苔。脈細数。
気滞血瘀証	気滞証	肝気犯胃証	ストレスなどにより肝の気をスムーズに流す機能が落ち、胃部の気の流れが滞る。	胃部が脹って痛み、脇にも痛みが走る。	げっぷが出やすい。ストレスがかかると痛みが強くなる。舌苔薄白。脈弦。
	瘀血証	瘀血停滞証	気の流れの滞りが長引き、胃に血の流れの悪い部分ができる。	針で刺すような痛みで、痛む場所が決まっている。	食後に痛みが強い。舌の色が暗い紫色。舌質暗紅。脈渋。
食滞証		飲食停滞証	いわゆる消化不良。暴飲暴食で消化されない食物が胃中に停滞し、気血の流れが滞る。	胃部が脹って痛む。	げっぷや酸っぱいものが出たり不消化物を吐いたりする。吐くと楽になる。暴飲暴食歴がある。舌苔厚膩。脈弦滑。

胃痛の食治原則

<table>
<tr><th colspan="3">分類</th><th colspan="2">食治原則</th><th>よく使われる食材・薬材</th></tr>
<tr><td rowspan="2">寒証</td><td>実寒証</td><td>寒邪滞胃証</td><td rowspan="2">温熱性の食材を選ぶ</td><td>体を温める作用が強く、寒邪を除く散寒作用のある食材を選ぶ</td><td>にら、唐辛子、胡椒、山椒、茴香、丁香（クローブ）、乾姜、羊肉、鶏肉</td></tr>
<tr><td>虚寒証</td><td>脾胃陽虚証</td><td>体を温める機能を高める補陽の作用のある食材を選ぶ。</td><td>にら、くるみ、枸杞子、丁香（クローブ）、羊肉、鹿肉</td></tr>
<tr><td rowspan="2">熱証</td><td>実熱証</td><td>肝胃鬱熱証</td><td rowspan="2">寒熱性の食材を選ぶ</td><td>体を冷やし、余分な熱を取り去る清熱作用のある食材を選ぶ。</td><td>すいか、りんご、バナナ、トマト、さとうきび、もやし、黒くわい、緑豆</td></tr>
<tr><td>虚熱証</td><td>胃陰虚証</td><td>体を冷ます機能を補う補陰の作用のある食材を選ぶ。</td><td>なし、ぶどう、はくさい、白きくらげ、きくらげ、桑の実</td></tr>
<tr><td rowspan="2">気滞血瘀証</td><td>気滞証</td><td>肝気犯胃証</td><td colspan="2">鬱積し衰えた肝の機能を回復させ（疏肝）、気の流れをよくする（理気）作用のある食材を選ぶ。</td><td>そば、ほうれんそう、だいこん、にら、玫瑰花、梅の花、ジャスミン、陳皮</td></tr>
<tr><td>瘀血証</td><td>瘀血停滞証</td><td colspan="2">血の流れをよくする活血作用のある食材を選ぶ。</td><td>桃、桃仁（桃の種）、玫瑰花、山楂子</td></tr>
<tr><td colspan="2">食滞証</td><td>飲食停滞証</td><td colspan="2">消化を助ける消食作用のある食材を選ぶ。</td><td>だいこん、だいこんの種、麦芽、茶葉、山楂子、薄荷、砂肝の内壁</td></tr>
</table>

胃痛のための薬膳

1．寒証の胃痛

1　三色奶（生姜とにらと牛乳のスープ）

［材料］にら250g　生姜25g　牛乳250g　固形スープ1個　塩　胡椒

［作り方］

①にらと生姜を細かく切ってすりつぶし、布でこして汁を取る。

②固形スープは大さじ3杯の熱湯で溶かす。

③①と②と牛乳を鍋に入れて加熱し、沸騰したら火を止める。塩と胡椒で味をととのえる。

［効能］温胃散寒・止痛

［解説］生姜は、温性で体を温める作用や吐き気を止める作用があり、にらは、辛味・温性で温陽と止痛の作用があります。牛乳は甘味・平性で胃の機能を補う作用があります。総じて胃が冷えて痛んだり、吐き気のある場合に効果があります。

2　丁香糖（クローブ糖）

［材料］白砂糖500g　丁香（クローブ）3g　生姜

［作り方］

①生姜をしぼって10gの汁を取り、鍋に丁香と適量の水を加え30分加熱する。

②煎じ汁に白砂糖を加え、弱火にかける。とろみがついて箸ですくって糸を引くようになるまで加熱する。

③サラダ油を薄く塗った平たい容器に流し込み、冷えて固まったら、角砂糖状に約80個になるように切る。1回3個、1日3回食べる。

［効能］温胃・止痛・止嘔

［解説］丁香は、辛味・温性で胃を温め、寒性の胃痛やそれに伴う吐き気を止めます。また補陽の作用もあります。

［注意］鬱金と一緒に使ってはいけません。

3　姜橘椒魚湯（生姜とふなのスープ）

［材料］ふな1尾（約250g）　生姜30g　陳皮10g　胡椒3g　塩

［作り方］
①ふなの鱗や内臓を除く。
②生姜・陳皮・胡椒を布袋に入れ口を縛ったものを、ふなの腹中に詰め、適量の水を加えて煮る。
③塩で味をととのえる。
［効能］温胃・健脾・理気止痛
［解説］生姜・胡椒は胃を温め、陳皮は辛苦味、温性で気の流れをよくし脾の働きをよくする理気健脾作用があります。ふなは、甘味、平性で健脾作用があります。空腹時に食べるようにします。

◆寒証によい他の薬膳◆

■韮菜炒蝦仁（えびとにらのにんにく炒め）―13
■肉桂粥（肉桂と黒砂糖の粥）―13
■乾姜羊肉湯（乾姜と羊肉のスープ）―41
■杜核猪腰（くるみと杜仲と豚腎の煮込み）―42
■丁香煮酒（クローブの燗酒）―81
■炮姜粥（あぶり生姜の粥）―81
■姜汁牛肉飯（牛肉の生姜ご飯）―85
■羊肉黒豆湯（羊肉と黒豆のスープ）―101
■韮菜杜仲苡米粥（にらと杜仲のはと麦粥）―102
■胡桃仁紅糖飲（くるみと黒砂糖の飲み物）―231
■山椒紅棗湯（山椒となつめの飲み物）―241
■当帰生姜羊肉湯（当帰と生姜とマトンの煮込み）―244
■肉桂鶏肝（鶏レバーのシナモン蒸し）―299
■葱豉粥（ねぎと豆豉の粥）―303

2. 熱証の胃痛

1 石膏粥（石膏と陳皮の粥）

［材料］米100g　石膏30～60g　陳皮5g
［作り方］
①石膏を40分煎じる。
②煎じ汁に陳皮を加え15分加熱する。
③煎じ汁を取り、米を加えて粥にする。
［効能］清熱除煩
［解説］石膏は含水硫酸カルシウム鉱石からなり、漢方薬局で手に入ります。辛甘味、大寒性で、熱を冷ます清熱の作用がたいへん強い生薬です。これに理

気作用のある陳皮が加わり、実熱性の胃痛やイライラを除く効果が期待できます。空腹時に食べるようにします。

2 三汁飲（なし・れんこん・黒くわいのジュース）

[材料] なし1kg　れんこん500g　黒くわい500g

[作り方] それぞれ皮をむき、すりおろした後、布でこし、しぼり汁を取る。

[効能] 清熱

[解説] なしは、微酸甘味で涼性。れんこんと黒くわいは、甘味で寒性。それぞれ、胃に作用し、胃の熱を冷ます作用があります。ジュース代わりに飲むとよいでしょう。

◆熱証によい他の薬膳◆

■菠菜豆腐湯（ほうれんそうと豆腐のスープ）—15
■決明燉茄子（なすの決明子煮込み）—69
■氷糖焼香蕉（バナナの氷砂糖煮）—71
■冬瓜粥（とうがん粥）—97
■菊花葛根羹（菊花とくずのデザート）—98
■葛根茶（くず湯）—121
■菊花茶葉粥（菊花茶のお粥）—122
■菠菜銀耳湯（ほうれんそうの根と白きくらげのスープ）—164
■香菇焼豆腐（しいたけと豆腐の煮物）—164
■蕃茄西瓜汁（トマトとすいかのジュース）—305

3. 気滞血瘀証の胃痛

1 茉莉花粥（ジャスミン粥）

[材料] 米60g　ジャスミン3～5g

[作り方] 鍋に適量の水とジャスミンを入れ、沸騰したらジャスミンを引き上げ、米を加えて粥にする。

[効能] 疏肝理気

[解説] ジャスミンは、辛甘味、温性で肝の気血をスムーズに流す作用を回復させ（疏肝）、気を流す作用（理気）があり、胃部の痛みを取ります。病状を見て5～7日間食べるようにします。

2 玫瑰花茶（マイカイカ茶）

［材料］玫瑰花適量

［作り方］玫瑰花に熱湯を注ぐ。

［効能］理気止痛・活血

［解説］玫瑰花は、バラ科ハマナスの類の花蕾であり、甘微苦味、温性で、肝の働きをよくする疏肝作用や理気・活血作用をもち、月経痛など気滞血瘀の痛みのある症状にもよく使われます。お茶の代わりに飲みます。

◆気滞血瘀証によい他の薬膳◆

■三七燉鶏蛋（鶏卵の三七煮）—*17*
■蘿葡油菜蕎麦麺（だいこんと菜の花のそば）—*17*
■茴香粥（茴香の粥）—*44*
■陳皮茶（陳皮のお茶）—*44*
■陳皮鶏（鶏肉の陳皮煮）—*56*
■二花飲（玫瑰花とジャスミンのお茶）—*56*
■芹菜茴香炒蝦仁（セロリ・フェンネル・えびの炒め物）—*109*
■仏手鬱金粥（仏手と鬱金の粥）—*180*
■陳皮牛肉（牛肉の陳皮煮）—*180*
■柚皮粥（ザボンの皮の粥）—*210*
■茉莉飲（ジャスミンの飲み物）—*213*
■田七藕汁湯（田七人参・れんこん・きゅうりの飲み物）—*213*
■蘿蔔金針粥（だいこんと金針菜の粥）—*219*
■花皮解鬱粥（花と陳皮のデザート粥）—*224*
■陳皮炒油菜（チンゲン菜のオレンジソース炒め）—*226*
■丹参茶（丹参・香附子・菊花のお茶）—*236*
■茘枝橘核茴香粥（茘枝核・橘核・茴香の粥）—*263*
■梅花銀耳羹（梅の花と白きくらげの砂糖煮）—*263*

4. 食滞証の胃痛

1 山楂子煎（山楂子の飲み物）

［材料］山楂子10個　黒砂糖30ｇ

［作り方］適量の水で山楂子を煎じ、黒砂糖を加える。

［効能］消食

［解説］山楂子は、酸甘味・微温性で、消化をよくする働きがあり、とくに肉類の消化に働きます。また

活血作用も強く、血の諸症状にも効果があります。ただし、胃液の多い病症には向きません。食後に飲みます。

2 山楂子麦芽飲（山楂子と麦芽の飲み物）

［材料］山楂子10ｇ　炒麦芽10ｇ
［作り方］山楂子は薄く切り、麦芽とともに湯呑みに入れ、お湯を注いでふたをして30分放置する。
［効能］健胃消食
［解説］麦芽は甘味・平性で健脾・健胃作用や消化を助ける作用があります。とくに穀類の消化によく、肉類の消化を助ける山楂子とともに使うことによって、消化を助ける力が増します。お茶の代わりに飲みます。

◆食滞証によい他の薬膳◆

■蘿蔔油菜蕎麦麵（だいこんと菜の花のそば）――17
■蘿蔔飲（だいこんの飲み物）――49
■山楂神米粥（山楂子と神曲の粥）――83
■莱菔子散（だいこんの種の散剤）――83
■梨楂粥（なしと山楂子の粥）――305
■蕃茄西瓜汁（トマトとすいかのジュース）――305

便秘

便秘の中医学的な考え方

便の質が乾いて硬く、そのため、排出が困難で出るのに時間がかかるようなものを、便秘といいます。また、排出時の困難さがなくても、出るまでに腹満や痛みがあるのも便秘の範疇に入ります。

食べ物は胃に入って、消化吸収され、糟粕となって体外に出るまでに、2～3日はかかるものですが、それ以上になるものを便秘ということもあります。通常、健康人は1日1回が標準です。しかし人によっては1日2～3回、あるいは2～3日に1回ということもありますが、何の支障もない場合には一般に、便秘とはいいません。

便秘を治す大原則は、①腸内における便のすべりをよくすること、②腸の動きを活発にして、その押し出す力をつけることです。

①の働きを高めるには、植物油類・核桃仁・松の実・ごま、②の働きを高めるには、豆類・セロリ・にら・ふすま・雑穀類を食べるようにします。

また、食べ物自身がもっている、温める性質と冷やす性質を理解して、便秘の食べ物を使い分けます。

便秘のための薬膳

1. 実熱証の便秘

1　決明燉茄子（なすの決明子煮込み）

［材料］なす2個　決明子10g　塩　大豆油　醤油

［作り方］

①決明子に100ccの水を加え約5分煎じる。
②なすは食べやすい大きさに切って油で炒める。
③②を①の煎じ汁に入れ、塩、醤油を適量入れてよく煮えたところで食べる。

便秘の中医学的分類

分類	メカニズム	症状の特徴
実熱証	味の濃いものや辛いもの、温性の強いものを食べすぎると起こりやすい。	大便が乾燥して硬くなっている。数日間出ずにいるため、お腹や胃の周囲が脹って苦しい。口臭がする。口が喝く。尿は黄赤色で量は少ない。舌苔黄燥。脈滑実。
気滞証	イライラや心配事があったり、感情の起伏が激しかったり、旅行など環境が変わると起こりやすい。	お腹が脹りガスやげっぷがよく出る。ひどくなるとお腹が脹って痛みがあり、ガスやげっぷが出るとその痛みは軽減する。舌淡薄。脈弦。
気虚証	老人や虚弱体質者、慢性病、産後や栄養不足によって排出する力が低下したために起こる。	顔色が悪く、唇もつやがなくカサカサしている。もともと元気がなく、疲れやすい。便意があってトイレに入るが、なかなか出ない。排便後に疲労感がある。舌質淡嫩、舌苔薄。脈虚。
陽虚証	陽気（自分自身を温めるエネルギー）が不足していたり、冷たいもののとりすぎ、あるいは寒い場所にいることが多いために冷えて腸の働きが低下し排出困難になる。	寒がり。手足が冷たい。夏でもクーラーに当たるのを好まない。尿の量が多く、その色は透明で澄んでいる。舌質淡胖、舌苔白。脈沈遅。
血虚証	潤し栄養する作用をもつ血が不足するために、腸内が乾燥して起こる。「川に水がないので船が進まない」と形容される。	大便が乾燥している。顔の色つやが悪い。めまい、動悸、物忘れ、耳鳴り、のどの乾燥感がある。口や爪の色が淡白。舌質淡。脈細。

便秘の食治原則

分類	食治原則	よく使われる食材・薬材
実熱証	通便作用があって熱を冷ますような冷やす性質の食材を選ぶ。	バナナ、すいか、メロン、かき、なし、サラダ菜、ほうれんそう、たけのこ、きゅうり、レタス、セロリ、なす、くらげ、空心菜、冷たいもの全般
気滞証	通便作用があって気の流れが促進されるような食材を選ぶ。	だいこん、しそ、薄荷、橘殻、仏手、檳榔子
気虚証	通便作用があって体力をつけ、血や体液が増加し便のすべりをよくする食材を選ぶ。	あんず、いちじく、りんご、ほうれんそう、ごま、松の実、くるみ、落花生、くり、はちみつ
陽虚証	通便作用があって体を温め腸の働きを高めるような辛・温性の食材を選ぶ。	にんじん、ねぎ、にら、かぼちゃ、菜の花、香辛料、温かいもの全般
血虚証	補血作用のあるものを摂取して、腸の潤いを高める。	しいたけ、何首烏、枸杞子、桑の実、豚の心臓、羊肉、なまこ

［効能］清熱潤腸・通便
［解説］決明子は、清熱、潤腸、通便作用があります。また、なすは、清熱寛腸の働きがあるため、両者を一緒に食べることにより腸内の余分な熱を冷ますことができます。
決明子は長く煎じると通便の作用がなくなりますので、注意が必要です。

2 氷糖焼香蕉（バナナの氷砂糖煮）

［材料］バナナ1〜2本　氷砂糖10g
［作り方］
①バナナは皮をむいて一口大に切る。
②鍋にバナナと氷砂糖を入れ、水1/2カップを加えて煮る。
［効能］清熱潤腸・通便
［解説］バナナは寒性で熱を取り腸を潤して便を出しやすくします。もちろん生で食べても効果があります。

◆実熱証によい他の薬膳◆

■菠菜豆腐湯（ほうれんそうと豆腐のスープ）――15
■決明子粥（決明子の粥）――49
■三汁飲（なし・れんこん・黒くわいのジュース）――66
■西瓜飲（すいかのジュース）――114
■涼拌三鮮（たけのこ・黒くわい・くらげのあえ物）――131
■芹菜炒墨魚（いかとセロリの炒め物）――156
■番茄木耳炒鶏蛋（トマトときくらげの卵炒め）――156
■菠菜銀耳湯（ほうれんそうの根と白きくらげのスープ）――164
■笋菇肉絲（たけのこ・しいたけ・豚肉の細切り炒め）――188
■百合柿餅粥（百合根と干柿の粥）――189

2. 気滞証の便秘

1 油悶枳実蘿蔔（揚げだいこんの枳実煮込み）

［材料］だいこん150g　枳実（だいだいの幼果）10g　干しえび大さじ1　長ねぎ　生姜　塩　ラード

［作り方］

①枳実は水で煎じ、煎じ汁を取る。

②だいこんは一口大のいちょう切りにし、ラードで揚げる。

③煎じ汁にだいこんと干しえびを入れ、やわらかくなるまで煮る。

④ねぎと生姜のみじん切りを加え、塩で味をととのえる。

［効能］下気・潤腸通便

［解説］だいこんは、胃腸の気の流れをよくして腹の張りをやわらげます。枳実もまた気の流れをととのえるとともに消化を促して胃腸をすっきりさせます。ラードを使うことによって、潤腸通便の効果を強めます。

2 蘇子麻仁粥（しその実と麻の実の粥）

［材料］しその実15g　麻の実15g　米30g　はちみつ大さじ1

［作り方］

①しその実と麻の実はすり鉢で細かくすりつぶす。

②水を少量ずつ加えさらに細かくすりつぶし、ふき

んでしぼり汁を取る。
③②の汁の中に米を入れて粥をつくる。
④はちみつで甘味をつける。

[効能] 理気・潤腸通便

[解説] しその実は気の滞りをよくする作用と腸の緊張をやわらげ、便通をよくする作用があります。これに腸を潤し、便通を促進する麻の実とはちみつを加えると気滞の便秘に効果をあらわします。

◆気滞証によい他の薬膳◆

■蘿葡油菜蕎麦麵（だいこんと菜の花のそば）―17
■茴香粥（茴香の粥）―44
■陳皮茶（陳皮のお茶）―44
■蘿蔔飲（だいこんの飲み物）―49
■茼蒿炒蘿蔔（しゅんぎくとだいこんの炒め物）―91
■仏手鬱金粥（仏手と鬱金の粥）―180
■蘿蔔粥（だいこんとにんじんの粥）―188
■芹韮湯（セロリとにらのスープ）―219
■蘿蔔金針粥（だいこんと金針菜の粥）―219

3. 気虚証の便秘

1 人参黒芝麻飲（朝鮮人参と黒ごまの飲み物）

[材料] 朝鮮人参5～10g　黒ごま15g　砂糖適量

[作り方]
①黒ごまは細かくすり鉢でする。
②朝鮮人参に200ccの水を加え、2回煎じ、煎じ汁をこし取る。
③②にごまを入れ、軽く煮て、砂糖を加える。

[効能] 益気潤腸・滋養肝腎

[解説] 朝鮮人参は気を補い、身体の機能を高める働きをします。これに腸を潤し、便通を促す黒ごまを加えることにより、気虚による便秘に効果があります。

2 黄耆蘇麻粥（黄耆・しその実・麻の実の粥）

[材料] 米50g　黄耆5g　しその実10g　麻の実10g

[作り方]
①しその実と麻の実はすり鉢でする。

②黄耆と①を鍋に入れ、水300 ccを加えて沸騰させ火からおろす。
③煮汁を布でこし取り、米と水を加えて粥にする。
［効能］益気・潤腸
［解説］黄耆は肺と脾の気を補って全身状態をよくします。しその実と麻の実は腸を潤し、排便を促す効果があります。

◆気虚証によい他の薬膳◆

■参耆鶏糸冬瓜湯（党参黄耆入り鶏ささ身ととうがんのスープ）――*92*
■茯苓粥（茯苓の粥）――*93*
■黄耆粥（黄耆の粥）――*126*
■粳米大棗紅糖粥（なつめと黒砂糖の粥）――*135*
■参耆烏鶏（朝鮮人参・黄耆・烏骨鶏の煮物）――*135*
■黄耆燉鶏（黄耆と鶏の煮込み）――*145*
■人参泥鰍湯（朝鮮人参とどじょうのスープ）――*148*
■複方黄耆粥（黄耆とはと麦の粥）――*195*
■蓮子奶糊（はすの実と牛乳の粥）――*196*
■人参鶏湯（鶏の人参スープ）――*200*
■大棗豇豆湯（なつめとささげの飲み物）――*207*
■山薬茯苓丸子（やまいもと茯苓の団子）――*298*
■洋参飲（西洋参のシロップ）――*307*
■茯苓大棗山薬粥（茯苓・なつめ・山薬の粥）――*311*

4. 陽虚証の便秘

1　蓯蓉羊腰（肉蓯蓉と羊の腎臓の煮込み）

［材料］羊（または豚）の腎（マメ）2個　肉蓯蓉30 g
長ねぎ　生姜　醬油少量
［作り方］
①肉蓯蓉は布袋に入れ、羊の腎と一緒に土鍋（またはホウロウ鍋）に入れ、よく煮込む。
②長ねぎは薄い小口切りに、生姜はみじん切りにする。
③煮えたところで布袋を取り出し、長ねぎ・生姜・醬油・塩・ごま油を加えて、よく混ぜて食べる。
［効能］温陽通便
［解説］羊の腎は温性で腎陽を補い冷えを取ります。肉蓯蓉は腎陽を補うとともに、腸を潤して便通をよ

くします。肉蓯蓉は助陽薬としては作用がおだやかなので1日の量は9g以上とします。

2 胡桃蝦仁（えびのくるみあえ）

［材料］大きめのえび5尾　くるみ3個　はちみつ

［作り方］

①えびを水でよく洗い、塩を少量入れて沸騰させた湯でさっとゆでる。

②くるみは殻を取り、すり鉢でよくすり、はちみつと塩少々で味をととのえる。

③えびを食べやすい大きさに切った後、②と混ぜ合わせる。

［効能］温陽通便

［解説］えびは腎の陽を高め、体を温める作用があり、冷えによって不活発になった体の機能を高めます。くるみもまた腎陽を補うとともに、腸を潤して排便を促します。はちみつを加えることにより全体で体調をととのえ、便通をよくします。

◆陽虚証によい他の薬膳◆

■韮菜炒蝦仁（えびとにらのにんにく炒め）――13
■肉桂粥（肉桂と黒砂糖の粥）――13
■蝦仁韮菜餃子（えびとにらの餃子）――37
■乾姜羊肉湯（乾姜と羊肉のスープ）――41
■杜核猪腰（くるみと杜仲と豚腎の煮込み）――42
■茘枝粥（ライチ粥）――87
■栗糊（くりのペースト）――87
■羊肉黒豆湯（羊肉と黒豆のスープ）――101
■韮菜杜仲苡米粥（にらと杜仲のはと麦粥）――102
■麻雀肉（雀の煮込み）――127
■生姜胡桃茶（生姜とくるみのお茶）――127
■胡桃蜜飲（くるみのはちみつシロップ）――132
■羊肉炒咖喱（ラム肉のカレー焼き）――137
■蝦米粥（干えび粥）――138
■羊肉羹（羊肉とだいこんのスープ）――209
■胡桃粥（くるみ粥）――254
■枸杞羊腎粥（羊腎と枸杞の粥）――254
■巴戟羊肉粥（巴戟天と羊肉の粥）――257
■拌蝦仁韮菜（えびとにらのくるみあえ）――260

■韮菜炒羊肝（にらと羊レバーの炒め物）――282
■杜核炒猪腰（杜仲とくるみと豚腎の炒め物）――282
■清炒蝦仁（川えびの炒め物）――291
■竜馬童子鶏（海馬とひな鶏の蒸し物）――291

5. 血虚証の便秘

1 首烏蒸母鶏（何首烏風味蒸し鶏）

［材料］鶏むね肉1枚　何首烏20ｇ　枸杞子5～10粒　干しいたけ3枚　はちみつ　醤油　酒　だし汁　ごま油　塩　胡椒

［作り方］
①鶏肉は皮の部分を下にして皿にのせ、少量の塩胡椒をした後、何首烏を上に並べ、そのまま蒸し器に入れて蒸す。
②枸杞子はお湯に少量のはちみつをたらした中につけてやわらかくなるまで置く（10～20分）。
③しいたけは水でもどして細く切り、だしと醤油で煮てうすく味をつけておく。
④蒸し上がった鶏肉を食べやすい大きさに切り、その上にしいたけ、枸杞子をのせ、好みで醤油、塩で味をつけて食べる。

［効能］養血潤腸・益気

［解説］鶏肉は、補虚益気・補血作用があり体の血を補うと同時に体力をつけます。また何首烏は補益精血、潤腸通便作用を有します。それらに枸杞子・しいたけを加えることにより、さらに腸の排出力を高めることになります。

2 当帰柏子仁粥（当帰と柏子仁の粥）

［材料］米50ｇ　当帰10ｇ　柏子仁7ｇ

［作り方］
①当帰と柏子仁に水を加えて煎じ、煎じ汁を取る。
②煎じ汁に米と適量の水を加えて粥にする。

［効能］養血潤腸

［解説］当帰は、血を補うとともに気血の流れをよくし、腸を潤して排便を促す作用があります。柏子仁は脾の働きを助け、腸を潤す作用があり、血虚で便が乾燥する便秘に効果があります。

◆血虚証によい他の薬膳◆

■当帰牛尾巴湯（当帰と牛テールのスープ）―16
■阿膠棗（なつめの阿膠煮）―16
■大棗粥（なつめ粥）―33
■当帰羊肉羹（当帰と羊肉のスープ）―34
■木耳紅棗羹（きくらげとなつめのシロップ）―43
■当帰焼羊肉（羊肉の当帰煮）―43
■首烏大棗湯（何首烏となつめの卵スープ）―179
■八宝鶏湯（鶏と八薬のスープ）―222
■虫草茸烏鶏湯（冬虫夏草・きのこ・烏骨鶏のスープ）―222
■当帰補血粥（当帰と黄耆の粥）―234
■洋参首烏茶（西洋参と何首烏のお茶）―235
■生姜紅棗湯（生姜となつめの飲み物）―247
■十全大補湯（十全大補スープ）―247
■阿膠羹（阿膠シロップ）―276
■黒豆何首烏飲（黒豆と何首烏の飲み物）―278

◉メモ

市販の便秘薬は、手に入りやすく気軽に使われがちですが、薬で一時的に腸の蠕動運動を促進しても、その場限りでなかなか完治するまでには至りません。

一般に、繊維質のものを食べる、起きがけに冷たい水や食塩水を飲む、牛乳を飲む、腹部のマッサージをする、等がすすめられていますが、中医学の分類の型によっては、かえって逆効果になってしまうことがあるので注意しましょう。

どの型であっても大切なことは、毎日決まった時間にトイレに行く習慣をつけることです。

下痢

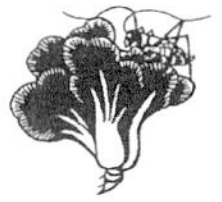

下痢の中医学的な考え方

下痢とは、排便の回数が多く、便が稀薄で、はなはだしいときには水様性となるが、一般には血や膿は混じらないものをいいます。

下痢と最も関係が深いのは、脾と胃です。胃は飲食物を消化し、小腸へ送ります。脾は、その中から体に必要な部分を吸収して、身体に運ぶ働きをしています。これらの臓腑の働きが弱ることによって、うまく消化と吸収が行われずに、下痢という症状が現れるのです。

脾と胃の機能を弱めるものに、食べすぎ、過剰な水分や熱、冷えなどがあり、下痢の原因となります。水分や油っこいもののとりすぎ、酒や辛いもの、冷たいものの食べすぎや、身体の冷えすぎなどで起こります。

また、もともと体質的に脾や胃の働きが弱い場合や、腎と脾の原動力であり温める力である陽が足りなくても下痢が起こります。

さらに肝は、普段は脾と胃の働きをバックアップしているのですが、いったん機能が乱れると、脾と胃の機能を邪魔してしまい下痢が起こります。肝はストレスに弱い臓器で、ストレス性の下痢には、このパターンが考えられます。

下痢の中医学的分類

分類	メカニズム	症状の特徴
寒湿証	冷えや冷たいものの過食により、脾胃の機能が低下。	水っぽい下痢便で腹痛や腹がゴロゴロ鳴る。腹が脹り、食欲不振。寒気、発熱、鼻づまり、頭痛、身体の重だるさなど、風邪の症状を伴うこともある。舌苔白膩。脈濡緩。
湿熱証	酒や辛いものの過食により脾胃の機能が低下。	下痢と腹痛があり、排便後もすっきりしない。便は黄褐色で臭いが強い。肛門に灼熱感がある。口が渇く。尿の色が黄色く、量が少ない。舌苔黄膩。脈濡数。
食滞腸胃証	食べすぎや不摂生などによる消化不良。	腹痛があり腹がゴロゴロ鳴る。便は未消化物が混じり、腐卵臭がする。排便後腹痛が楽になる。胃部が脹り、食欲がない。臭いげっぷが出る。舌苔厚膩。脈滑。
肝気乗脾証	ストレスなどにより、肝の機能が低下し脾の機能に影響する。	胸や脇が脹り、げっぷがよく出て、食欲がない。悩みや怒り、ストレスなど感情の起伏により腹痛と下痢が起こる。脈弦。
脾胃虚弱証	もともと脾や胃の機能が落ちている。	便がゆるかったり、水様便で未消化物が混じる。油っこいものを食べると下痢の回数が増える。食欲不振、腹部膨満感がある。顔色が黄色っぽく、つやがない。体がだるく疲れやすい。舌質淡、舌苔白。脈細弱。
脾腎陽虚証	腎や脾の温める働きや原動力が不足している。	慢性的な下痢で、とくに夜明け前に腹痛が起こって腹が鳴り下痢をする。排便後は楽になる。身体が冷えやすく足腰がだるい。舌質淡胖、舌苔白。脈沈細。

下痢の食治原則

分類	食治原則	よく使われる食材・薬材
寒湿証	体を冷やす寒涼性のものをとらないようにする。体、とくに腹部を冷やさない。余分な水分を除き、体を中から温める（温裏）ものをとる。	にら、しそ、にんにく、生姜、胡椒、山椒、八角、茴香、丁香（クローブ）、酒、黒砂糖
湿熱証	体を熱くする温熱性のものをとらないようにする。余分な水分を除き、体を冷やすもの（清熱利湿）をとる。	すいか、りんご、オオバコ（車前草）、車前子、茵蔯、緑茶葉、きゅうりの葉、パイナップルの葉、はすの葉（荷葉）、扁豆花
食滞腸胃証	食べすぎない。消化しやすいものを食べる。脾胃の機能を高め消化をよくする働き（消食）のものをとる。	にんじん、山楂子、炒麦芽、神曲、莱菔子（だいこんの種）、鶏内金（鶏の砂嚢の内壁）
肝気乗脾証	肝の働きをよくし(疏肝)、気の流れをよくする(理気)ものをとる。	にら、だいこん、ジャスミン、玫瑰花、仏手、陳皮（みかんの皮）
脾胃虚弱証	油っこいものをとらない。 脾胃の働きをよくする（健脾和胃）ものをとる。	黄耆、山薬（やまいも）、はすの実、党参、なつめ、扁豆（ふじ豆）、竜眼、茯苓、白朮、薏苡仁（はと麦）、芡実（オニバスの種子）
脾腎陽虚証	脾や腎の陽を補う（補腎陽、補脾陽）ものをとる。	ライチ、肉豆蔻（ナツメグ）、補骨脂、豚腎、羊腎

下痢のための薬膳

1. 寒湿証の下痢

1 丁香煮酒（クローブの燗酒）

［材料］丁香（クローブ）2粒　紹興酒50 cc
［作り方］紹興酒を湯呑みに入れ丁香を加え、蒸し器のなかで10分間加熱する。
［効能］温理散寒
［解説］丁香は、脾胃を温め、寒さによる嘔吐や下痢を止めます。紹興酒など酒には体を温める作用があります。

2 炮姜粥（あぶり生姜の粥）

［材料］米30 g　炮姜（あぶった生姜）6 g　白朮15 g　山椒・茴香少量
［作り方］
①炮姜・白朮・山椒・茴香を一緒にガーゼの袋に入れて、400 ccの水で煮る。
②20～30分かけて半量の200 ccにまで煮つめ、ガーゼを取り出す。
③この煮汁に米30 gを入れて粥を煮る。
［効能］温中健脾・散寒利湿
［解説］炮姜粥には、体を温め脾の働きをよくして寒さを除き、余分な水分を除く働きがあります。
炮姜と山椒には温中散寒、白朮には健胃利湿、米には益胃の作用があり、寒湿証の下痢や食欲不振に適しています。

◆寒湿証によい他の薬膳◆

▪肉桂粥（肉桂と黒砂糖の粥）—— *13*
▪乾姜羊肉湯（乾姜と羊肉のスープ）—— *41*
▪三色奶（生姜とにらと牛乳のスープ）—— *64*
▪丁香糖（クローブ糖）—— *64*
▪姜橘椒魚湯（生姜とふなのスープ）—— *64*
▪丁子赤小豆粥（丁子入りあずき粥）—— *177*
▪苡米鶏湯（はと麦入り鶏スープ）—— *178*
▪山椒紅棗湯（山椒となつめの飲み物）—— *241*

■当帰生姜羊肉湯（当帰と生姜とマトンの煮込み）――244
■韮菜子面餅（にらの種入りせんべい）――299
■藿香粥（藿香の粥）――309
■艾葉生姜茶（よもぎと生姜のお茶）――310

2. 湿熱証の下痢

1 扁豆花茶（扁豆花と藿香のお茶）

［材料］扁豆花60ｇ　藿香60ｇ　茶葉12ｇ

［作り方］

①扁豆花をよく炒る。

②藿香と茶葉と炒った扁豆花を水300 ccに入れて5～10分煎じる。

［効能］解暑化湿・固腸止瀉

［解説］扁豆花と藿香には暑さを除き、余分な水分を除く働き（解暑化湿）があり、茶葉との相互作用によって、下痢を止める（固腸止瀉）作用を発揮します。

2 菠蘿葉飲（パイナップルの葉のお茶）

［材料］パイナップルの葉30ｇ

［作り方］適量の水で煎じる。

［効能］清暑解渇・消食・止瀉

［解説］民間に伝わる処方で、暑さを除き、渇きを止め、下痢を止める作用があります。湿熱証の下痢に使います。

◆湿熱証によい他の薬膳◆

■鮭魚燉豆腐（さけと豆腐のスープ煮）――20
■粟豆粥（雑穀と豆の粥）――20
■冬瓜煮鴨（とうがんと鴨の煮込み）――28
■涼拌瓜皮（塩漬け三皮）――91
■冬瓜粥（とうがん粥）――97
■薏苡仁緑豆粥（はと麦と緑豆の粥）――105
■清炒緑豆芽（緑豆もやしの炒め物）――107
■西瓜飲（すいかのジュース）――114
■三瓜茶（三種の瓜のお茶）――114
■清暑茶（藿香・佩蘭・ハッカのお茶）――122

■緑豆荷葉粥（緑豆とはすの葉の粥）―122
■苡米豆芽湯（はと麦ともやしのスープ）―153
■冬瓜皮燉蚕豆（そら豆のとうがん皮煮）―155
■茵苡粥（茵蔯とはと麦の粥）―172
■冬瓜汁（とうがんの飲み物）―203
■薺菜車前草湯（ナズナとオオバコのお茶）―205
■馬歯莧緑豆粥（スベリヒユと緑豆の粥）―205
■三瓜湯（とうがん・きゅうり・へちまのスープ）―221
■西瓜皮炒肉絲（すいかの皮と豚肉の細切り炒め）―226
■翡翠冬瓜（とうがんのヒスイ煮）―227
■三鮮茅根飲（茅根・淡竹葉・れんこんのお茶）―237
■小豆車前粥（あずきとオオバコの粥）―285
■薏苡仁車前粥（はと麦とオオバコの粥）―285
■車前草燉猪腰（豚腎の車前草煮込み）―293
■苡米車前粥（はと麦と車前子の粥）―293
■茯苓赤豆苡米粥（茯苓・あずき・はと麦の粥）―310

3. 食滞腸胃証の下痢

1 山楂神米粥（山楂子と神曲の粥）

［材料］米100ｇ　山楂子30ｇ　神曲15ｇ

［作り方］

①山楂子・神曲を細かくくだき、400 ccの水を入れて200 ccになるまで煮つめる。

②かすをこして、煮汁に米を入れる。

③これに水を600 ccほど入れ、粥をつくる。

［効能］消食化滞・健脾止瀉

［解説］山楂子・神曲には消食化滞の働きがあり、米には健脾作用があるので、消化不良の下痢に効果が期待できます。

2 莱菔子散（だいこんの種の散剤）

［材料］だいこんの種適量

［作り方］だいこんの種を焦げるまで炒ってすり鉢でする。

［飲み方］1日3回、1回3～6ｇを食後に水で服用

する。

［効能］ 消食導滞

［解説］ だいこんの種には、消化を助ける働きがあり、消化不良の下痢に効果があります。また痰を切る作用もあります。気を損なうので、虚弱の人には向きません。

◆食滞腸胃証によい他の薬膳◆

■蘿葡油菜蕎麦麵（だいこんと菜の花のそば）—17
■蘿蔔飲（だいこんの飲み物）—49
■山楂子煎（山楂子の飲み物）—67
■山楂子麦芽飲（山楂子と麦芽の飲み物）—68
■山楂子酒（サンザシ酒）—246
■梨楂粥（なしと山楂子の粥）—305
■蕃茄西瓜汁（トマトとすいかのジュース）—305

4. 肝気乗脾証の下痢

1 三花防風茶（三つの花と防風のお茶）

［材料］ 扁豆花12ｇ　ジャスミンの花6ｇ　玫瑰花6ｇ　防風6ｇ　黒砂糖適量

［作り方］ 花と防風に水を加え、2回煎じ、煎じ汁に黒砂糖を加えてお茶代わりに飲む。

［効能］ 抑肝扶脾止瀉

［解説］ ジャスミンと玫瑰花は肝の気の流れをととのえ、脾の働きを正常にします。扁豆花と防風は風湿を取り除いて、脾の働きを助けるので、下痢を止めます。少量の黒砂糖は胃腸の緊張をやわらげ、止痛に働きます。

2 痛瀉粥（山薬と白芍・陳皮・防風のお粥）

［材料］ 山薬120ｇ　炒白芍12ｇ　陳皮6ｇ　防風6ｇ　黒砂糖適量

［作り方］

①山薬はすり鉢ですりつぶすか、ミキサーなどで粉末にする。
②白芍・陳皮・防風に水を加えて2回煎じて煎じ汁をとる。
③②に①を入れて煮る。粥状になったら、黒砂糖を加える。

[効能] 瀉肝補脾・止痛止瀉

[解説] これは通瀉要方の白朮を除き、山薬を入れたもので、白芍が肝血を補って肝気をととのえ、陳皮と防風が湿を取り除き、気の流れをよくして脾の働きを助け、山薬は脾の気を補うとともに止瀉に働き、全体として体の調子をととのえます。

◆肝気乗脾証によい他の薬膳◆

■茴香粥（茴香の粥）——44
■陳皮茶（陳皮のお茶）——44
■二花飲（玫瑰花とジャスミンのお茶）——56
■二花防風茶（ジャスミン・玫瑰花・防風のお茶）——58
■茴香蒸帯魚（太刀魚の茴香蒸し）——58
■茉莉花粥（ジャスミン粥）——66
■玫瑰花茶（マイカイカ茶）——67
■仏手鬱金粥（仏手と鬱金の粥）——180
■二花緑茶（玫瑰花・ジャスミン入り緑茶）——197
■柚皮粥（ザボンの皮の粥）——210
■茉莉飲（ジャスミンの飲み物）——213
■花皮解鬱粥（花と陳皮のデザート粥）——224
■双核茶（二種のお茶）——283
■仏手柑茶（仏手柑のお茶）——283

5．脾胃虚弱証の下痢

1 姜汁牛肉飯（牛肉の生姜ご飯）

[材料] 牛肉150g　米200g　生姜　醬油　植物油

[作り方]
①米は洗っておく。
②牛肉はひき肉のようになるまで細かくきざむ。
③②に生姜のしぼり汁を入れてよくまぜた後、醬油、植物油を加え、再びまぜてしばらく置く。
④米と③を合わせて器に入れ、40分ほど強火で蒸す。

⑤ふたをあけて、さらに15分ほど蒸す。
［効能］健脾止瀉
［解説］牛肉の温脾作用と米の健脾作用の相乗作用によって、脾胃の虚弱者の下痢に適用する。

2 糯米粥（もち米とやまいもの粥）

［材料］もち米50ｇ　やまいも30ｇ　砂糖適量
［作り方］
①やまいもは皮をむいて、短冊に切る。
②①と米を鍋に入れ、水を加えて粥にする。
③砂糖で味をととのえる。
［効能］健脾止瀉
［解説］もち米は温性で、脾の働きを正常にするとともに止瀉の作用をもちます。やまいもは脾の機能を補い下痢を止めます。

◆脾胃虚弱証によい他の薬膳◆

■茯苓薏苡仁粥（茯苓とはと麦の粥）—18
■山薬薏苡仁粥（山薬とはと麦の粥）—26
■竜眼蓮子羹（竜眼とはすの実のデザート）—51
■蓮子茯苓菓子（はすの実と茯苓の団子）—52
■茯苓米粉白糖餅（茯苓と米粉のパンケーキ）—99
■黄耆粥（黄耆の粥）—126
■山薬泥（山薬となつめのマッシュ）—126
■人参泥鰍湯（朝鮮人参とどじょうのスープ）—148
■黄耆煮山薬茶（黄耆と山薬のお茶）—166
■複方黄耆粥（黄耆とはと麦の粥）—195
■蓮子奶糊（はすの実と牛乳の粥）—196
■大棗豇豆湯（なつめとささげの飲み物）—207
■二豆鶏肉粥（豆と鶏肉の粥）—208
■小豆蓮子粥（あずきとはすの実の粥）—220
■生姜紅棗湯（生姜となつめの飲み物）—247
■苡米扁豆山楂粥（はと麦・いんげん・山楂子の粥）—264
■山薬茯苓丸子（やまいもと茯苓の団子）—298
■胡蘿蔔粥（にんじんの粥）—306
■胡蘿蔔汁（にんじんの飲み物）—311
■茯苓大棗山薬粥（茯苓・なつめ・山薬の粥）—311
■鶏肉餛飩（鶏肉ワンタン）—311

6. 脾腎陽虚証の下痢

1 茘枝粥（ライチ粥）

［材料］乾燥ライチ15g　やまいも15g　はすの実15g　米50g

［作り方］

①ライチとやまいもは小さくきざみ、はすの実は熱湯につけてもどす。

②①に400ccの水を加えて煎じ、半量の200ccにする。

［効能］温補脾腎

［解説］はすの実とやまいもは、脾の機能を正常にし、下痢を止める作用のほか、腎の不足を補う作用があります。これに脾の気を補うライチを加えて、脾と腎を温め、陽虚による下痢を止めます。

2 栗糊（くりのペースト）

［材料］むきぐり100g　砂糖50g

［作り方］

①くりはミキサーにかけて細かくくだく。

②①を鍋に入れ砂糖と水1/2カップを加え、弱火でねばりが出るまで煮る。

［効能］温補脾腎

［解説］くりは脾と腎の気を補い、温める作用がありまます。とくに小児の下痢によく使われます。砂糖の量をふやして、びん詰めにしておくと保存がききます。

◆腎陽虚証によい他の薬膳◆

■肉桂粥（肉桂と黒砂糖の粥）──13
■乾姜羊肉湯（乾姜と羊肉のスープ）──41
■杜核猪腰（くるみと杜仲と豚腎の煮込み）──42
■丁香糖（クローブ糖）──64
■鶏肉黄耆湯（鶏肉と黄耆のスープ）──100
■羊肉黒豆湯（羊肉と黒豆のスープ）──101
■韮菜杜仲苡米粥（にらと杜仲のはと麦粥）──102
■生姜胡桃茶（生姜とくるみのお茶）──127
■蝦米粥（干えび粥）──138
■枸杞杜仲茶（枸杞と杜仲のお茶）──159
■人参鶏湯（鶏の人参スープ）──200

■羊肉羹（羊肉とだいこんのスープ）——209
■茘核大米粥（茘枝核・山薬・はすの実の粥）——209
■栗杜仲粥（栗と杜仲の粥）——230
■胡桃粥（くるみ粥）——254
■枸杞羊腎粥（羊腎と枸杞の粥）——254
■巴戟羊肉粥（巴戟天と羊肉の粥）——257

◉ メモ

1. 下痢のときは薄い食塩水や砂糖水を飲んで、体内の水分を補給することも必要なことがあります。
　とくに小児の場合は注意しましょう。
2. 下痢が長く止まらないときは、蓮子肉（はすの実）、芡実などの食物が大切であると書きましたが、下痢のし始めの頃に食べると、かえって長引かせるようなことになりますので注意が必要です。

◉ 豆知識

下痢にすいか

「エッ！　下痢のときにすいかがいいの？」と変に思われるかもしれませんが、明代の『本草綱目』に下痢をすいかで治したことが記載されています。ただし、湿熱証の下痢のときに限ります。すいかには、湿熱を取り去る作用があるのです。寒湿証の下痢には、当然逆効果です。弁証の、つまり、病気のタイプを分けることの大事さがわかりますね。

消化に山楂子

消化を助ける消食薬のなかには、山楂子や麦芽などがありますが、山楂子は肉類や油ものの食べすぎに、麦芽は穀類の食べすぎに効果があります。

山楂子は、バラ科の植物で、小さなりんごのような果実です。北京では、冬が近づくと、水飴につけた山楂子を串に刺したタンフールと呼ばれる食べ物が街頭で売られはじめます。

山楂子には、体内のコレステロール値を下げ、血の流れをよくする作用があり、動脈硬化の予防に効果があるともいわれています。

血の流れにくくなる冬を前に、山楂子で血流をよくしておこうという中国人の昔ながらの知恵でしょうか。

肥満

肥満の中医学的な考え方

　中医学では、食物や水分の代謝に関係する臓腑は「脾」です。脾は食物から栄養分（水穀の精微）を吸収し全身に運んだり、水分を運ぶ働きがあります。西洋医学的にいえば脂肪の代謝にも大きく関与していると考えられます。

　この脾の機能が落ちて、代謝に乱れが生じ、余分なものがどんどんたまってしまった状態が肥満なのです。中医学では、水分の代謝異常で生じたむくみの状態も肥満として考えます。

　生野菜などカロリーの低い食物をとり、運動をするなど、今まで一般的にいわれてきた肥満対策は、陽証である痰湿証の肥満に対するもののようです。油っこいものや甘いものなどの多くは温熱性の食物で、これをとりすぎた体は、陽に傾いています。また痰湿は熱と結合しやすく、さらに体は陽へと傾いていきます。

　痰湿とは、台所の流しのパイプにこびりついたドロドロの油汚れだと思ってください。パイプの流れが悪くなり、流しにどんどんたまっていきます。このような痰湿証の肥満には、パイプ掃除をしてくれる、つまり痰湿を外に出す作用のある食物や体の余分な熱を取ってくれる寒涼性の食物が有効です。ただし、とりすぎて、脾を冷やすと逆効果ですからほどほどに。

　一方、注意したいのが、気虚性の肥満です。食物の吸収をつかさどる脾の原動力が不足しているために食欲はあまりなく、そんなに食べないのに太ってしまうタイプです。代謝機能が弱いために、余分なものが出ていかずに体にたまってしまうのです。

　台所の流しの水をポンプで汲み出すのに、ポンプの力が弱くて、水がたまってしまうようなものです。脾というポンプの原動力である気や陽を補わなくてはなりません。このタイプの人が、寒涼性の生野菜や果物を食べすぎると、脾の機能を落とすことになり逆効果です。

肥満の中医学的分類

分類			メカニズム	症状の特徴
痰湿証	陽証	脂肪太り	飲食の不摂生、長期にわたる食べすぎ、甘いもの、油っこいものの偏食によって脾の機能が乱れ、代謝異常物の痰湿が生成し、肥満が起こる。	赤ら顔の堅太りタイプ。暑がりで胸や胃のあたりがつまった感じがする。全身や手足が重だるい。舌質紅、舌苔黄膩。脈滑。
気虚証	陰証	水太り	脾の機能の原動力である気や陽が不足し、水分などの代謝がうまくいかず、余分なものが体にたまる。	色白のぽっちゃりタイプ。寒がりで手足が冷えやすい。疲れやすく、すぐ横になりたがる。あまり暑くもないのに汗をかきやすい。食欲はあまりない。舌質淡、有歯痕、舌苔薄白。脈弱。

肥満の食治原則

分類			食治原則	よく使われる食材・薬材
痰湿証	陽証	脂肪太り	甘いもの、油っこいものを控える。食事量を減らす。痰湿を除く作用のある食物をとる。 温熱性の食物を避け、平寒涼性の食物をとる。	すいか（皮）、きゅうり、とうがん（皮）、だいこん、しゅんぎく、桃花、こんぶ、菊花、白きくらげ、はと麦、桑の葉、はすの葉
気虚証	陰証	水太り	寒涼性の食物を避け、平温熱性の食物を多くとる。気や陽を補い、脾の機能を補う作用の食物をとる。	にら、かぼちゃ、とうもろこし、にんじん、しいたけ、くるみ、なつめ、枸杞子、茯苓、朝鮮人参、党参、黄耆、鶏肉

肥満のための薬膳

1．痰湿証の肥満

1 桃花粥（桃の花の粥）

［材料］米50ｇ　桃花４ｇ（乾燥品は２ｇ）

［作り方］桃花と米を薄めの粥にする。

［効能］除痰湿・減肥・利水・活血・通便

［解説］桃花は苦味・平性で、体内の痰湿や余分な水分を除き、血の流れをよくします。また便通をよくする作用もあります。１日おきに１回食べるようにします。

［注意］下痢をするようなら、桃花の量を減らします。

2 茼蒿炒蘿蔔（しゅんぎくとだいこんの炒め物）

［材料］だいこん200ｇ　しゅんぎく100ｇ　菜種油大さじ２　コンソメスープ　ごま油　片栗粉　塩少量

［作り方］

①だいこんは細切り、しゅんぎくは細かく切る。

②フライパンに菜種油を熱し、だいこんを軽く炒めた後、コンソメスープを少量加え、七分通りまで炒める。

③しゅんぎくを加え、食塩を少量入れて炒める。

④片栗粉を水で溶いたものを加え、汁が透明になったら、ごま油を少量たらす。

［効能］除痰湿・減肥

［解説］だいこんとしゅんぎくは痰湿を除く作用をもち、減肥の効能があります。

3 涼拌瓜皮（塩漬け三皮）

［材料］すいかの皮200ｇ　とうがんの皮300ｇ　きゅうり400ｇ　塩

［作り方］

①すいかの皮から外側の蠟質の部分を取り除く。冬瓜の皮から繊毛の生えた外皮を取り除く。きゅうりからは芯の部分を取り除く。

②それぞれを適当な火加減で堅めにゆでた後、角切

りにする。

③②を容器に入れ塩を少量ふり12時間漬け込む。

［効能］清熱利湿・減肥

［解説］それぞれに体の熱を取り、余分な水分を取り除く作用があるので、それらがあいまって減肥の効能があります。

◆痰湿証によい他の薬膳◆

■小豆冬瓜粥（あずきととうがんの粥）―27
■天麻橘皮茶（天麻とみかんのお茶）―38
■緑豆蒸蓮葉包（緑豆入り蓮葉包みのちまき）―38
■薏苡仁緑豆粥（はと麦と緑豆の粥）―105
■西瓜飲（すいかのジュース）―114
■三瓜茶（三種の瓜のお茶）―114
■緑豆荷葉粥（緑豆とはすの葉の粥）―122
■緑豆海帯湯（緑豆とこんぶの飲み物）―143
■鯉魚蒸荷葉（鯉のはすの葉包み）―143
■薏苡仁昆布粥（はと麦とこんぶの粥）―150
■燉二瓜（とうがんとへちまの味噌煮）―150
■苡米豆芽湯（はと麦ともやしのスープ）―153
■冬瓜皮燉蚕豆（そら豆のとうがん皮煮）―155
■小豆牛肉粥（あずきと牛肉の粥）―178
■冬瓜汁（とうがんの飲み物）―203
■小豆蓮子粥（あずきとはすの実の粥）―220
■三瓜湯（とうがん・きゅうり・へちまのスープ）―221
■西瓜皮炒肉絲（すいかの皮と豚肉の細切り炒め）―226
■翡翠冬瓜（とうがんのヒスイ煮）―227
■針茹冬笋湯（えのきとたけのこのスープ）―227
■小豆粥（あずき粥）―245
■二瓜炒猪肉（きゅうりとへちまと豚の炒め物）―265
■茯苓赤豆苡米粥（茯苓・あずき・はと麦の粥）―310
■緑豆車前飲（緑豆とオオバコの飲み物）―310

2. 気虚証の肥満

1 参耆鶏糸冬瓜湯
（党参黄耆入り鶏ささ身ととうがんのスープ）

［材料］鶏ささ身200g　とうがん200g　党参3g
黄耆3g　塩　酒

［作り方］

①ささ身をせん切りにし、党参・黄耆とともに土鍋に入れ、水500 ccを加え、弱火で煮込む。

②八分通り煮込んだ後、とうがんを細かく切ったものを加え、塩と酒で味つけする。

③とうがんが透き通ったら火を止める。

［効能］健脾補気

［解説］党参と黄耆には気を補い脾の機能を補う作用、鶏肉には陽や気を補う作用、とうがんには脾の機能を補い余分な水分を除く作用があります。総じて脾の原動力を補い機能を高めることにより、体内に停滞した余分な水分を除き、肥満を解消します。

2　茯苓粥（茯苓の粥）

［材料］米50 g　茯苓10 g

［作り方］

①先に米を煮る。

②ミキサーなどで茯苓を粉にする。

③米が半分ほど煮えたところで、茯苓を加え、さらに加熱して粥にする。

［効能］健脾利水・安神

［解説］茯苓は甘淡味・平性で脾を補い、余分な水分を除く作用があり、減肥の効能があります。また精神安定作用もあり、不眠にも効果があります。

◆気虚証によい他の薬膳◆

■茯苓薏苡仁粥（茯苓とはと麦の粥）──18
■泥鰍豇豆湯（どじょうとささげのスープ）──19
■山薬薏苡仁粥（山薬とはと麦の粥）──26
■小豆冬瓜粥（あずきととうがんの粥）──27
■茯苓米粉白糖餅（茯苓と米粉のパンケーキ）──99
■粟豆粥（あわと緑豆の粥）──115
■泥鰍鍋（どじょうの丸鍋）──116
■大棗豇豆湯（なつめとささげの飲み物）──207
■二豆鶏肉粥（豆と鶏肉の粥）──208
■山薬茯苓丸子（やまいもと茯苓の団子）──298
■茯苓大棗山薬粥（茯苓・なつめ・山薬の粥）──311
■鶏肉餛飩（鶏肉ワンタン）──311

浮腫（むくみ）

浮腫の中医学的な考え方

体内の水分の貯留が過量になって皮下にあふれ、顔面や瞼、四肢（手足）、はなはだしいときは全身に及ぶものをいいます。浮腫の出る原因は主に、肺・脾・腎の三臓に関係しています。

日本の大部分は高温多湿な風土です。そこに加えて冷蔵庫や自動販売機の普及によって冷たく甘い飲食物がいつも手近にあります。高温多湿な外気のため、体外への発汗、発散が低下し、体内には生冷物がどんどん入れられる。つまり日本人の多くは、体の中が水びたしの状態です。が、残念ながらこの事実に気がついている人は少ないようです。心臓病・腎臓病・肝臓病・妊娠中毒症・薬物の副作用等で浮腫が出ることもありますが、一般の食事の不摂生もそれ以上に関係があるようです。

浮腫のための薬膳

1. 風寒犯肺証の浮腫

1 防風粥（防風とねぎと生姜の粥）

［材料］ 米50g　防風6g　長ねぎの白い部分1本　生姜

［作り方］

①米に水を加え、粥をつくる。
②生姜は薄切りに、長ねぎは小口切りにする。
③防風・長ねぎ・生姜に水を加え、5分煎じる。
④粥に③の煎じ汁を加えて、熱いうちに食べる。

［効能］ 散寒解表

［解説］ 防風は解表をして、邪を体内から除くとともに、体内の湿を取る作用があります。これに長ねぎと生姜を加えることにより体を温め、寒邪を発汗とともに体外に追い出す効果を補助します。解表薬は揮発性の成分が多く含まれているので、長く煎じると効果が薄れます。薬を粥と一緒に煮ないのはそのためです。

浮腫の中医学的分類

分類	メカニズム	症状の特徴
風寒犯肺証	風寒の邪や風熱の邪によって肺の水の代謝にかかわる作用（宣発・粛降作用）が犯されて水の体内の動きや排泄がうまくできないために水分が停滞する。肺は体の上部（上焦）に位置するために瞼や顔に浮腫が起きやすい。	最初に瞼が腫れる。四肢から全身にすみやかに浮腫（むくみ）が生じる。悪寒、発熱、関節痛、尿量減少。舌苔白滑。脈浮緊。
風熱犯肺証		突然、瞼と顔面がむくむ。発熱、軽い悪風（さむけ）、咳、のどの発赤と痛み、尿が濃い。舌苔薄黄。脈浮数。
水湿困脾証	もともと脾の水の代謝にかかわる作用（運化作用）が弱い人が習慣的に水分をとりすぎたり、湿気の多い所に生活していたりして、余分な水分が体内に停滞し、それがさらに脾の運化作用を低下させ、浮腫が起こる。脾は四肢にかかわるため四肢にむくみが起こりやすい。	慢性的に出ている全身浮腫。四肢（手足）からむくみが現れ、腹部、とくに下肢（足）がひどい。身体が重だるい。頭が重い。胸苦しい。悪心。味がない。尿量が少なく色が薄い。舌苔白膩。脈濡緩。
脾陽虚証	水湿の停滞が長くなり脾の運化作用のエネルギー源である陽が失われ、あるいは、過労によって陽が失われ余分な水分が停滞して浮腫が起こる。陽虚の浮腫（陰水）は下半身に起こりやすい。	下半身にむくみが出る。押すと、へこみがなかなかもとにもどらない。体がだるく疲れやすい。手足の冷え、食欲不振、泥～水様便。尿量が少なく色が薄い。舌質淡胖、舌苔白。脈沈細弱。
腎陽虚証	過労や房事過多によって腎陽が不足し、腎の水分代謝作用が低下し、浮腫が起こる。陰水でしかも腎は下焦に位置するため下半身に起こりやすい。	全身の浮腫で、下半身から始まることが多い。腰以下、とくに内くるぶしに著しい。腰や膝が重だるく力が入いらずガクガクする。手足の冷え。尿量が少なく、色は薄い。舌質淡胖、舌苔白。脈沈細弱。
気血両虚証	脾気虚のため気血が生成されないか久病のあとに気血が不足し、臓腑全体の機能が低下して水分代謝に異常が生じ浮腫が起こる。『万病回春』には、「夕方ひどいのは血虚、朝方ひどいのは気虚、朝夕ひどいのは気血両虚」とある。	慢性的に生じる顔や手足のむくみ。顔色は白～黄色っぽくくすんでいて、つやがない。頭のふらつき、動悸、息切れ、食欲不振。体がだるく、疲れやすくて元気がない。舌質淡。脈細弱。

浮腫の食治原則

分類	食治原則	よく使われる食材・薬材
風寒犯肺証	風寒の邪気を体外に発散させ（散寒解表）肺の水分の代謝作用（宣肺利水）をもつ食材を選ぶ。	ねぎ、生姜、しその葉、防風、桂皮（シナモン）
風熱犯肺証	風熱の邪気を体外に発散させ（辛涼解表）肺の水分の代謝作用（宣肺利水）をもつ食材を選ぶ。	きゅうり、とうがん、とうがんの皮、そら豆、薄荷、車前草（オオバコ）、竹葉、茯苓
水湿困脾証	体内の余分な水分を排出させ脾の機能を高める作用（健脾利水）のある食材を選ぶ。	へちま、とうがん、とうもろこし、はと麦、茯苓、豌豆、鯉
脾陽虚証	水分代謝に大きくかかわる脾陽を補う食材を選ぶ。	シナモン、黄耆、朝鮮人参、鯉
腎陽虚証	腎の水分代謝のためのエネルギーである腎陽を補う作用のある食材を選ぶ。	くるみ、肉蓯蓉、冬虫夏草、雀肉、肉桂、豚腎、鯉
気血両虚証	補気、補血の作用のある食材を選ぶ。	当帰、黄耆、竜眼、なつめ、鯉

2　鯉魚生姜桂皮湯（鯉と生姜と桂皮のスープ）

［材料］鯉の切り身200ｇ　生姜10ｇ　長ねぎ１本　桂皮１ｇ　醤油

［作り方］

①鯉はうろこを取ってよく洗い、一口大に切る。

②生姜は薄切りにする。ねぎは３㎝くらいに切る。

③鯉・生姜・桂皮・ねぎを鍋に入れ、水３カップを加えて煮る。

④少量の醤油で薄く味をつける。

［効能］発汗解表・利水

［解説］生姜と桂皮は発汗を促して表邪を取り除きます。長ねぎは寒の風邪を取り除き、鯉は利水作用とともに虚を補う作用があり、全体で体内の寒邪を除き、利水してむくみを取る効果があります。

◆寒犯肺証によい他の薬膳◆

■姜糖蘇葉茶（しそ入り生姜湯）――120
■葱豉湯（ねぎと味噌のスープ）――120
■羊肉粥（羊肉の粥）――120

■肉桂鶏肝（鶏レバーのシナモン蒸し）――299
■葱豉粥（ねぎと豆豉の粥）――303
■芫荽茶（香菜・ハッカ・生姜のお茶）――303
■防風甘草茶（防風と甘草のお茶）――303

2. 風熱犯肺証の浮腫

1　冬瓜粥（とうがん粥）

［材料］皮つきのとうがん100ｇ　米50ｇ

［作り方］

①とうがんは皮のままよく洗い、皮をむいて２㎝の角切りにする。

②とうがんと皮、米を鍋に入れ水を加えて粥を煮る。

③皮を取り除く。

［効能］清熱利水

［解説］とうがんは、熱を冷まし、排尿を促してむくみを取る作用があります。とくにとうがんの皮は利尿作用が強いので、捨てずに一緒に煮ます。またとうがんには津液を生じさせる作用もあるので、風熱

による口やのどの渇きをいやします。

2 菊花葛根羹（菊花とくずのデザート）

［材料］杭菊花10ｇ　本葛粉70ｇ　あずき50ｇ　砂糖50ｇ　塩ひとつまみ

［作り方］

①あずきは一晩水に浸け、ゆでておく。

②菊花に水500 ccを加え、沸騰してから約５分煎じ、煎じ汁400 ccをこし取っておく（煎じ汁が少ない場合は水を加えて400 ccにする）。

③さました②の煎じ汁200 ccで葛粉を溶き、鍋に入れる。

④砂糖・塩・煎じ汁200 ccを加えて中火にかけ、透明になるまでへらでよく混ぜる。

⑤バットにあずきを敷き、④を熱いうちに流し入れ、表面を平らにする。

⑥常温で冷やし、固まったら適当な大きさに切る。

［効能］清肺熱・利水消腫

［解説］菊花と葛は肺の熱を冷まして宣発作用を正常にし、あずきは利水に働いて、むくみの治療を助けます。

◆風熱犯肺証によい他の薬膳◆

■葛根茶（くず湯）――*121*
■緑豆荷葉粥（緑豆とはすの葉の粥）――*122*
■魚腥草糸瓜湯（ドクダミとへちまのスープ）――*131*
■冬瓜皮燉蚕豆（そら豆のとうがん皮煮）――*155*
■茅根金銀花茶（茅根と金銀花のお茶）――*186*
■薺菜車前草湯（ナズナとオオバコのお茶）――*205*
■三瓜湯（とうがん・きゅうり・へちまのスープ）――*221*
■薄荷粥（ハッカ粥）――*278*
■葱豉豆腐湯（ねぎと豆腐のスープ）――*304*
■緑豆車前飲（緑豆とオオバコの飲み物）――*310*

3. 水湿困脾証の浮腫

1 薏米粥（はと麦粥）

［材料］はと麦60ｇ　米100ｇ

［作り方］

①はと麦は洗って２時間くらい水につけておく。

②米とはと麦に水を加え、粥にする。
※はと麦は火が通りにくいので、ミキサーで粉にして使うとよい。
[効能] 健脾利水
[解説] はと麦の利尿作用は古くから知られているとおりです。はと麦は脾胃の働きを高めると同時に体内の余分な水分を排出するため、関節の痛みや美肌やイボ取りにも応用されています。

2 茯苓米粉白糖餅 （茯苓と米粉のパンケーキ）

[材料] 米粉（上新粉またはもち粉）50g 茯苓20g 砂糖15g
[作り方]
①茯苓はミキサーで粉にする。
②材料をボールに入れて、水を加え、耳たぶくらいの固さに練る。
③適当な大きさにちぎって、めん棒で丸くのばす。
④フライパンに油を引いて、両面をきつね色に焼く。
[効能] 健脾利水・安神
[解説] 茯苓は水の代謝をよくするとともに脾の働きを補って、むくみを取ります。米の粉は脾胃を補ってこの効果を高めます。むくみの他に安神の作用もあるので、動悸や不眠にも用いることができます。

◆水湿困脾証によい他の薬膳◆

■茯苓薏苡仁粥（茯苓とはと麦の粥）―18
■泥鰍豇豆湯（どじょうとささげのスープ）―19
■山薬薏苡仁粥（山薬とはと麦の粥）―26
■小豆冬瓜粥（あずきととうがんの粥）―27
■蓮子茯苓菓子（はすの実と茯苓の団子）―52
■参耆鶏糸冬瓜湯（党参黄耆入り鶏ささ身ととうがんのスープ）―92
■茯苓粥（茯苓の粥）―93
■泥鰍鍋（どじょうの丸鍋）―116
■鯉魚蒸荷葉（鯉のはすの葉包み）―143
■苡米鶏湯（はと麦入り鶏スープ）―178
■小豆牛肉粥（あずきと牛肉の粥）―178
■複方黄耆粥（黄耆とはと麦の粥）―195
■大棗豇豆湯（なつめとささげの飲み物）―207
■二豆鶏肉粥（豆と鶏肉の粥）―208

■松鼠鯉魚（鯉の甘酢あんかけ）――229
■苡米扁豆山楂粥（はと麦・いんげん・山楂子の粥）――264
■二瓜炒猪肉（きゅうりとへちまと豚の炒め物）――265
■茯苓大棗山薬粥（茯苓・なつめ・山薬の粥）――311

4. 脾陽虚証の浮腫

1 黄参糖醋鯉魚（鯉の黄耆党参あんかけ）

［材料］鯉（なるべく小さいもの）1尾　黄耆10g　党参6g　しいたけ3枚　ゆでたけのこ20g　長ねぎ　にんにく　生姜　片栗粉適量　醤油　黒砂糖　酢

［作り方］

①鯉の内臓と鱗をきれいに取り、包丁の目を入れ、塩、胡椒少々をふって10分ほどおく。
②しいたけ、たけのこはそぎ切りにする。
③ねぎ、にんにく、生姜は薬味用にみじん切りにする。
④鯉に軽く小麦粉をふりかけ、油で唐揚げにする。大きくて唐揚げにできないときは油を引いたフライパンで両面を焼く（または蒸し器で蒸す）。
⑤鍋に鯉、黄耆、党参を入れて、材料がかぶるくらいに水を入れてコトコト20～30分間弱火で煮る。
⑥煮汁が少なくなったところで、鍋から鯉を出し、皿に盛る。黄耆と党参を取り出し、スープを別の容器に移す。
⑦フライパンに油を引き、ねぎ、にんにく、生姜を炒め、香りが出てきたところで、しいたけとたけのこを加えてよく炒める。
⑧そこに⑥のスープを入れ、酢と黒砂糖、醤油で味つけをして最後に水溶き片栗粉を入れてとろみをつける。
⑨皿の上の鯉に⑧をかける。

［効能］健脾利水温陽

［解説］鯉には、尿の出をよくしてむくみを取る働きがあります。黄耆と党参は健脾益気作用があるため、鯉の働きと相乗してむくみを短期間に取ってくれます。

2 鶏肉黄耆湯（鶏肉と黄耆のスープ）

［材料］鶏肉（骨つき）200g　黄耆30g　塩　胡椒

［作り方］

①黄耆はガーゼの袋に入れて口を閉じる。
②鶏肉と黄耆を鍋に入れ、500ccの水を加えて肉がやわらかくなるまでとろ火で煮る。浮いたアクと油は取り除く。
③塩と胡椒で味をととのえる。

[効能] 健脾利水・温陽

[解説] 黄耆は脾の気を補うとともに水の代謝を促進してむくみを取る作用があります。鶏肉は脾をあたためて気を補う作用があり、脾の働きを正常にして、むくみを取り去る効果を高めます。朝鮮人参を加えると、補気の効果を高めることができます。

◆脾陽虚証によい他の薬膳◆

■茘枝粥（ライチ粥）――*87*
■栗糊（くりのペースト）――*87*
■参耆烏鶏（朝鮮人参・黄耆・烏骨鶏の煮物）――*135*
■羊肉炒咖喱（ラム肉のカレー焼き）――*137*
■蝦米粥（干えび粥）――*138*
■人参鶏湯（鶏の人参スープ）――*200*
■松鼠鯉魚（鯉の甘酢あんかけ）――*229*

5. 腎陽虚証の浮腫

1 羊肉黒豆湯（羊肉と黒豆のスープ）

[材料] 羊肉（マトンまたはラム）200g　黒豆30g　生姜5g　長ねぎ1/5本　塩　胡椒

[作り方]
①羊肉は少量の塩、胡椒をふっておく。黒豆はできれば前日の晩から350ccの温湯の入った魔法びんに入れてふやかしておく。
②長ねぎは小口切り、生姜は薄切りにする。
③羊肉に小麦粉を軽くつけて、さっと湯にくぐらす。
④鍋に魔法びんの中味を入れ、そこにねぎと生姜を入れ、10分ほど煮る。さらに羊肉を加えて再び10分ほど弱火で煮る。

[効能] 補腎陽・利水

[解説] 羊肉は体を温め、元気を増します。黒豆には利水効果があり、むくみを取ります。また、生姜と一緒に使うと、その効果を高めることができます。

2 韮菜杜仲苡米粥（にらと杜仲のはと麦粥）

［材料］米50ｇ　はと麦20ｇ　杜仲10ｇ　にら1/2把

［作り方］

①杜仲に水を加え、３回煎じて煎じ汁をとる。

②米とはと麦に煎じ汁を加え粥を煮る。

③にらをきざんで、できた粥に混ぜる。

［効能］補腎陽・利水

［解説］杜仲とにらは腎陽を補って腎の機能を正常にするとともにはと麦を加えることによって、利水の効果を高め、むくみを取ります。

◆腎陽虚証によい他の薬膳◆

■韮菜炒蝦仁（えびとにらのにんにく炒め）――13

■肉桂粥（肉桂と黒砂糖の粥）――13

■蝦仁韮菜餃子（えびとにらの餃子）――37

■乾姜羊肉湯（乾姜と羊肉のスープ）――41

■杜核猪腰（くるみと杜仲と豚腎の煮込み）――42

■蓯蓉羊腰（肉蓯蓉と羊の腎臓の煮込み）――74

■胡桃蝦仁（えびのくるみあえ）――75

■羊肉炒咖喱（ラム肉のカレー焼き）――137

■蝦米粥（干えび粥）――138

■羊肉羹（羊肉とだいこんのスープ）――209

■茘核大米粥（茘枝核・山薬・はすの実の粥）――209

■栗杜仲粥（栗と杜仲の粥）――230

■胡桃仁紅糖飲（くるみと黒砂糖の飲み物）――231

■杜仲燉羊肉（羊肉の杜仲煮）――234

■杜仲猪腎（杜仲と豚腎の煮物）――248

■巴戟羊肉粥（巴戟天と羊肉の粥）――257

■拌蝦仁韮菜（えびとにらのくるみあえ）――260

■韮菜炒羊肝（にらと羊レバーの炒め物）――282

■杜核炒猪腰（杜仲とくるみと豚腎の炒め物）――282

■清炒蝦仁（川えびの炒め物）――291

■竜馬童子鶏（海馬とひな鶏の蒸し物）――291

6. 気血両虚証の浮腫

1 帰耆燉鶏（鶏肉の黄耆当帰煮）

［材料］鶏肉（骨つき）200ｇ　当帰5ｇ　黄耆10ｇ

醬油　砂糖

［作り方］
①当帰と黄耆は、ガーゼの袋に入れて口を閉じる。
②鶏肉とガーゼ袋を鍋に入れ、水を加えて火にかけ、煮立ったら砂糖と醬油で味をつける。
③弱火にしてさらに煮込み、ガーゼの袋を取りのぞく。薄味にして肉とともに煮汁も食べる。

［効能］補気補血・健脾利水

［解説］鶏肉は脾や腎気を補い、黄耆は脾の気を補い利水に働きます。当帰は補血作用があり、全体で気血を補い、全身状態をよくしてむくみを減少させます。

[2] 枸杞大棗醬（枸杞子となつめのジャム）

［材料］なつめ2カップ　枸杞子1カップ　黒砂糖大さじ5　塩ひとつまみ

［作り方］
①なつめは種を取り除く。
②枸杞子となつめに2カップの湯を注ぎ、やわらかくなるまでもどす。
③②を鍋に入れて火にかけ、黒砂糖と塩を入れて、弱火で約30分煮る。

［効能］補気補血

［解説］さっぱりした味が好みの方は砂糖の量を減らします。なつめ・枸杞子の補気・補血作用で体のバランスをととのえます。

◆気血両虚証によい他の薬膳◆

■当帰牛尾巴湯（当帰と牛テールのスープ）——16
■阿膠棗（なつめの阿膠煮）——16
■竜眼洋参飲（竜眼肉とにんじんの飲み物）——25
■茘枝紅棗湯（ライチとなつめの飲み物）——25
■大棗粥（なつめ粥）——33
■当帰羊肉羹（当帰と羊肉のスープ）——34
■枸杞茯苓茶（枸杞と茯苓の紅茶）——108
■大棗豇豆湯（なつめとささげの飲み物）——207
■二豆鶏肉粥（豆と鶏肉の粥）——208
■八宝鶏湯（鶏と八薬のスープ）——222
■虫草茸烏鶏湯（冬虫夏草・きのこ・烏骨鶏のスープ）——222
■当帰補血粥（当帰と黄耆の粥）——234
■洋参首烏茶（西洋参と何首烏のお茶）——235

■生姜紅棗湯（生姜となつめの飲み物）――247
■十全大補湯（十全大補スープ）――247
■金針猪湯（金針菜と豚肉のスープ）――268
■黄酒燉鮒魚（ふなの紹興酒煮込み）――269

◉メモ

昔から日本にはむくんだときの民間療法が伝えられています。たとえば、①あずきを煮て（なるべく砂糖を使わず、塩も少量で）食べる、②とうもろこしの毛を煎じて飲む、③きささげを煎じて飲む、④スギナを煎じて飲む、⑤すいかを食べる、⑥彼岸花の根をすって、ごま油と小麦粉で練り、足の土ふまずに貼るなどがあります。

排尿異常

排尿異常の中医学的な考え方

中医学では、頻尿・排尿痛・排尿障害・残尿感など排尿に異常のある場合を総称して淋証と呼んでいます。西洋医学的な疾患では、尿路感染症・尿路結石・急慢性前立腺炎・腎盂腎炎などに相当します。

主な原因は、体内にたまった余分な水分と熱（湿熱）で、これが膀胱に影響して排尿に関するいろいろな症状が起こると考えられています。辛いもの・甘いもの・油っこいものの偏食や過度の飲酒により湿熱がこもり、それが膀胱に影響する場合や、外部から邪気（細菌など）が侵入して湿熱を形成して膀胱に影響する場合が考えられます。

また、精神的なストレスや感情の変化などから肝の気の流れを調節する機能が損われて気が滞り、熱化して膀胱に及び、尿が出渋る、下腹部が脹って痛むなどの気の流れの滞りを伴う症状が現れるタイプもあります。

さらに、淋証が長引いて正気（体の活動エネルギー）が損なわれたり、もともとの虚弱体質・高齢・房事過多・久病などにより水の代謝に関わる脾や腎の機能が損なわれたりして症状が起こるタイプもあります。

排尿異常のための薬膳

1．湿熱証の排尿異常

1　薏苡仁緑豆粥（はと麦と緑豆の粥）

［材料］はと麦60ｇ　緑豆30ｇ　米50ｇ　（砂糖）

［作り方］

①緑豆は3時間ほど水につけておく。

②材料を鍋に入れ、水を加えて粥を炊き、好みで砂糖を加える。

［効能］清熱・利湿・健脾

排尿異常の中医学的分類

分類	メカニズム	症状の特徴
湿熱証	飲食の不摂生などにより、湿熱が膀胱にこもり、症状が起こる。また外部からの邪気、西洋医学的にいえば尿路感染による場合も含まれる。	小便時の灼熱痛、尿の色が濃い。砂石が混ざることがあり、ひどいと血尿がある。下腹部の脹りや痛み、腰の刺すような痛み。口が渇き、苦い。舌質紅、黄膩苔、脈滑数。
脾腎両虚証	水分代謝に関わる臓器である脾と腎の機能が損なわれて症状が起こる。	小便がすっきり出ない。排尿時の痛みはひどくはなく、時に痛み時には痛まない。疲れると症状がひどくなる、精神疲労、足腰のだるさ、めまい、耳鳴り、痩せる。舌淡白、有歯痕、苔白。脈虚弱、尺脈微。
肝鬱気滞証	ストレスにより、肝の気の流れを調節する機能が損なわれ、気の流れの鬱滞が膀胱に及び症状が起こる。	下腹部、脇が脹って痛む、小便が出にくい、イライラしたり怒ったりすると症状が重くなる、感情的に抑うつ気味で、口が苦く食欲がない。脈沈弦。

排尿異常の食治原則

分類	食治原則	よく使われる食材・薬材
湿熱証	体の熱を冷ます、寒涼性の性質の食物で、余分な水分を体外に排出させる（清熱利湿）作用のあるものを選ぶ。	はと麦、あずき、緑豆、すいか、キウイ、とうがん、れんこん、セリ、ナズナ、ドクダミ、竹葉、車前草（オオバコの葉）、金銭草
脾腎両虚証	脾や腎の水分代謝を行う機能を回復させ、水分代謝をよくする（健脾益腎利水通淋）作用のあるものを選ぶ。	やまいも、くり、くるみ、枸杞子、茯苓、黄耆、黄精、豚腎、どじょう
肝鬱気滞証	肝の機能を回復させ、気の流れをよくする（疏肝理気）作用のあるものを選ぶ。	セロリ、セリ、陳皮、仏手柑、羅布麻、玫瑰花、緑萼梅（梅の花）、茴香

［解説］緑豆とはと麦の清熱利水作用により、湿と熱を取り除き、症状をやわらげます。

2 清炒緑豆芽（緑豆もやしの炒め物）

［材料］緑豆もやし250g 醤油大さじ1 塩 油

［作り方］フライパンでもやしを炒め、醤油と塩で味つけする。

［効能］清熱利湿

［解説］緑豆もやしは甘寒の性質をもち、清熱と利湿の作用があります。炒めるときに長ねぎを加えると香りが増し、健胃・通竅作用も期待できます。脾腎虚寒のある人には不向きです。

◆湿熱証によい他の薬膳◆

■小豆冬瓜粥（あずきととうがんの粥）——27
■冬瓜煮鴨（とうがんと鴨の煮込み）——28
■扁豆花茶（扁豆花と藿香のお茶）——82
■菠蘿葉飲（パイナップルの葉のお茶）——82
■桃花粥（桃の花の粥）——91
■茼蒿炒蘿蔔（しゅんぎくとだいこんの炒め物）——91
■涼拌瓜皮（塩漬け三皮）——91
■冬瓜粥（とうがん粥）——97
■薏米粥（はと麦粥）——98
■茯苓米粉白糖餅（茯苓と米粉のパンケーキ）——99
■西瓜飲（すいかのジュース）——114
■三瓜茶（三種の瓜のお茶）——114
■緑豆荷葉粥（緑豆とはすの葉の粥）——122
■薏苡仁昆布粥（はと麦とこんぶの粥）——150
■燉二瓜（とうがんとへちまの味噌煮）——150
■苡米豆芽湯（はと麦ともやしのスープ）——153
■冬瓜皮燉蚕豆（そら豆のとうがん皮煮）——155
■茵苡粥（茵蔯とはと麦の粥）——172
■豆腐泥鰍煲（どじょうと豆腐の煮物）——173
■蓴菜鮒魚湯（じゅんさいとふなのスープ）——202
■冬瓜汁（とうがんの飲み物）——203
■薺菜車前草湯（ナズナとオオバコのお茶）——205
■馬歯莧緑豆粥（スベリヒユと緑豆の粥）——205
■豆腐泥鰍湯（豆腐とどじょうのスープ）——214
■香菇苡米飯（しいたけ・はと麦入り豆ご飯）——215
■小豆蓮子粥（あずきとはすの実の粥）——220

■三瓜湯（とうがん・きゅうり・へちまのスープ）――221
■西瓜皮炒肉絲（すいかの皮と豚肉の細切り炒め）――226
■翡翠冬瓜（とうがんのヒスイ煮）――227
■針菇冬笋湯（えのきとたけのこのスープ）――227
■向日葵髄茶（ひまわりの茎の芯茶）――237
■鬱金鴨（あひるの鬱金蒸し）――244
■小豆粥（あずき粥）――245
■小豆車前粥（あずきとオオバコの粥）――285
■薏苡仁車前粥（はと麦とオオバコの粥）――285
■車前草燉猪腰（豚腎の車前草煮込み）――293
■苡米車前粥（はと麦と車前子の粥）――293
■茯苓赤豆苡米粥（茯苓・あずき・はと麦の粥）――310
■緑豆車前飲（緑豆とオオバコの飲み物）――310

2. 脾腎両虚証の排尿異常

1 粟粥（あわ粥）

［材料］あわ100 g

［作り方］あわは洗って1時間ほど水につけておき、適量の水を加えて粥に炊く。

［効能］益脾胃・養腎気・利水

［解説］あわは脾や腎の気を補って脾腎の機能を高め、尿の排泄を促します。治療補助として1～2カ月続けて食べると緩やかな効果があります。

2 枸杞茯苓茶（枸杞と茯苓の紅茶）

［材料］枸杞子50 g　茯苓100 g　紅茶適量

［作り方］

①枸杞子と茯苓はすりつぶして粉末にし、ビンに入れておく。

②①の粉末10 gをカップに入れ、紅茶を注いで飲む。

［効能］健脾益腎・利尿通淋

［解説］枸杞子は補腎益精、茯苓は健脾利尿の作用があります。紅茶は温性で利尿に働くので、前の2薬を補助します。

◆脾腎両虚証によい他の薬膳◆

■茯苓薏苡仁粥（茯苓とはと麦の粥）――18

■泥鰍豇豆湯（どじょうとささげのスープ）――19
■山薬薏苡仁粥（山薬とはと麦の粥）――26
■杞豆湯（枸杞子と黒豆の煮物）――36
■杜核猪腰（くるみと杜仲と豚腎の煮込み）――42
■蓮子茯苓菓子（はすの実と茯苓の団子）――52
■参耆鶏糸冬瓜湯
（党参黄耆入り鶏ささ身ととうがんのスープ）――92
■茯苓粥（茯苓の粥）――93
■黄参糖醋鯉魚（鯉の黄耆党参あんかけ）――100
■鶏肉黄耆湯（鶏肉と黄耆のスープ）――100
■羊肉黒豆湯（羊肉と黒豆のスープ）――101
■韮菜杜仲苡米粥（にらと杜仲のはと麦粥）――102
■泥鰍鍋（どじょうの丸鍋）――116
■豆腐泥鰍煲（どじょうと豆腐の煮物）――173
■杜仲猪腎（杜仲と豚腎の煮物）――248
■枸杞黒豆（黒豆の枸杞煮）――249
■山薬茯苓丸子（やまいもと茯苓の団子）――298
■茯苓大棗山薬粥（茯苓・なつめ・山薬の粥）――311

3．肝鬱気滞証の排尿異常

1　芹菜茴香炒蝦仁
（セロリ・フェンネル・えびの炒め物）

［材料］セロリ100ｇ　茴香菜（フェンネル）30ｇ　むきえび60ｇ　塩　胡椒　油

［作り方］
①セロリは葉を取り除き、短冊に切る。
②茴香菜は硬い茎を除き、適当にきざむ。
③中華鍋に油を熱し、えびを炒める。
④火が半分くらい通ったら、セロリと茴香菜を加えて炒め、塩と胡椒で味つけをする。

［効能］疏肝補腎・利水

［解説］清熱平肝・利水作用のあるセロリに疏肝理気の作用のある茴香菜に補腎作用のあるえびを加えることによって排尿を促す処方になっています。

2　三花金銭茶（三つの花と金銭草のお茶）

［材料］玫瑰花15ｇ　厚朴花30ｇ　緑萼梅15ｇ

金銭草30ｇ　緑茶葉15ｇ

［作り方］

①材料を混ぜ合わせてすり鉢などで粗くすりつぶす。

②15ｇずつをお茶パックにつめ、急須に入れて熱湯を注ぐ。

［効能］利気通淋

［解説］三種の花には肝鬱を取り去って、気の流れをととのえる作用があります。これに下焦の湿熱を取り除く金銭草を加えて排尿を促します。

◆肝鬱気滞証によい他の薬膳◆

■陳皮鶏（鶏肉の陳皮煮）――56
■二花飲（玫瑰花とジャスミンのお茶）――56
■茴香蒸帯魚（太刀魚の茴香蒸し）――58
■茉莉花粥（ジャスミン粥）――66
■玫瑰花茶（マイカイカ茶）――67
■仏手鬱金粥（仏手と鬱金の粥）――180
■陳皮牛肉（牛肉の陳皮煮）――180
■柚皮粥（ザボンの皮の粥）――210
■茉莉飲（ジャスミンの飲み物）――213
■芹韮湯（セロリとにらのスープ）――219
■蘿蔔金針粥（だいこんと金針菜の粥）――219
■花皮解鬱粥（花と陳皮のデザート粥）――224
■陳皮炒油菜（チンゲン菜のオレンジソース炒め）――226
■小豆茉莉花茶粥（あずきとジャスミンの茶粥）――236
■益母草煮鶏卵（鶏卵の益母草煮）――246
■茘枝橘核茴香粥（茘枝核・橘核・茴香の粥）――263
■梅花銀耳羹（梅の花と白きくらげの砂糖煮）――263
■橘葉猪蹄（みかんの葉と豚足の煮込み）――270
■蘿葡葉鯉魚湯（だいこん葉と鯉のスープ）――270
■双核茶（二種のお茶）――283
■仏手柑茶（仏手柑のお茶）――283

夏バテ

夏バテの中医学的な考え方

夏バテは、病気ではありませんが、体が重だるく、やる気も食欲もなくなってまさに病気の元になりうる状態です。中医学的には、暑さ・湿（体内の余分な水分）・気虚がキーワードとなります。

夏バテの第一の原因は、外界の熱をうまくさばききれないために、体内の熱バランスが崩れることにあります。また夏に多い湿気も体内の水分代謝のバランスを崩してしまいます。水分代謝にかかわるのは脾ですが、湿気と冷たさをとても嫌がる臓器でもあります。外界の湿気と、暑さでついつい飲んでしまう冷たい飲み物が脾を弱めます。脾の働きが弱ると体内に余分な水分がたまってきます。余分な水分がたまるとむくみや体の重だるさ・倦怠感・下痢などの症状が出てきます。

また、脾は消化にもかかわっています。脾の働きが落ちると食欲も落ちてしまいます。栄養分が消化吸収されませんから、下痢気味で痩せてきます。

夏バテの食治原則

次頁の表に示した3つのタイプがそれぞれ混在するのが夏バテの特徴です。それぞれを改善する食材をバランスよくとることが重要です。

また、夏バテの悪循環に陥らないことも重要！

のどが渇くので、冷たいものをがぶ飲みしがちですが、冷たいものや水分のとりすぎは脾を傷めます。体に水分がだぶつき、だぶついた水分は熱を吸収しやすく、ますます体には熱がこもっていきます。暑いのでまた冷たいものをがぶ飲みする、という悪循環です。

さらに、体の重だるさは水の停滞が原因ですが、これを栄養不足だと思って、肉類や油っこい、いわゆるスタミナ料理を食べると、これらは胃腸にもたれやすいものが多く、脾の働きを弱めます。

夏バテの中医学的分類

分類	メカニズム	症状の特徴
陰虚証	身体の過熱を防ぐラジエーターの水の役目をする陰の力が弱く体の熱をさばききれない。	のどが渇く。暑がり。寝汗をかく。手足がほてる。のぼせやすい。舌質紅。脈細数。
湿困証	不必要な水が体内にたまった状態。	体が重だるい。口の中が粘る。大便が軟らかい。足がむくむ。食欲がない。舌胖大。舌苔白膩または黄膩。脈滑。
気虚証	エネルギーの元である気が不足。暑さそのもので気を消耗するし、さらに汗とともに気が漏れ出ることで気が不足する。	疲れやすい。やる気が起きない。息切れ。汗が出やすい。舌質淡。脈弱。

夏バテの食治原則

分類	食治原則	よく使われる食材・薬材
陰虚証	身体を冷ます役目をする陰の力を助ける（補陰）作用のある食材や寒冷の性質の食材をとる。	なし、ぶどう、やまいも、白きくらげ、黒きくらげ、西洋人参、生地、鴨肉、豚の皮、つばめの巣、いか、牡蛎、すっぽん（とくに甲羅の部分）、牛乳
湿困証	不必要な水分を体外へ排出する（利湿）働きのある食材をとる。	はと麦、あずき、すいか、とうがん、とうもろこし、はくさい、鴨肉
気虚証	エネルギーの元である気を増やす（補気）作用のある食材をとる。	あわ、うるち米、もち米、大麦、やまいも、しいたけ、じゃがいも、なつめ、朝鮮人参、西洋人参、党参、黄耆、豆腐、はちみつ、豚肉、牛肉、どじょう

夏バテのための薬膳

1．陰虚証の夏バテ

1 天地粥（天麻と生地の粥）

［材料］あわ1/4カップ　天麻5g　生地10g　氷砂糖適量

［作り方］

①天麻と生地に水を加えて煎じ、煎じ汁をこし取る。

②あわを鍋に入れ、煎じ汁と水を合わせて5カップにして加え、粥を炊く。

③好みで氷砂糖を加える。

［効能］清熱養陰

［解説］上記の量を1日2回に分けて食べます。

2 鶏蛋銀耳湯（白きくらげと卵のデザート）

［材料］白きくらげ15g　卵1個　氷砂糖適量

［作り方］

①きくらげは湯でやわらかくもどし、適当な大きさにちぎる。

②鍋にきくらげと2カップの水を加え、火にかける。

③弱火で約15分煮た後、割りほぐした卵を加えて混ぜ合わせる。

④再び煮立ったら火から下ろし、器に盛って冷やす。

⑤氷砂糖に適量の水を加えて煮溶かしたシロップをかける。

［効能］養陰生津

［解説］滋陰潤肺・生津の作用をもつきくらげと、滋陰潤燥の作用をもつ卵を組み合わせることで、養陰作用を期待できます。枸杞子を加えてもよいでしょう。

◆陰虚証によい他の薬膳◆

■菠菜豆腐湯（ほうれんそうと豆腐のスープ）——15
■桑杞茶（桑の実と枸杞のお茶）——15
■銀耳杜仲湯（きくらげと杜仲のデザート）——35
■烏賊干貝湯（いかと貝柱のスープ）——35
■杞豆湯（枸杞子と黒豆の煮物）——36
■銀耳百合粥（白きくらげと百合根の粥）——148
■酸棗仁茶（酸棗仁と玄参のお茶）——149

- 枸杞鶏蛋餅（枸杞入り卵焼き）— 165
- 百合柿餅粥（百合根と干柿の粥）— 189
- 杏仁銀耳小豆粥（杏仁・きくらげ・あずきの粥）— 189
- 銀耳枸杞鶏肝湯（白きくらげ・枸杞子・鶏レバーのスープ）— 216
- 沙参枸杞粥（沙参と枸杞子の粥）— 217
- 菊花枸杞羹（菊花と枸杞の寒天よせ）— 228
- 芝麻山薬飯（黒ごま入り麦とろ飯）— 229
- 清蒸杞甲魚（枸杞とすっぽんの蒸し物）— 252
- 百合湯（百合根スープ）— 253
- 五味枸杞飲（五味子と枸杞のお茶）— 261
- 桑椹膏（桑の実のシロップ）— 261
- 麦麸肉丸子湯（麸と肉団子のスープ）— 290
- 枸杞黄精粥（枸杞と黄精の粥）— 290
- 銀耳蚕花湯（白きくらげと卵のスープ）— 306
- 白果羹（ぎんなんと果物のとろみ煮）— 306

2. 湿困証の夏バテ

1 西瓜飲（すいかのジュース）

［材料］すいか 300g　氷砂糖 15g

［作り方］
① 氷砂糖に大さじ4の湯を加え、火にかけて煮溶かす。
② すいかを適当な大きさに切り、ふきんで汁をしぼる。
③ ①のシロップを好みで加える。

［効能］清熱利水・祛暑

［解説］すいかは清熱利水と祛暑の効果をもちます。熱が高く、口渇を感じるときにも効果があります。実よりも皮の方が利水効果が強いので、皮も料理に用いるとよいでしょう。表面の皮を厚めにむいて、白いところを漬物や汁物の具・煮物・炒め物に応用できます。

2 三瓜茶（三種の瓜のお茶）

［材料］すいかの皮　とうがんの皮　きゅうりの皮

各適量

[作り方] 皮はそれぞれ同じ大きさにきざむ。平たいざるに広げ、風通しのよいところで干す。適量を煎じ、お茶代わりに飲む。

[効能] 清熱利水、祛暑

[解説] すいか・とうがん・きゅうりの皮は利水効果がすぐれています。調理のときに捨てずに乾燥させてお茶にすると、むくみや湿邪による夏バテの予防に効果的です。

◆湿困証によい他の薬膳◆

■粟豆粥(雑穀と豆の粥)——20
■山薬薏苡仁粥(山薬とはと麦の粥)——26
■小豆冬瓜粥(あずきととうがんの粥)——27
■扁豆花茶(扁豆花と藿香のお茶)——82
■菠蘿葉飲(パイナップルの葉のお茶)——82
■涼拌瓜皮(塩漬け三皮)——91
■薏苡仁緑豆粥(はと麦と緑豆の粥)——105
■清炒緑豆芽(緑豆もやしの炒め物)——107
■緑豆荷葉粥(緑豆とはすの葉の粥)——122
■鯉魚蒸荷葉(鯉のはすの葉包み)——143
■冬瓜皮燉蚕豆(そら豆のとうがん皮煮)——155
■茵苡粥(茵蔯とはと麦の粥)——172
■豆腐泥鰍煲(どじょうと豆腐の煮物)——173
■冬瓜汁(とうがんの飲み物)——203

3. 気虚証の夏バテ

1 粟豆粥(あわと緑豆の粥)

[材料] あわ 1/4カップ　緑豆 1/4カップ

[作り方]

①緑豆は洗って水に4~5時間ひたしておく。

②鍋にあわと緑豆を入れ、5カップの水を加えて粥を炊く。

[効能] 補中益気・利水消腫

[解説] あわは益気健脾に働きます。また、あわも緑豆も利水効果があり、湿を取り除いて夏に弱りがちな脾の働きをよくします。

2 泥鰍鍋（どじょうの丸鍋）

［材料］どじょう100g　長ねぎ適量　だし汁1/2カップ　醬油小さじ2　みりん小さじ2　酒1/3カップ

［作り方］

①よく洗ったどじょうを鍋に入れ、酒を注いですぐふたをする。

②どじょうが酔って静かになるのを待ち、火をつける。

③だし汁・醬油・みりんを加え、強火で煮立てた後、中火で約10分煮る。

④火を止める直前にきざみねぎを散らす。

［効能］補気健脾・利水

［解説］どじょうは清熱利水と補気の作用があるので、夏にぴったりの食材です。壮陽作用もあるので、夏の疲れを取るのにもよいでしょう。日本の夏バテ防止といえばうなぎ。うなぎも補虚・祛風湿で平性ですから、夏バテ予防には適した食材です。でも、脂っこいのが玉にキズ。すでに夏バテして弱った胃腸には少々負担がかかります。こんなときにはどじょうの方がすぐれています。

◆気虚証によい他の薬膳◆

■竜眼洋参飲（竜眼肉とにんじんの飲み物）―25
■蓮子茯苓菓子（はすの実と茯苓の団子）―52
■人参黒芝麻飲（朝鮮人参と黒ごまの飲み物）―73
■黄耆蘇麻粥（黄耆・しその実・麻の実の粥）―73
■参耆鶏糸冬瓜湯
（党参黄耆入り鶏ささ身ととうがんのスープ）―92
■茯苓粥（茯苓の粥）―93
■山薬泥（山薬となつめのマッシュ）―126
■黄耆燉鶏（黄耆と鶏の煮込み）―145
■人参泥鰍湯（朝鮮人参とどじょうのスープ）―148
■豆腐泥鰍煲（どじょうと豆腐の煮物）―173
■複方黄耆粥（黄耆とはと麦の粥）―195
■大棗豇豆湯（なつめとささげの飲み物）―207
■茯苓赤豆苡米粥（茯苓・あずき・はと麦の粥）―310

第三章　疾患別の食療方

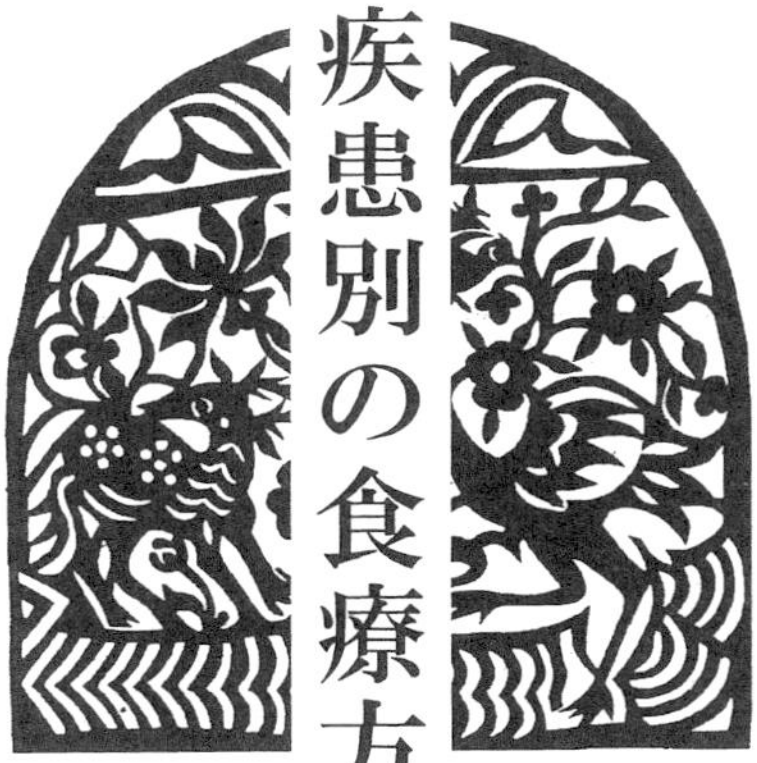

カゼ

カゼの中医学的な考え方

カゼは、西洋医学的にはウイルスや細菌の侵襲を受けて発生する上気道の感染症とされていますが、中医学でも、感冒は「風邪《ふうじゃ》」や「寒邪《かんじゃ》」などといった自然界にある邪気を受けて発生すると考えます。日本で感冒のことを「カゼ」と呼ぶのは、「風邪」という中医学の考え方に由来しているのです。

日本では、「カゼ」といえば、「くしゃみ、鼻水、咳、悪寒、発熱」といった症状の病気を指しますが、「カゼ」にもいろいろな種類があります。喉がガラガラするカゼ、背筋や肘など身体の節々が痛むカゼ、痰が白っぽいカゼもあれば、黄色くて粘っこいカゼもあります。鼻水も水っぽいものと乾燥して黄色く粘っこくなるものもあります。また、胃腸障害から始まる夏カゼのようなカゼもあります。

たとえば、鼻水の出る鼻カゼは寒性のカゼであり、痰が粘っこくなるカゼは熱性のカゼです。両者の病気の性質は根本的に異なることをはじめにはっきりさせておく必要があります。異なった病気には異なった治療法が必要だからです。寒性の鼻カゼには温める薬や食材を与え、熱性の喉カゼには冷やす薬や冷たい食材を与えねばなりません。これを同じ薬や食材で治療したのでは、逆効果になることを知っておきましょう。

また、体質的に熱性が強く、ふだん冷たい飲物を欲しがる人は、初期段階は水様の鼻水が出る寒性のカゼであっても、やがて後期になると粘っこい鼻汁や黄色い痰が出る熱性のカゼに変化することもあります。このようなカゼには段階を分けて対処する必要があります。

中医学では症状の違いとともに、季節や天候、患者の年齢、体質、体調なども考慮して、カゼの性質を区別し、治療方法を変えます。大きく分類すると、次頁の表のようになります。

カゼの中医学的分類

分類	メカニズム	症状の特徴
風寒型	風と寒の邪気によって肺の機能が犯されて起こる。	冬など寒いときに起こりやすい。日本では夏でも冷房によって罹ることがある。まず鼻の症状が起きる。水様の鼻水が特徴。喉が痒く、痰は白くて薄い。頭痛・筋肉痛・関節痛があり、発熱を伴うときは強い悪寒がある。舌苔薄白。脈浮緊。
風熱型	風と熱の邪気によって肺の機能が犯されて起こる。	春または夏の温暖な季節に多い。喉の痛みと腫れが特徴。口が渇き、冷たいものを飲みたがる。鼻水は汚く粘っこくなる。痰も黄色く粘っこい。発熱時の悪寒は割に軽い。舌苔薄黄。脈浮数。
暑湿型	暑さと湿の邪気によって肺と脾胃の機能が犯されて起こる。	夏や梅雨の湿気の多いときに多発する。頭が重く、全身が重だるくなる。吐き気・嘔吐・腹満・食欲減退など胃腸の症状が特徴。舌苔黄膩。脈濡数。

カゼの食治原則

分類	食治原則	よく使われる食材・薬材
風寒型	辛味があり温性で、風寒の邪気を体表から発散させる食材を選ぶ。	生姜、長ねぎ、しその葉、杏仁、桂枝または桂皮（シナモン）、香菜
風熱型	辛味があり、体を冷やし、風熱の邪気を体表から発散させる食材を選ぶ。	だいこん、なしの皮、はくさいの根、ごぼう、味噌（淡豆豉）、桑の葉、くず粉、菊の花、蘆根、薄荷
暑湿型	暑気払いの作用があり、湿邪を除く作用のある食材を選ぶ。	にがうり、すいか、緑豆、薄荷、金銀花、藿香、佩蘭、はすの葉、青蒿

カゼのための薬膳

1. 風寒型のカゼ

1 姜糖蘇葉茶（しそ入り生姜湯）

［材料］生姜10ｇ　黒砂糖15ｇ　しその葉10ｇ

［作り方］

①生姜はすりおろし、しその葉はみじん切りにする。

②湯呑み茶碗に①を入れ、熱湯を注ぎ、ふたをして5分ほど置く。

③黒砂糖を加え、よくかき混ぜて、熱いうちに飲む。

［効能］散寒解表・止咳止嘔

［解説］生姜としその葉はともに辛味があり、しかも温性の食材です。これを飲むと痰が出やすくなり、咳止め・吐き気止めなどの効用があります。また抗菌作用や消化吸収機能の改善効果も実証されているため、風寒型のカゼの諸症状が緩和されます。腹痛・吐き気・嘔吐など胃腸症状を伴うときも有効です。

2 葱豉湯（ねぎと味噌のスープ）

［材料］長ねぎの白い部分1本　味噌（または淡豆豉）適量　生姜10ｇ　番茶適量

［作り方］

①ねぎの白い部分をみじん切りにし、生姜をすりおろす。

②①を湯呑み茶碗に入れ、味噌（または淡豆豉）を加え、熱い番茶を注いでフーフーと吹きながら飲む。

［効能］散寒解表

［解説］熱いうちに飲むと、鼻づまりや鼻水が多いときによく効きます。

3 羊肉粥（羊肉の粥）

［材料］羊肉150ｇ　米（または餅米）150ｇ　生姜15ｇ　長ねぎの白い部分15ｇ　朝鮮人参10ｇ　塩少々

［作り方］

①朝鮮人参を1時間ほど煎じる。

②生姜をスライスし、羊肉を小さく切る。

③②を鍋に入れ、10分間ほど煮て、スープにする。

④①の煎じ汁と③に米を加えて粥を作る。
⑤ねぎをみじん切りにする。
⑥出来上がりぎわに、ねぎと塩を入れて混ぜ、熱いうちに食べる。

［効能］散寒解表・益気強壮

［解説］この粥は、平素から体の弱い人がカゼに罹ったときによい食べ物です。もともと体力がなく、手足が冷え気味で、血色のよくない人が風寒型のカゼになると、体力はいっそう衰え、寒がる症状と冷えの症状がますます強くなります。人参と羊肉は甘味で温性の滋養強壮の食材です。これらと粥を合わせると、胃腸もととのえるので、カゼの症状を改善すると同時に、体力と免疫力もアップします。羊肉の代わりに、牛肉でもよいです。

◆風寒型によい他の薬膳◆

■茴香粥（茴香の粥）――*44*
■防風粥（防風とねぎと生姜の粥）――*94*
■鯉魚生姜桂皮湯（鯉と生姜と桂皮のスープ）――*97*
■葱豉粥（ねぎと豆豉の粥）――*303*
■芫荽茶（香菜・薄荷・生姜のお茶）――*303*
■防風甘草茶（防風と甘草のお茶）――*303*

2. 風熱型のカゼ

1 葛根茶（くず湯）

［材料］くず粉20g　砂糖10g

［作り方］くず粉に砂糖を加え、熱湯を注いで練り、冷めてから食べる。

［効能］解肌退熱

［解説］風邪を治療する漢方エキス剤の中に葛根湯《かっこんとう》という有名な処方があることはよく知られていますが、その主成分がくず粉です。漢方的には、くずは辛味と甘味があり寒涼の性質をもっていて、カゼの発熱・口が乾く・頭痛・肩こり・筋肉痛などの諸症状を治します。風熱型のカゼにはくず粉を単独に使うとよいでしょう。

2 菊花茶葉粥（菊花茶の粥）

［材料］米50ｇ　菊花15ｇ　緑茶10ｇ

［作り方］

①白米をお粥に炊き、米が十分にやわらかくなったら、菊花と緑茶を加えて、とろ火で10分間ほど煮る。

②冷めた頃に食べる。

［効能］疏散風熱

［解説］風熱型のカゼをひくと、発熱し、喉が乾いて痛むなどの症状が出ます。そのようなとき、どうしても冷飲・冷食をしすぎるために、胃腸をこわすことが多いものです。また、薬の影響で胃腸の状態が悪くなることもありますが、そのようなときには、お粥で対応するのがよいのです。菊花と緑茶はともに苦寒の性味をもち、抗炎・抑菌・解熱作用があるので、喉の炎症・目の充血・頭痛などの症状によく効きます。

◆風熱型によい他の薬膳◆

■菊花葛根羹（菊花とくずのデザート）—*98*

■薄荷粥（ハッカ粥）—*278*

■葱豉豆腐湯（ねぎと豆腐のスープ）—*304*

3. 暑湿型のカゼ（夏カゼ）

1 清暑茶（藿香・佩蘭・薄荷のお茶）

［材料］藿香10ｇ　佩蘭10ｇ　薄荷10ｇ

［作り方］すべての材料を湯呑み茶碗に入れ、熱湯を注ぎ、ふたをして10分間ほど置いてから飲む。

［効能］清暑散邪・芳香化湿

［解説］これらの材料は、漢方薬として漢方薬局で購入できます。どれも暑気払いと湿を取り除く作用をもち、飲むと頭の症状、喉の症状が取れ、胃腸もすっきりします。

2 緑豆荷葉粥（緑豆とはすの葉の粥）

［材料］米50ｇ　緑豆25ｇ　はすの葉（荷葉）10ｇ
氷砂糖適量

［作り方］
①緑豆は洗って一晩水につけておく。
②はすの葉を200 ccの水につけ、強火で煮る。沸騰したらとろ火にして10分間煮て、かすを捨てて汁を取る。
③緑豆と白米に水を加え、やわらかくなるまで煮る。
④はすの葉汁と氷砂糖を粥の鍋に混ぜ、さらに3～5分間煮る。
［効能］清熱解暑・昇清利湿
［解説］緑豆とはすの葉は中華料理の素材を扱っているスーパーマーケットなどで入手できます。２つの材料は、ともに暑気払いの作用をもっているため、中国では夏の常用食として用いられています。

アレルギー性鼻炎

アレルギー性鼻炎の中医学的な考え方

アレルギー性鼻炎は、別名過敏性鼻炎ともいわれ、免疫系の過剰な反応によって起こります。突然発作的に鼻が痒くなったり、くしゃみが連続的に何回も出たり、水のような鼻水が多量に流れたり、あるいは逆に鼻がつまったりといった症状があります。

中医学では、「肺は鼻に開竅《かいきょう》する」といって、鼻には肺の働きが関係しています。さらに肺には外部から身体に悪影響を与える邪気から身体を守る働きがあり、これが弱ることにより、外邪が容易に体内に入ってしまい、なかなか外に追い出せないのです。

また、脾は、食物からエネルギーを吸収して、気を作る働きがあり、ここが弱ると、肺の働きの元である気を供給できなくなります。また、脾は免疫系の働きの調節にも働いているといわれています。

さらに腎は、肺の呼吸を助ける働きや、身体全体の原動力ともいえる元気の存在する場所で、腎の機能が弱ることによっても鼻炎が起こります。

アレルギー性鼻炎の代表的なものが、花粉症です。それまで何ともなかった人が突然発症したり、ひどい花粉症がいつの間にか治っていたり、本当の原因や詳しいことはわかってはいません。中医学では、体質と症状で2つに分類します。どちらのタイプでも余分な水分の摂取や体を冷やす食べ物を控えることが大切です。

アレルギー性鼻炎の中医学的分類

分類	メカニズム	症状の特徴
肺脾気虚証	鼻の働きを調整する肺の機能が低下。気の供給源となる脾の機能低下。水分の代謝機能の低下。外邪に対する抵抗力の低下。	鼻腔が腫れぼったくて痒い。くしゃみが何回も出る。鼻水が流れて止まらなかったり、塞がったりする。息切れ。食欲がなく体がだるい。声が小さい。顔色が白っぽく、つやがない。汗をかきやすい。舌質淡、有歯痕、舌苔薄白。脈細弱。
腎陽虚証	呼吸を助ける働きの低下。体全体の原動力の低下。	くしゃみが連続して何回も出る。水っぽい鼻水が止まらない。夜間のトイレの回数が多い。腰が重だるい。寒がり。舌質淡胖。脈沈細弱。

アレルギー性鼻炎の食治原則

分類	食治原則	よく使われる食材・薬材
肺脾気虚証	肺や脾の機能を高める（補肺・補脾）食物をとる。気を増やす働きのある食品（補気）をとる。	扁豆（ふじ豆）、しいたけ、なつめ、白朮、黄耆、防風、山薬（やまいも）、甘草、党参
腎陽虚証	体を温める作用を高める（補陽）食物や、腎の機能を高める（補腎）食物をとる。	ねぎ、生姜、くるみ、雀肉、豚腎（豚マメ）、羊肉

アレルギー性鼻炎のための薬膳

1. 肺脾気虚証のアレルギー性鼻炎

1 黄耆粥 (黄耆の粥)

[材料] 黄耆30ｇ 米30ｇ

[作り方]

①黄耆は水を加え、2回煎じて煎じ汁を作る。

②煎じ汁に米を入れ粥を煮る。

[効能] 補気昇陽

[解説] 黄耆は肺と脾の気の不足を補う作用があります。気、とくに衛気が不足すると、外邪が侵入しやすくなりますので、これを補うことによって皮膚や粘膜の抵抗力を高めます。また、米は脾胃の働きをよくします。

2 山薬泥 (山薬となつめのマッシュ)

[材料] 山薬150ｇ なつめ10個

[作り方]

①なつめは種を取り除き、山薬は小さく砕く。

②①を皿に入れ、30ccの水を加え、蒸す。

③山薬がやわらかくなったら、うらごしして、好みで砂糖を加える。

[効能] 益気養陰・補脾肺腎

[解説] 山薬は脾と肺を補う作用をもち、脾の気を助けるなつめとともに食べることで身体の抵抗力を高め、鼻炎をおさえます。

◆肺脾気虚証によい他の薬膳◆

■人参黒芝麻飲 (朝鮮人参と黒ごまの飲み物) ―― 73

■黄耆蘇麻粥 (黄耆・しその実・麻の実の粥) ―― 73

■参耆鶏糸冬瓜湯 (党参黄耆入り鶏ささ身ととうがんのスープ) ―― 92

■茯苓粥 (茯苓の粥) ―― 93

■白果大棗粥 (ぎんなんとなつめの粥) ―― 132

■黄耆煮山薬茶 (黄耆と山薬のお茶) ―― 166

■複方黄耆粥 (黄耆とはと麦の粥) ―― 195

■山薬茯苓丸子 (やまいもと茯苓の団子) ―― 298

■茯苓大棗山薬粥（茯苓・なつめ・山薬の粥）―311
（風邪をひきやすい）体質の人にピッタリです。

2. 腎陽虚証のアレルギー性鼻炎

1 麻雀肉（雀の煮込み）

[材料] 雀2羽　長ねぎ　生姜　茴香　塩　醤油
[作り方]
①雀は毛を取り、内臓を取り出してきれいに洗い、塩をすり込む。
②長ねぎと生姜をみじん切りにする。
③長ねぎ・生姜・茴香を適量ずつ腹中につめ込む。
④鍋に入れ、肉が隠れるくらいのたっぷりの水を加えて、やわらかくなるまで煮込む。
⑤塩と醤油で好みの味にととのえる。
[効能] 壮陽益腎・散寒
[解説] 雀肉には、腎陽を補い、体を温める作用があります。また、生姜・茴香・ねぎなどの薬味には、どれも寒邪を散らし体を守る働きがあります。寒がりで足腰に力が入りにくく風寒の邪に侵されやすい（風邪をひきやすい）体質の人にピッタリです。

2 生姜胡桃茶（生姜とくるみのお茶）

[材料] 生姜の薄切り3枚　くるみ10 g
[作り方]
①カップ1～3杯の水を入れた鍋にくるみを入れて沸騰させた後、弱火で20～30分煮る。
②生姜を入れてさらに5分煮て、お茶代わりに飲む。
[効能] 補腎散寒
[解説] くるみは温性の食べ物で、腎精（腎のエネルギー）を補います。これに散寒祛邪の生姜を加えることにより、腎の虚を補い、祛寒して体を調えます。

◆腎陽虚証によい他の薬膳◆
■肉桂粥（肉桂と黒砂糖の粥）―13
■乾姜羊肉湯（乾姜と羊肉のスープ）―41
■杜核猪腰（くるみと杜仲と豚腎の煮込み）―42
■蓯蓉羊腰（肉蓯蓉と羊の腎臓の煮込み）―74
■栗糊（くりのペースト）―87

■羊肉黒豆湯（羊肉と黒豆のスープ）――101
■韮菜杜仲苡米粥（にらと杜仲のはと麦粥）――102
■胡桃蜜飲（くるみのはちみつシロップ）――132
■羊肉炒咖喱（ラム肉のカレー焼き）――137
■枸杞杜仲茶（枸杞と杜仲のお茶）――159
■羊肉羹（羊肉とだいこんのスープ）――209
■栗杜仲粥（栗と杜仲の粥）――230
■胡桃仁紅糖飲（くるみと黒砂糖の飲み物）――231
■杜仲燉羊肉（羊肉の杜仲煮）――234
■胡桃粥（くるみ粥）――254
■枸杞羊腎粥（羊腎と枸杞の粥）――254
■巴戟羊肉粥（巴戟天と羊肉の粥）――257
■韮菜炒羊肝（にらと羊レバーの炒め物）――282
■杜核炒猪腰（杜仲とくるみと豚腎の炒め物）――282
■竜馬童子鶏（海馬とひな鶏の蒸し物）――291

◉ 豆知識

アレルギー性鼻炎や風邪をひきやすい人は、予防的な意味も含めて、うがいと同時に鼻腔の洗浄を行いましょう。

鼻洗浄液としては、水でもかまいませんが、うすめの食塩水や番茶などを使うのも効果的です。

これらの液体を洗面器などに入れ、鼻から吸い込んで、口から出します。これを5〜6回ほど繰り返し、1日3回朝・昼・晩、やってみましょう。使用する液はあまり冷たすぎず、熱すぎず、人肌程度の温度にすると、刺激もなく大変気持ちのよいものです。目が充血したり、痒みがあるときもお猪口などを利用して液を入れ、両目を浸して、その中でまばたきを10回くらいやってみましょう。

喘息

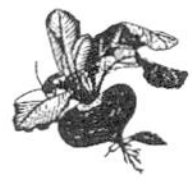

喘息の中医学的な考え方

喘息は、哮喘とも呼ばれます。原因や病気に至るメカニズム、症状の違いによっていろいろな分類がされますが、その根本的な病因は水分の代謝産物である「痰」です。この痰が肺に潜み、気候の変化や飲食、精神的ストレスなどに誘発されて呼吸困難などの症状を起こすと考えられています。

「肺は水の上源」「肺は水のめぐりを主る」「肺は貯痰の器」などといわれ、水分代謝には大きくかかわっています。水の代謝には、ほかにも脾と腎が大きくかかわっています。これらの臓器の機能低下によって痰が肺にたまり、症状が誘発されます。

呼吸に直接かかわる臓器は、呼気を主に調節する肺と吸気（納気）を主に調節する腎があります。これらの臓器の機能低下によっても症状が起こります。

喘息は、寒邪や生もの・冷たいものの多食による寒証の喘息、熱邪や甘いもの・味の濃いものの食べすぎによる痰の熱化による熱証の喘息、肺や腎の機能低下による虚証の喘息に大別されます。

喘息の薬膳

1. 寒証の喘息

1　豆漿紫蘇粥（豆乳としその粥）

［材料］豆乳200cc　米50g　しそ10g　砂糖

［作り方］

①米に豆乳と水を加えて粥を炊く。

②きざんだしそを加えて、さらに2分ほど煮る。好みで砂糖を加える。

［効能］疏表平喘・辛温解表

［解説］豆乳は甘・平性で、体の虚を補うとともに肺

喘息の中医学的分類

分類	メカニズム	症状の特徴
寒証	肺内の痰が、風寒の邪、生冷の飲食過多によって誘発されて症状が起こる。	呼吸困難、苦しくて平らに寝ることができない。痰は白く、量が多い。胸が詰まった感じがする。顔色は暗く青みがかっている。頭痛、寒気、発熱がある。舌質淡、舌苔白。脈浮緊。
熱証	肺内の痰が、風熱や暑熱の邪、甘いものや味の濃いものの飲食過多により熱化して起こる。寒証から熱化して起こる場合もある。	呼吸困難、頭痛、発熱、汗をかく。痰の色は黄色で粘りがあり、なかなか排出できない。胸苦しく、顔色が赤い。口が渇き水を飲みたがる。舌質紅、舌苔黄膩。脈滑数。
虚証	肺、腎の機能低下によって、呼吸の調節ができず、さらに水分代謝の調節が乱れ、痰が貯留して症状が起こる。脾の機能低下も関与する。	呼吸が苦しい。汗が漏れやすい。声に力がない。体に力が入らない。力のない咳。呼気より吸気が困難。活動したり疲れると症状が重くなる。足腰がだるい。舌質淡。脈沈細無力。

喘息の食治原則

分類	食治原則	よく使われる食材・薬材
寒証	寒邪を散じ、肺の発散機能を高め（散寒宣肺）、痰を排出させ、喘息をおさめる作用（豁痰平喘）のある食材を選ぶ。	かぼちゃ、ぎんなん、紫蘇葉、蘇子（しその種）、杏仁
熱証	熱邪を散じ、肺の発散機能を高め（清熱宣肺）、痰を切り、咳・喘息を止める作用（化痰降逆）のある食材を選ぶ。	だいこん、すいか、へちま、ザボン、なし、ぎんなん、黒くわい、ドクダミ、びわの葉、薄荷、桔梗、炙桑白皮（桑の根皮を炙ったもの）、くらげ
虚証	肺や腎の機能を高め、喘息をおさめる作用（補肺平喘、補腎納気平喘）のある食材を選ぶ。	もも、くるみ、落花生、冬虫夏草、蛤蚧（オオヤモリ）、海馬（タツノオトシゴ）、補骨脂

を潤して、痰を切れやすくする作用があります。これに辛温解表と理気平喘作用のあるしそを加えることによって治療効果を高めます。

2 杏仁豆腐湯（杏仁と豆腐のスープ）

［材料］豆腐100g　杏仁5g　茯苓5g　生姜5g
長ねぎ5cm　醤油大さじ1　塩、胡椒適量

［作り方］
①豆腐は3cmくらいのさいの目に切る。
②長ねぎは小口切りにする。
③3薬はガーゼの袋に入れて口を閉じる。
④鍋に豆腐と薬袋、3カップの水を加え、約1時間煮込み、薬袋を取り出す。
⑤調味料で味をととのえる。

［効能］解表散寒・祛痰平喘

◆寒証によい他の薬膳◆

■姜糖蘇葉茶（しそ入り生姜湯）——120

2. 熱証の喘息

1 魚腥草糸瓜湯（ドクダミとへちまのスープ）

［材料］ドクダミ（十薬）5g　へちまの幼果50g

［作り方］
①へちまは皮と種を取って、薄く切る。
②ドクダミはガーゼの袋に入れて口を閉じる。
③へちまと薬袋を鍋に入れ、適量の水を加えて約30分間煮る。

［効能］清熱・化痰・平喘

［解説］ドクダミは肺の熱を取り去るとともに解毒と利水の作用があります。へちまは清熱化痰・利小便に働き、痰熱による喘息を鎮めます。

2 涼拌三鮮（たけのこ・黒くわい・くらげのあえ物）

［材料］たけのこの水煮30g　黒くわい（水煮缶詰）5個　くらげ50g　塩　ごま油

［作り方］

①たけのこは薄い短冊に、黒くわいは４つに切る。
②くらげは塩出しして３㎝くらいに切る。
③①と②の材料をさっとゆで、ざるにあげて水を切る。
④塩とごま油をふりかけてあえる。
［効能］清熱化痰・順気止喘

◆熱証によい他の薬膳◆

■蘿蔔飲（だいこんの飲み物）――*49*
■三汁飲（なし・れんこん・黒くわいのジュース）――*66*
■茼蒿炒蘿蔔（しゅんぎくとだいこんの炒め物）――*91*
■燉二瓜（とうがんとへちまの味噌煮）――*150*
■蘿蔔粥（だいこんとにんじんの粥）――*188*
■笋菇肉絲（たけのこ・しいたけ・豚肉の細切り炒め）――*188*

3．虚証の喘息

1 胡桃蜜飲（くるみのはちみつシロップ）

［材料］くるみ150ｇ　はちみつ250ｇ
［作り方］
①くるみはすり鉢で細かくすりつぶす。
②はちみつは湯煎にかけてやわらかくしておく。
③ビンにくるみを入れ、はちみつを流し込んでよく混ぜ合わせる。
④大さじ１を湯で溶いて１日２回飲む。
［効能］温腎納気・潤肺平喘

2 白果大棗粥（ぎんなんとなつめの粥）

［材料］ぎんなん８個　なつめ10個　もち米50ｇ
［作り方］
①ぎんなんは殻と薄皮をむく。
②すべての材料に適量の水を加えて粥を炊く。
［効能］斂肺止咳・補中益気・和胃
［解説］喘息発作のないときに、１日２回主食として継続して食べます。とくに、子どもやお年寄りの喘息におすすめです。

◆虚証によい他の薬膳◆

■杜核猪腰（くるみと杜仲と豚腎の煮込み）――42
■生姜胡桃茶（生姜とくるみのお茶）――127
■白果蒸鴨（ぎんなんと合鴨肉の蒸し物）――190
■枇杷胡桃膏（びわとくるみのシロップ）――191
■虫草茸烏鶏湯（冬虫夏草・きのこ・烏骨鶏のスープ）――222
■胡桃仁紅糖飲（くるみと黒砂糖の飲み物）――231
■冬虫夏草鴨（あひるの冬虫夏草蒸し）――255
■杜核炒猪腰（杜仲とくるみと豚腎の炒め物）――282

貧血

貧血の中医学的な考え方

貧血は中医学では、「血虚」「虚労」「萎黄」などの分類に属します。顔色が悪い・唇や爪の色が薄い・めまい・動悸・疲れやすい・不眠・手足の麻痺などが主要な症状です。身体の栄養分である「血」が不足している状態です。

貧血の原因としては、長期の慢性的な出血のほかに、血を生む機能の低下があげられます。血や気を作るのは脾の働きによります。このことから脾は「気血生化の源」とも呼ばれます。飲食の不摂生や過度の疲労などによって、この脾の働きが弱ると気や血が作られず、貧血の状態になるのです。

血の不足が続くと、肝や腎の機能が損なわれます。また、血は本来身体を冷やしたり潤したりする陰の作用をもっていますが、血の長期の不足は、逆に体を温める陽の働きをも損ないます。

貧血の中医学的分類

分類	メカニズム	共通症状	症状の特徴
脾虚証	気血を作る脾の機能が低下。	顔色につやがなく、土気色。唇の色が薄い。めまい、動悸。疲れや月経が遅れがち。または閉経。	食欲がない。動悸、不眠、めまい、手足の麻痺。月経が遅れがち。舌質淡。脈沈無力。
肝腎不足証	血の不足が精の不足につながり（精血同源）肝腎の機能が低下。		耳鳴り、健忘、多夢。爪につやがない。身体に痺れや虫がはうような感覚がある。あるいは足腰が重だるく、手足がほてる。舌質淡。脈細。
脾腎陽虚証	陰血不足が陽気を損ない、さらに気血不足が進む。		寒がり、手足が冷える。足腰が重だるい。息切れ。腹が脹る。軟便または下痢。汗が出やすい。舌質淡胖。脈沈細。

貧血の食治原則

分類	食治原則		よく使われる食材・薬材
脾虚証	＊肉類、とくに内臓や骨など「血肉有情の品」をとる。 ＊血虚には多く気虚を伴うため補気の食物もとる。	脾の機能を高め、気や血を増やす作用のある（健脾養血）食材を選ぶ。脂っこいもの、寒涼のものを避ける。	ほうれんそう、にんじん、ライチ、なつめ、竜眼、松の実、きくらげ、豚肉、羊肉、牛肝、羊肝、すっぽん、なまこ、いか
肝腎不足証		養血の作用のある食材と肝腎の機能を高める作用のある食材を選ぶ。辛温熱のものを避ける。	金針菜、栗、何首烏、桑寄生、枸杞子、枸杞葉、杜仲、桑の実、豚肝、豚腎、うずら、鶏肉、鹿肉、烏骨鶏、いか、すっぽん
脾腎陽虚証		脾腎陽を補う食材を選ぶ。甘温熱のものを多く食し、寒涼の食材は避ける。	にら、くるみ、黒ごま、羊肉、羊腎、豚腎、うなぎ、えび、にら、なまこ

貧血のための薬膳

1. 脾虚証の貧血

1 粳米大棗紅糖粥（なつめと黒砂糖の粥）

［材料］米50g　なつめ10個　黒砂糖10g

［作り方］
①米に5カップの水を加えて火にかける。
②沸騰したらなつめを加えて粥になるまで炊く。
③黒砂糖を加えて味をととのえる。

［効能］健脾開胃・補血温中

2 参耆烏鶏（朝鮮人参・黄耆・烏骨鶏の煮物）

［材料］烏骨鶏1羽（鶏でも可）　朝鮮人参5g　黄耆15g　肉豆蔲5g

［作り方］
①烏骨鶏は内臓を出してよく洗う（肝臓と心臓は残す）。
②黄耆・肉豆蔲はガーゼの袋に入れて口を閉じる。

③烏骨鶏・人参と②の袋を鍋に入れ、600ccの水を加えて火にかける。
④鶏に火が通ったら、塩で味つけをする。
[効能] 温補脾胃・益気養血

◆脾虚証によい他の薬膳◆

■阿膠棗（なつめの阿膠煮）―16
■竜眼洋参飲（竜眼肉とにんじんの飲み物）―25
■茘枝紅棗湯（ライチとなつめの飲み物）―25
■山薬薏苡仁粥（山薬とはと麦の粥）―26
■大棗粥（なつめ粥）―33
■木耳紅棗羹（きくらげとなつめのシロップ）―43
■竜眼蓮子羹（竜眼とはすの実のデザート）―51
■竜眼洋参飲（竜眼肉と西洋参のシロップ）―59
■猪心炒百合（豚の心臓と百合根の炒め物）―59
■帰耆燉鶏（鶏肉の黄耆当帰煮）―102
■枸杞大棗醤（枸杞子となつめのジャム）―103
■粳米大棗紅糖粥（なつめと黒砂糖の粥）―135
■参耆烏鶏（朝鮮人参・黄耆・烏骨鶏の煮物）―135
■首烏大棗湯（何首烏となつめの卵スープ）―179
■大棗豇豆湯（なつめとささげの飲み物）―207
■金針猪湯（金針菜と豚肉のスープ）―268
■茯苓大棗山薬粥（茯苓・なつめ・山薬の粥）―311

2. 肝腎不足証の貧血

1 小米紅棗飴糖粥（あわとなつめの水飴粥）

[材料] あわ50g　なつめ8個　水飴大さじ2
[作り方]
①あわは研いで1時間ほど水につけた後、4カップの水を加えて煮る。
②あわがやわらかくなったら、なつめと水飴を加えてさらに10分煮る。
[効能] 益腎養肝・生血養血

2 牛筋煮杜仲湯（牛すじ肉と杜仲のスープ）

[材料] 牛すじ肉100g　続断9g　杜仲9g　鶏血藤30g　塩

[作り方]

①すじ肉はさっとゆでて別鍋に入れ、水を加えて約1時間煮る。

②薬材はガーゼの袋に詰めて口を閉じる。

③②を鍋に入れて肉がやわらかくなるまでさらに煮て最後に塩で味をととのえる。

[効能]　益肝利腎・強筋健骨

◆肝腎不足証によい他の薬膳◆

■当帰牛尾巴湯（当帰と牛テールのスープ）―16
■銀耳杜仲湯（きくらげと杜仲のデザート）―35
■烏賊干貝湯（いかと貝柱のスープ）―35
■首烏蒸母鶏（何首烏風味蒸し鶏）―76
■首烏大棗湯（何首烏となつめの卵スープ）―179
■銀耳枸杞鶏肝湯（白きくらげ・枸杞子・鶏レバーのスープ）―216
■清蒸杞甲魚（枸杞とすっぽんの蒸し物）―252
■金針猪湯（金針菜と豚肉のスープ）―268
■杞菊炸鶏肝（鶏レバーの杞菊揚げ）―277
■黒豆何首烏飲（黒豆と何首烏の飲み物）―278
■韮菜炒羊肝（にらと羊レバーの炒め物）―282

3. 脾腎陽虚証の貧血

1　羊肉炒咖喱（ラム肉のカレー焼き）

[材料]　ラムチャップ用の骨付きラム肉8本　生姜1片　カレー粉大さじ1　塩　胡椒

[作り方]

①ラム肉は塩胡椒をして表面にカレー粉をまぶす。

②生姜はみじん切りにする。

③フライパンにサラダ油大さじ1を熱し、生姜を炒める。生姜がキツネ色になったら、①をフライパンに並べて両面を焼く。

[効能]　益気補陽・温中

[解説]　羊の肉には体を温め、脾や腎の陽を補う作用があります。カレー粉には体を温める作用のある香辛料が多く含まれているので、羊肉の作用を助けるとともに、肉の臭みを消して食べやすくします。

2 蝦米粥（干えび粥）

［材料］干えび大さじ2　米50g

［作り方］

①干えびは水で戻し、戻し汁とともに鍋に入れる。

②米とカップ4の水を加え、粥を炊く。

［効能］補脾・補腎・壮陽

◆脾腎陽虚証によい他の薬膳◆

■韮菜炒蝦仁（えびとにらのにんにく炒め）――13

■当帰羊肉羹（当帰と羊肉のスープ）――34

■蝦仁韮菜餃子（えびとにらの餃子）――37

■乾姜羊肉湯（乾姜と羊肉のスープ）――41

■杜核猪腰（くるみと杜仲と豚腎の煮込み）――42

■当帰焼羊肉（羊肉の当帰煮）――43

■蓯蓉羊腰（肉蓯蓉と羊の腎臓の煮込み）――74

■胡桃蝦仁（えびのくるみあえ）――75

■茘枝粥（ライチ粥）――87

■栗糊（くりのペースト）――87

■黄参糖醋鯉魚（鯉の黄耆党参あんかけ）――100

■鶏肉黄耆湯（鶏肉と黄耆のスープ）――100

■羊肉黒豆湯（羊肉と黒豆のスープ）――101

■韮菜杜仲苡米粥（にらと杜仲のはと麦粥）――102

■麻雀肉（雀の煮込み）――127

■生姜胡桃茶（生姜とくるみのお茶）――127

■枸杞杜仲茶（枸杞と杜仲のお茶）――159

■枸杞肉絲（枸杞と豚肉の細切り炒め）――159

■人参鶏湯（鶏の人参スープ）――200

■羊肉羹（羊肉とだいこんのスープ）――209

■茘核大米粥（茘枝核・山薬・はすの実の粥）――209

■栗杜仲粥（栗と杜仲の粥）――230

■胡桃仁紅糖飲（くるみと黒砂糖の飲み物）――231

■杜仲燉羊肉（羊肉の杜仲煮）――234

■胡桃粥（くるみ粥）――254

■枸杞羊腎粥（羊腎と枸杞の粥）――254

■巴戟羊肉粥（巴戟天と羊肉の粥）――257

■拌蝦仁韮菜（えびとにらのくるみあえ）――260

■韮菜炒羊肝（にらと羊レバーの炒め物）――282

■杜核炒猪腰（杜仲とくるみと豚腎の炒め物）――282

■清炒蝦仁（川えびの炒め物）――291

■竜馬童子鶏（海馬とひな鶏の蒸し物）――291

高血圧

高血圧の中医学的な考え方

高血圧とは、血液が血管に与える圧力が高すぎる状態のことです。99年のWHOの基準では、収縮期血圧が140㎜Hg以上、拡張期血圧が90㎜Hg以上ある場合を高血圧としています。

症状としては、頭痛・めまい・耳鳴り・肩こり・動悸・息切れ・体がだるい・視力が落ちる・手足の痺れ・顔がほてる、などがあります。高血圧が長く続くと、いろいろな臓器の血液循環に障害を起こし、狭心症・心筋梗塞・心不全・脳卒中・腎不全などを引き起こします。

さて、昔は当然、血圧計などありませんから中医学の古典にも「高血圧」の記載はありません。しかし、その症状から「めまい」や「頭痛」の記載の中に現在の高血圧に該当する記述をみることができます。

原因としては、ストレスにより気がスムーズに流れず、鬱々と熱のエネルギーが頭部に昇って起きる場合や、セックスの不節制、過労により身体を冷やす作用の腎陰が不足して相対的に熱が強くなって起こる場合などがあります。

また、甘いもの・油っこいもの・飲酒など飲食の不摂生で、消化にかかわる脾の機能が損なわれ、脾のもうひとつの水分の代謝の調節機能も損なわれて、代謝産物がたまり身体の上下の流れが滞ることによっても高血圧が起きます。

また高血圧も長期に続くと、陰の不足に引き続き陽までも不足する状況も現れます。

高血圧の中医学的分類

分類	メカニズム	共通症状	症状の特徴
肝陽上亢証	ストレスや感情の乱れにより肝の気の調節機能が乱れ、肝陰が不足し肝陽が亢進して上部に昇り症状が起こる。	めまい、耳鳴り	脹ったような頭痛、目の痛み。顔色が赤く、目が充血しやすい。イライラしやすい。不眠。怒りにより症状が増強。舌質紅苔黄。脈弦または数。
腎精不足証	先天的に腎精が不足していたり、老化やセックス過多により腎精が不足して脳髄を充たすことができずに症状が起こる。		不眠、多夢。足腰の重だるさ。舌質淡紅。脈沈細または細弱。
痰濁証	飲食不摂生、過労により脾の運化機能が低下し痰湿が生じる。痰湿が清陽の上昇と濁陰の降下を滞らせ症状が起こる。		頭が重くぼんやりしている。胸苦しさ、吐き気、食欲不振、手足や身体の重だるさ。舌胖大、舌苔厚膩。脈濡滑。

高血圧の食治原則

分類	食治原則	よく使われる食材・薬材
肝陽上亢証	亢進して熱をもった肝を抑え、肝陰を補い熱を清める作用のある食材を選ぶ。 辛温熱性の食材は避ける。	ぶどう、セロリ、トマト、緑茶、桑の葉、桑の実、菊花、薄荷、珍珠粉、牡蛎の殻、決明子（エビスグサの種子）、石決明（あわびの殻）
腎精不足証	腎精を補い脳の機能を高める作用のある食材を選ぶ。	山薬、枸杞子、枸杞葉、菟絲子、五味子、熟地、牛骨髄、豚腎、羊腎
痰濁証	痰を除き、水分代謝の調節機能を高める作用のある食材を選ぶ。 冷たい飲料の多飲、甘いもの、脂っこいものの多食は避ける。	はと麦、きゅうり、すいかの皮、とうがんの皮、だいこん、しゅんぎく、こんぶ、白きくらげ、菊花、桃花、桑の葉、はすの葉

高血圧のための薬膳

1．肝陽上亢証の高血圧

1　鮮芹菜汁（セリのしぼり汁）

[材料] セリ250ｇ

[作り方]

①たっぷりの水を沸騰させ、セリを約2分ゆでて水にさらす。

②①をきざんで布に包んで汁をしぼる。毎日2回、盃に1杯ずつ飲む。

[効能] 清熱理気・開鬱

2　玉夏緑豆羹（南蛮毛・夏枯草・緑豆のデザート）

[材料] 南蛮毛（とうもろこしの毛）30ｇ　夏枯草30ｇ　緑豆60ｇ　砂糖適量

[作り方]

①緑豆は一晩水につけておく。

②南蛮毛と夏枯草を煎じて汁を取り、緑豆を加えて煮る。

③緑豆がやわらかく煮えたら、砂糖を加えて味をととのえる。

[効能] 清肝熱・開鬱降圧・利水

◆肝陽上亢証によい他の薬膳◆

■菊花烏龍茶（菊花入りウーロン茶）――30
■夏枯草燉猪肉（豚肉の夏枯草煮）――33
■銀耳杜仲湯（きくらげと杜仲のデザート）――35
■烏賊干貝湯（いかと貝柱のスープ）――35
■菊花茶（菊花のお茶）――49
■決明子粥（決明子の粥）――49
■芹菜炒墨魚（いかとセロリの炒め物）――156
■番茄木耳炒鶏蛋（トマトときくらげの卵炒め）――156
■西紅子炒鶏蛋（トマトと卵の炒め物）――174
■女貞子枸杞湯（女貞子枸杞スープ）――175

2. 腎精不足証の高血圧

1 桑寄生茶（ソウキセイ茶）

［材料］桑寄生30 g

［作り方］桑寄生に5カップの水を加えて煎じ、煎じ汁に好みで砂糖を加えて飲む。

［効能］補肝腎・強筋骨

［解説］続断・阿膠を加えてもよい。

2 芝麻煮鶏蛋湯（ごまと卵のスープ）

［材料］黒ごま大さじ3　米大さじ1　卵1個　スープ3カップ　塩　胡椒

［作り方］

①米は洗って水につけておく。

②黒ごまはから炒りする。

③ごまと米をすり鉢に入れてすりつぶし、鍋に入れてスープを加えて煮る。

④卵を割りほぐし、煮立ったスープに流し入れてかきまぜる。

⑤塩と胡椒で味をととのえる。

［効能］補肝益腎・養血益気

◆腎精不足証によい他の薬膳◆

■杞豆湯（枸杞子と黒豆の煮物）―36

■蝦仁韮菜餃子（えびとにらの餃子）―37

■枸杞杜仲茶（枸杞と杜仲のお茶）―159

■枸杞肉絲（枸杞と豚肉の細切り炒め）―159

■一品山薬餅（やまいもの蒸しパン）―165

■枸杞鶏蛋餅（枸杞入り卵焼き）―165

■枸杞燉兎肉（兎肉と枸杞子の煮物）―166

■芝麻山薬飯（黒ごま入り麦とろ飯）―229

■杜仲猪腎（杜仲と豚腎の煮物）―248

■枸杞黒豆（黒豆の枸杞煮）―249

■芝麻鶏（鶏のごま味噌あえ）―287

■仙人粥（製何首烏の粥）―287

3. 痰濁証の高血圧

1 緑豆海帯湯（緑豆とこんぶの飲み物）

［材料］緑豆60ｇ　こんぶ50ｇ　氷砂糖30ｇ

［作り方］

①緑豆は一晩水につけておく。

②こんぶは水につけてもどし、せん切りにする。

③鍋に緑豆と水5カップを入れて強火で5分煮立てる。

④こんぶを加え、弱火にして緑豆が煮えたら氷砂糖を加える。

［効能］利湿降圧

2 鯉魚蒸荷葉（鯉のはすの葉包み）

［材料］鯉（30㎝くらいのもの）1尾　はすの葉4枚　生姜1片　塩

［作り方］

①鯉は鱗や内臓を取り除き、3枚におろす。

②生姜はせん切りにする。

③鯉を一口大にし、塩を振りかけ、生姜と共に4枚の葉に包む。

④蒸し器に並べ、約20分蒸す。

［効能］利水消腫

◆痰濁証によい他の薬膳◆

■鮭魚燉豆腐（さけと豆腐のスープ煮）──20
■粟豆粥（雑穀と豆の粥）──20
■小豆冬瓜粥（あずきととうがんの粥）──27
■天麻橘皮茶（天麻とみかんのお茶）──38
■緑豆蒸蓮葉包（緑豆入り蓮葉包みのちまき）──38
■冬瓜粥（とうがん粥）──97
■薏苡仁緑豆粥（はと麦と緑豆の粥）──105
■清炒緑豆芽（緑豆もやしの炒め物）──107
■粟粥（あわ粥）──108
■西瓜飲（すいかのジュース）──114
■緑豆荷葉粥（緑豆とはすの葉の粥）──122
■薏苡仁昆布粥（はと麦とこんぶの粥）──150
■燉二瓜（とうがんとへちまの味噌煮）──150
■苡米豆芽湯（はと麦ともやしのスープ）──153

心痛（心筋梗塞・狭心症）

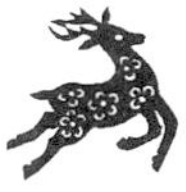

心痛の中医学的な考え方

西洋医学における心筋梗塞や狭心症は、中医学においては心痛あるいは胸痹と分類されてきた疾患に相当します。胸部の締めつけられるような痛みと圧迫感、背中、左腕への放散する痛みが主な症状です。

年齢による臓腑の働きの低下、飲食の不摂生、精神的ストレス、過労や運動不足などが気血の流れを滞らせ、加えて油っぽいもの・甘いもの・辛いものの摂りすぎ、酒・煙草の摂りすぎなどが、痰湿という水分や脂肪の代謝産物を生み、血流を阻滞させることによって心痛が起きると考えられています。

血の流れは、心の働きによって調整されています。また血の流れの原動力になるのは気の推動作用（ポンプ作用）によります。ですから気のポンプ作用、とくに心気が不足することによって血流は悪くなります。

また、体の水分であり冷ます作用の陰液が不足しても、心がオーバーヒート気味になり血流調節機能が弱り流れが悪くなります。寒さによっても血管が収縮して血流が阻害されます。さらに脂肪の代謝物（痰湿）が体内にたまることによっても血液の質自体が流れにくいものになります。

心痛の薬膳

1．心気虚証の心痛

1　黄耆燉鶏（黄耆と鶏の煮込み）

［材料］鶏1羽　黄耆20g　塩

［作り方］

①鶏は手羽、モモ、胸など部分ごとに切り分ける。
②黄耆はきざんでガーゼの袋に入れて口を閉じる。
③鶏と黄耆を鍋に入れて鶏がかぶるくらいの水を入

心痛の中医学的分類

分類	メカニズム	症状の特徴
心気虚証	心血を推し動かす力である心気が不足することによって血流が悪くなり症状が起こる。	心痛は時々起こり、シクシクとして、時によって軽かったり重かったりする。胸苦しさ、動悸、息切れ、汗が漏れやすい、倦怠感、これらの症状は活動後に強くなる。顔色は白く、舌質淡。脈細あるいは虚無力あるいは結代。
心陰虚証	陰液が不足することによって、相対的に体が熱をもち血流の調節機能が低下することで起こる。	心痛は灼熱痛で、時々起こる。イライラ、不眠、めまい、頭痛、口が渇く。舌質紅少津、舌苔少あるいは無あるいは剥落。脈細弦あるいは細数あるいは結代。
寒凝気滞証	もともと体を温める陽の作用が弱く、寒冷の気候によって気の動きが滞り、さらに血流も阻害して症状が起こる。	心痛は脹った痛みで、ときに軽く、ときに重い。ひどいと痛みが背中や左腕に放散する。汗が漏れやすい。寒がり、四肢が冷える。舌淡潤あるいは胖大、有歯痕。脈沈遅あるいは結代。
痰濁証	水分（脂肪）の代謝産物である痰濁が気の流れや血の流れを阻害して起こる。	心痛、咳があり痰が多い。息切れ、ゼーゼーと呼吸がしにくい。ひどいと背中が痛み、平らに寝ることができない。舌苔白潤膩。脈滑。
心血瘀阻証	流れの滞った血分（瘀血）がすでに心内に存在する状態。	心痛は激烈で、キリで刺すような痛み、痛む部分はいつも同じところで、突然発作が起こり冷や汗が出る。舌質青紫あるいは暗紫あるいは有瘀斑。脈沈細あるいは澀あるいは結代。

心痛の食治原則

分類	食治原則	よく使われる食材・薬材
心気虚証	気を補い、心の機能を高める作用のある食材を選ぶ。	しいたけ、なつめ、西洋参、朝鮮人参、党参、黄耆
心陰虚証	陰を補い、心の機能を高める作用のある食材を選ぶ。	小麦、黒ごま、白きくらげ、百合根、西洋参、はすの実、麦冬、熟地、桑の実、鴨肉
寒凝気滞証	体を温め気や血の流れをよくする作用（温中理気活血）のある食材を選ぶ。	もも、くり、長ねぎ、にら、たまねぎ、にんにく、からしな、香菜、生姜、唐辛子、山楂子、松の実、羊肉、鹿肉、鶏肉
痰濁証	痰濁を除く作用（化痰利湿）のある食材を選ぶ。	はと麦、なし、とうがん、とうがんの種、へちま、黒くわい、たけのこ、からしな、はすの葉、こんぶ、桔梗、山楂子
心血瘀阻証	血の流れをよくする作用（活血）のある食材を選ぶ。	なす、あぶらな、くわい、桃仁、山楂子、丹参、紅花、田七人参、玫瑰花、酒、酢

＊心痛がある場合、心血瘀阻証とはいえなくとも、多かれ少なかれ瘀血の兆候があることが多いので、血の流れをよくする活血作用のある食材をとるようにするとよい。ただし、心気不足証・心陰虚証の場合は、活血の食材は控えめにした方がよい。無理に血を流そうとするよりも、流そうとする力自体をととのえるようにする。

れ、あくをすくいながら、1時間半ほど煮込む。
④薬袋を取り出し、塩で味をととのえる。
[効能] 益気・固表止汗

2 人参泥鰍湯（朝鮮人参とどじょうのスープ）

[材料] どじょう100ｇ 朝鮮人参5ｇ ごま油小さじ1 生姜2片 長ねぎ 塩
[作り方]
①鍋に4カップの水と人参を入れて煮立て、どじょうと生姜を加えてふたをする。
②弱火にして約20分煮る。
③長ねぎは細かく切る。
④塩で味をととのえ、ごま油と長ねぎをかける。
[効能] 益気助陽・健脾

◆心気虚証によい他の薬膳◆

■竜眼洋参飲（竜眼肉とにんじんの飲み物）―25
■茘枝紅棗湯（ライチとなつめの飲み物）―25
■大棗粥（なつめ粥）―33
■人参黒芝麻飲（朝鮮人参と黒ごまの飲み物）―73
■黄耆蘇麻粥（黄耆・しその実・麻の実の粥）―73
■参耆鶏糸冬瓜湯（党参黄耆入り鶏ささ身とうがんのスープ）―92
■黄参糖醋鯉魚（鯉の黄耆党参あんかけ）―100
■鶏肉黄耆湯（鶏肉と黄耆のスープ）―100
■黄耆粥（黄耆の粥）―126
■複方黄耆粥（黄耆とはと麦の粥）―195
■人参鶏湯（鶏の人参スープ）―200

2. 心陰虚証の心痛

1 銀耳百合粥（白きくらげと百合根の粥）

[材料] 米50ｇ 白きくらげ10ｇ 百合根1/2個
[作り方]
①きくらげは水でもどして、小さくちぎる。
②百合根の鱗片をはずす。
③鍋に材料を入れ、適量の水を加えて粥を炊く。
[効能] 滋陰養心・安神

2 酸棗仁茶（酸棗仁と玄参のお茶）

［材料］酸棗仁5g　玄参10g
［作り方］酸棗仁と玄参に1ℓの水を加えて煎じ、お茶代わりに飲む。
［効能］滋陰養心・安神

◆心陰虚証によい他の薬膳◆

■桑杞茶（桑の実と枸杞のお茶）――15
■銀耳蓮子湯（白きくらげとはすの実のスープ）――50
■百合燉猪肉（百合と豚肉の煮込み）――50
■蓮子清補湯（はすの実とゆばのスープ）――157
■百合柿餅粥（百合根と干柿の粥）――189
■洋参首烏茶（西洋参と何首烏のお茶）――235
■百合湯（百合根スープ）――253
■桑椹膏（桑の実のシロップ）――261
■芝麻粥（ごまの粥）――262
■蓮子百合燉猪肉（はすの実と百合根と豚の煮込み）――284
■竜眼酸棗仁茶（竜眼と酸棗仁のお茶）――284
■洋参飲（西洋参のシロップ）――307

3. 寒凝気滞証の心痛

1 辣子鶏湯（鶏肉の唐辛子スープ）

［材料］鶏胸肉1/2枚　ゆでたけのこ30g　豆板醤小さじ1/2～1　固形スープ1個　塩　胡椒
［作り方］
①鶏肉は薄いそぎ切り、たけのこは薄い短冊にする。
②鍋に水4カップと固形スープを入れて煮立て、切った材料を入れる。
③材料に火が通ったら、豆板醤と塩胡椒で味をととのえる。
［効能］温陽開胃・行気通絡

2 羊肉餃子（羊肉のぎょうざ）

［材料］ラム肉200g　長ねぎ2本　餃子の皮30枚　五香粉（中華用のミックススパイス）　塩小さじ1/2　ごま油大さじ1/2
［作り方］
①ラム肉は細かくきざんでミンチにする。

②長ねぎはみじん切りにする。
③肉と長ねぎを混ぜ合わせ、五香粉と塩、ごま油を加えてさらによく混ぜる。
④餃子の皮に②の餡を包んで焼く。ゆでてもよい。
[効能] 温陽通痹・止痛

◆寒凝気滞証によい他の薬膳◆

■茴香粥（茴香の粥）——44
■陳皮茶（陳皮のお茶）——44
■陳皮鶏（鶏肉の陳皮煮）——56
■茴香蒸帯魚（太刀魚の茴香蒸し）——58
■三色奶（生姜とにらと牛乳のスープ）——64
■玫瑰花茶（マイカイカ茶）——67
■山楂子煎（山楂子の飲み物）——67
■羊肉炒咖唎（ラム肉のカレー焼き）——137
■仏手鬱金粥（仏手と鬱金の粥）——180
■姜汁韮汁牛乳飲（生姜とにら入りミルク）——195
■大蒜粥（にんにく粥）——197
■羊肉羹（羊肉とだいこんのスープ）——209
■山楂子酒（サンザシ酒）——246
■茘枝橘核茴香粥（茘枝核・橘核・茴香の粥）——263

4. 痰濁証の心痛

1 薏苡仁昆布粥（はと麦とこんぶの粥）

[材料] はと麦30ｇ　米30ｇ　こんぶ約5㎝
[作り方]
①はと麦は洗って2時間くらい水につけておく。
②こんぶははさみで細く切る。
③材料を鍋に入れ、適量の水を加えて粥を炊く。
[効能] 利水消腫・健脾除湿

2 燉二瓜（とうがんとへちまの味噌煮）

[材料] とうがん400ｇ　へちまの幼果1個　味噌大さじ2　こんぶだし100cc
[作り方]
①とうがんとへちまは皮と種を取って、一口大に切る。
②①をだしで透き通るまで煮て、味噌で味をととの

える。

［効能］利水祛痰

◆痰濁証によい他の薬膳◆

■鮭魚燉豆腐（さけと豆腐のスープ煮）――20
■粟豆粥（雑穀と豆の粥）――20
■小豆冬瓜粥（あずきととうがんの粥）――27
■天麻橘皮茶（天麻とみかんのお茶）――38
■緑豆蒸蓮葉包（緑豆入り蓮葉包みのちまき）――38
■冬瓜粥（とうがん粥）――97
■薏苡仁緑豆粥（はと麦と緑豆の粥）――105
■粟粥（あわ粥）――108
■西瓜飲（すいかのジュース）――114
■粟豆粥（あわと緑豆の粥）――115
■泥鰍鍋（どじょうの丸鍋）――116
■緑豆荷葉（粥緑豆とはすの葉の粥）――122
■緑豆海帯湯（緑豆とこんぶの飲み物）――143
■鯉魚蒸荷葉（鯉のはすの葉包み）――143
■薏苡仁昆布粥（はと麦とこんぶの粥）――150
■燉二瓜（とうがんとへちまの味噌煮）――150
■苡米豆芽湯（はと麦ともやしのスープ）――153
■冬瓜皮燉蚕豆（そら豆のとうがん皮煮）――155
■小豆牛肉粥（あずきと牛肉の粥）――178
■蓴菜鮒魚湯（じゅんさいとふなのスープ）――202
■冬瓜汁（とうがんの飲み物）――203
■小豆蓮子粥（あずきとはすの実の粥）――220
■三瓜湯（とうがん・きゅうり・へちまのスープ）――221
■西瓜皮炒肉絲（すいかの皮と豚肉の細切り炒め）――226
■翡翠冬瓜（とうがんのヒスイ煮）――227
■小豆粥（あずき粥）――245
■苡米扁豆山楂粥（はと麦・いんげん・山楂子の粥）――264
■二瓜炒猪肉（きゅうりとへちまと豚の炒め物）――265
■小豆車前粥（あずきとオオバコの粥）――285
■薏苡仁車前粥（はと麦とオオバコの粥）――285
■苡米車前粥（はと麦と車前子の粥）――293

5. 心血瘀阻証の心痛

1 香菇桃仁湯（しいたけと桃仁のスープ）

［材料］干しいたけ30ｇ　桃仁６ｇ　長ねぎ　生姜　塩　胡椒

［作り方］
①干しいたけは水でもどし、石づきを取る。
②長ねぎと生姜は細かく切る。
③桃仁は皮をむいて鍋に入れ、しいたけのもどし汁と適量の水を加えて約10分間煮る。
④しいたけと生姜、塩少々を加えてさらに10分間煮る。
⑤味をととのえて長ねぎを散らす。

［効能］理気寛胸・活血化瘀・止痛

2 山楂子三七茶（山楂子と三七のお茶）

［材料］山楂肉５ｇ　三七人参の粉３ｇ

［作り方］山楂肉の煎じ汁に三七の粉を溶いて飲む。

［効能］化瘀活絡・止痛

◆心血瘀阻証によい他の薬膳◆

■三七燉鶏蛋（鶏卵の三七煮）――17
■蘿葡油菜蕎麦麺（だいこんと菜の花のそば）――17
■玫瑰花茶（マイカイ花茶）――67
■山楂子煎（山楂子の飲み物）――67
■丹参田鶏湯（丹参とかえるのスープ）――176
■三七藕蛋羹（三七人参と卵のスープ）――176
■仏手鬱金粥（仏手と鬱金の粥）――180
■童鶏三七（ひな鶏の田七人参煮）――201
■田七藕汁湯（田七人参・れんこん・きゅうりの飲み物）――213
■香附川芎茶（香附子と川芎のお茶）――214
■山楂子酒（サンザシ酒）――246
■益母草煮鶏卵（鶏卵の益母草煮）――246
■紅花孕育蛋（紅花入り蒸し卵）――266

脳血管障害（中風）

脳血管障害（中風）の中医学的な考え方

中風とは、突然倒れて意識がなくなったり、口や目がゆがんで言語障害や半身不随などが起こる病気です。この病気は急に発病して症状の変化が速く、めまいなどの症状があり、自然界の風が起こすようだということでこの名があります。

多くの場合、もともと体を冷ます役割を担う腎陰が不足し、相対的に肝陽（肝の温める力）が旺盛な体質の人が、精神的なストレス、飲食・飲酒やセックスの不摂生が原因で陰陽のバランスをさらに乱し、気血が逆行し、水分の代謝産物である痰が熱をもって経絡の流れを阻害して起こると考えられています。

キーワードは、肝腎陰不足・肝陽・肝火の上亢・痰熱の存在です。予防が大切なことはいうまでもありません。「高血圧症」の肝陽上亢証や痰濁証に当てはまる人や、「めまい」の肝火上炎証・肝腎陰虚証・痰濁中阻証に当てはまる人は、中風予備軍として予防を心がけることが大切です。

脳血管障害（中風）の薬膳

1．痰熱証の脳血管障害

1　苡米豆芽湯（はと麦ともやしのスープ）

[材料]　はと麦30g　もやし1/4袋　スープ1カップ
塩　胡椒

[作り方]

①はと麦は洗って水につけ、水1カップを加えてやわらかくなるまで煮る。

②①にスープともやしを加え、一煮立ちさせて塩と胡椒で味をととのえる。

脳血管障害（中風）の中医学的分類

分類	メカニズム	共通症状	症状の特徴
痰熱証	水分代謝の弱い体質（脾虚）、飲食不摂生により代謝産物である痰湿ができ、これが熱化して、経絡の通りを滞らせて症状が起こる。	半身不随、言語障害、口・舌のゆがみ。	めまい。口が粘る。痰が多い。腹が脹る。舌苔白膩あるいは黄膩。脈弦滑。
肝火上炎証	精神的ストレスなどによって肝の機能が亢進し気血が逆上しやすくなり起こる。肝腎の陰が不足していることが引き金になる。		めまい、頭痛。顔が赤い。目が充血する。イライラしやすい。怒りやすい。口が渇く。便秘、小便が黄色い。舌紅あるいは絳、苔黄。弦有力。
正気欲脱証	気陰が不足して脈絡が空虚となり、気血の流れが滞り症状が起こる。また、中風の結果として正気が脱出した状態。		顔色が青白い。汗をかきやすい。手足が冷える。失禁。舌質淡。脈沈細弱。
腎虚証	腎の機能が不足していることによって経絡が滞り症状が起こる。		足が萎える感じ。舌淡紅。脈沈細弱。

脳血管障害（中風）の食治原則

分類	食治原則	よく使われる食材・薬材
痰熱証	痰を取り、熱を冷ます（清熱化痰）作用のある食材を選ぶ。水分代謝を高める健脾利水の作用のある食材も選ぶ。	はと麦、あずき、だいこん、きゅうり、すいかの皮、とうがん、とうがんの種、しゅんぎく、菊花、桃花、白きくらげ、茯苓、荷葉（はすの葉）、桑葉、陳皮、のり、こんぶ、くらげ
肝火上炎証	肝の熱を下げる（清肝降火）作用のある食材を選ぶ。肝陰・腎陰を補う食材も選ぶ。	セロリ、トマト、緑茶、菊花、桑の実、桑葉、夏枯草（ウツボグサ）、天麻、鈎藤、決明子（エビスグサ）、石決明（アワビの殻）、珍珠粉、牡蛎（カキの殻）
正気欲脱証	不足した気や陰を補う（補気滋陰）作用のある食材を選ぶ。	あわ、くり、なつめ、山薬、竜眼肉、桑の実、黄耆、熟地黄、朝鮮人参、烏骨鶏
腎虚証	腎の機能を高める食材を選ぶ。	くるみ、ごま、くり、はすの実、枸杞子、熟地黄、杜仲、豚腎、羊腎、うずら、雀肉

［効能］清熱化湿・健脾
［解説］もやしには清熱と利水の作用があります。これにはと麦が加わって利湿と健脾作用を補います。

2　冬瓜皮燉蚕豆（そら豆のとうがん皮煮）

［材料］そら豆（乾燥）100g　とうがんの皮100g
氷砂糖30g　醤油大さじ2
［作り方］
①そら豆は一晩水につけておく。
②そら豆ととうがんの皮を鍋に入れ、適量の水を加えて豆がやわらかくなるまで煮る。
③とうがんの皮を取り除き、砂糖と醤油を加え、さらに煮る。
［効能］清熱利湿健脾
［解説］健脾利湿の作用をもつそら豆を、清熱利湿の作用をもつとうがんの皮で煮ることによって、痰熱を取り去ります。

◆痰熱証によい他の薬膳◆

■鮭魚燉豆腐（さけと豆腐のスープ煮）—20
■栗豆粥（雑穀と豆の粥）—20
■緑豆蒸蓮葉包（緑豆入り蓮葉包みのちまき）—38
■半夏粥（半夏と茯苓の粥）—47
■蘿蔔飲（だいこんの飲み物）—49
■扁豆花茶（扁豆花と藿香のお茶）—82
■菠蘿葉飲（パイナップルの葉のお茶）—82
■茼蒿炒蘿蔔（しゅんぎくとだいこんの炒め物）—91
■薏苡仁緑豆粥（はと麦と緑豆の粥）—105
■清炒緑豆芽（緑豆もやしの炒め物）—107
■緑豆荷葉粥（緑豆とはすの葉の粥）—122
■緑豆海帯湯（緑豆とこんぶの飲み物）—143
■薏苡仁昆布粥（はと麦とこんぶの粥）—150
■燉二瓜（とうがんとへちまの味噌煮）—150
■茵苡粥（茵蔯とはと麦の粥）—172
■豆腐泥鰍煲（どじょうと豆腐の煮物）—173
■蓴菜鮒魚湯（じゅんさいとふなのスープ）—202
■冬瓜汁（とうがんの飲み物）—203
■薺菜車前草湯（ナズナとオオバコのお茶）—205

■馬歯莧緑豆粥（スベリヒユと緑豆の粥）―205
■豆腐泥鰍湯（豆腐とどじょうのスープ）―214
■香菇苡米飯（しいたけ・はと麦入り豆ご飯）―215
■三瓜湯（とうがん・きゅうり・へちまのスープ）―221
■西瓜皮炒肉絲（すいかの皮と豚肉の細切り炒め）―226
■翡翠冬瓜（とうがんのヒスイ煮）―227
■針茹冬笋湯（えのきとたけのこのスープ）―227
■三鮮茅根飲（茅根・淡竹葉・れんこんのお茶）―237
■小豆粥（あずき粥）―245
■二瓜炒猪肉（きゅうりとへちまと豚の炒め物）―265
■小豆車前粥（あずきとオオバコの粥）―285
■薏苡仁車前粥（はと麦とオオバコの粥）―285
■車前草燉猪腰（豚腎の車前草煮込み）―293
■苡米車前粥（はと麦と車前子の粥）―293
■緑豆粥（緑豆の粥）―304

2. 肝火上炎証の脳血管障害

1 芹菜炒墨魚（いかとセロリの炒め物）

[材料] いか150g　セロリ2本　塩　胡椒　油

[作り方]

①セロリは短冊に切る。

②いかは一口大に切って表面に切り目を入れておく。

③フライパンに油を熱し、いかとセロリを炒め、塩と胡椒で味をつける。いか、セロリとも短時間で調理し、炒めすぎないようにする。

[効能] 平肝清熱・滋陰

[解説] セロリは肝の熱を鎮める作用をもちます。いかは滋陰作用によってセロリの平肝作用を助けます。

2 番茄木耳炒鶏蛋（トマトときくらげの卵炒め）

[材料] トマト2個　きくらげ20g　卵2個　砂糖大さじ1　塩　胡椒

[作り方]

①きくらげは水でもどして石づきを取る。
②トマトはくし形に切る。
③卵に調味料を加えてまぜ合わせておく。
③フライパンに油を熱し、強火でトマトときくらげをさっと炒める。
④卵を流し入れ、よく混ぜながら約1分炒める。

［効能］清熱平肝・滋陰

［解説］トマトは平肝清熱の作用があります。これに滋陰作用をもつ卵ときくらげを加えることによって肝火を鎮めます。

◆肝火上炎証によい他の薬膳◆

■菊花烏龍茶（菊花入りウーロン茶）――30
■夏枯草燉猪肉（豚肉の夏枯草煮）――33
■菊花茶（菊花のお茶）――49
■決明子粥（決明子の粥）――49
■菊花葛根羹（菊花とくずのデザート）――98
■鮮芹菜汁（セリのしぼり汁）――141
■玉夏緑豆羹（南蛮毛・夏枯草・緑豆のデザート）――141
■菊花枸杞羹（菊花と枸杞の寒天よせ）――228
■薄荷粥（ハッカ粥）――278

3．生気欲脱証の脳血管障害

1　野鴨子肉粥（合鴨の粥）

［材料］合鴨肉50ｇ　米50ｇ

［作り方］鴨肉はこま切れにして鍋に米と適量の水を加えて粥を炊く。

［効能］気陰双補・補益脾胃

［解説］滋陰補脾の鴨肉と、補気作用の米を合わせ気陰双補の効能をもたせたものです。粥にすることで消化吸収がよく、老人食としてもよいでしょう。

2　蓮子清補湯（はすの実とゆばのスープ）

［材料］はすの実50ｇ　乾燥ゆば25ｇ　豚赤身薄切り肉100ｇ　醤油大さじ2　塩　胡椒　片栗粉

［作り方］
①はすの実とゆばはぬるま湯でもどしておく。

②豚薄切り肉は一口大に切り、醤油大さじ1/2で下味をつけ、軽く片栗粉をまぶしておく。
③鍋に4カップの水を入れて火にかけ、沸騰したら豚肉をほぐしながら入れて煮る。
④火が通ったら、あくをすくい、はすの実とゆばを加えて調味料で味をととのえ、さらに数分煮込む。

［効能］補養脾胃・滋陰

［解説］三種の材料は共に平の性質をもち、はすの実は心・腎・脾を、ゆばは胃を、豚肉は脾・胃・腎をそれぞれ補う作用があるので「清補」の名があります。陰虚の症状がある人に向いています。

◆生気欲脱証によい他の薬膳◆

■菠菜豆腐湯（ほうれんそうと豆腐のスープ）——15
■阿膠棗（なつめの阿膠煮）——16
■竜眼洋参飲（竜眼肉とにんじんの飲み物）——25
■茘枝紅棗湯（ライチとなつめの飲み物）——25
■竜眼蓮子羹（竜眼とはすの実のデザート）——51
■竜眼洋参飲（竜眼肉と西洋参のシロップ）——59
■猪心炒百合（豚の心臓と百合根の炒め物）——59
■人参黒芝麻飲（朝鮮人参と黒ごまの飲み物）——73
■参耆鶏糸冬瓜湯
（党参黄耆入り鶏ささ身とうがんのスープ）——92
■枸杞大棗醤（枸杞子となつめのジャム）——103
■鶏蛋銀耳湯（白きくらげと卵のデザート）——113
■黄耆燉鶏（黄耆と鶏の煮込み）——145
■人参泥鰍湯（朝鮮人参とどじょうのスープ）——148
■銀耳百合粥（白きくらげと百合根の粥）——148
■枸杞肉絲（枸杞と豚肉の細切り炒め）——159
■一品山薬餅（やまいもの蒸しパン）——165
■枸杞鶏蛋餅（枸杞入り卵焼き）——165
■黄耆煮山薬茶（黄耆と山薬のお茶）——166
■枸杞燉兎肉（兎肉と枸杞子の煮物）——166
■銀耳枸杞鶏肝湯
（白きくらげ・枸杞子・鶏レバーのスープ）——216
■沙参枸杞粥（沙参と枸杞子の粥）——217
■虫草茸烏鶏湯（冬虫夏草・きのこ・烏骨鶏のスープ）——222
■芝麻山薬飯（黒ごま入り麦とろ飯）——229
■洋参首烏茶（西洋参と何首烏のお茶）——235
■山薬茯苓丸子（やまいもと茯苓の団子）——298

4. 腎虚証の脳血管障害

1 枸杞杜仲茶（枸杞と杜仲のお茶）

[材料] 枸杞子10ｇ　杜仲5ｇ

[作り方] 枸杞子を茶碗に入れ、杜仲を煎じた汁を注いで飲む。枸杞子は食べてもよい。

[効能] 補肝腎・補腎陽

[解説] 日本で「杜仲茶」として販売されているものは杜仲の葉が原料となっています。生薬の杜仲は本来は樹皮が使われます。

2 枸杞肉絲（枸杞と豚肉の細切り炒め）

[材料] 豚赤身肉200ｇ　たけのこ水煮80ｇ　枸杞子20ｇ
醤油大さじ2　砂糖大さじ1/2　酒　塩　ごま油

[作り方]
① 豚肉は細切りにして酒と醤油で下味をつけておく。
② たけのこは太めのせん切りにする。
③ 枸杞子は水でもどしておく。
④ 中華鍋に油を熱し、豚肉を炒める。
⑤ たけのこを加えてさらに炒め、醤油と砂糖で味をつける。
⑥ 枸杞子を加えた後、ごま油を加え、塩で味をととのえて火から下ろす。

[効能] 滋陰補腎・明目

[解説] 腎陰を補う豚肉に肝・腎を補う枸杞子を加えて補腎の効果を高めています。腎陽不足の場合は、ラムやマトンなどの羊肉を使って調理します。

◆腎虚証によい他の薬膳◆

■銀耳杜仲湯（きくらげと杜仲のデザート）——35
■杞豆湯（枸杞子と黒豆の煮物）——36
■杜核猪腰（くるみと杜仲と豚腎の煮込み）——42
■胡桃蝦仁（えびのくるみあえ）——75
■栗糊（くりのペースト）——87
■羊肉黒豆湯（羊肉と黒豆のスープ）——101
■胡桃蜜飲（くるみのはちみつシロップ）——132
■牛筋煮杜仲湯（牛すじ肉と杜仲のスープ）——136
■桑寄生茶（ソウキセイ茶）——142

■芝麻煮鶏蛋湯（ごまと卵のスープ）――142
■枸杞鶏蛋餅（枸杞入り卵焼き）――165
■枸杞燉兎肉（兎肉と枸杞子の煮物）――166
■芝麻山薬飯（黒ごま入り麦とろ飯）――229
■栗杜仲粥（栗と杜仲の粥）――230
■胡桃仁紅糖飲（くるみと黒砂糖の飲み物）――231
■杜仲燉羊肉（羊肉の杜仲煮）――234
■杜仲猪腎（杜仲と豚腎の煮物）――248
■枸杞黒豆（黒豆の枸杞煮）――249
■清蒸杞甲魚（枸杞とすっぽんの蒸し物）――252
■胡桃粥（くるみ粥）――254
■枸杞羊腎粥（羊腎と枸杞の粥）――254
■五味枸杞飲（五味子と枸杞のお茶）――261
■桑椹膏（桑の実のシロップ）――261
■芝麻粥（ごまの粥）――262
■黒豆何首烏飲（黒豆と何首烏の飲み物）――278
■杜核炒猪腰（杜仲とくるみと豚腎の炒め物）――282
■芝麻鶏（鶏のごま味噌あえ）――287
■枸杞黄精粥（枸杞と黄精の粥）――290
■鶉粥（うずら粥）――298

糖尿病

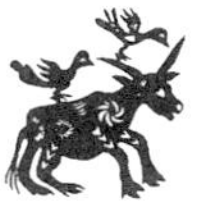

糖尿病の中医学的な考え方

糖尿病は、三多（多飲・多食・多尿）一少（体重減少）が典型的な症状で、中医学で古くから言われる「消《しょう》渇《かち》」がこれに当たります。

甘いもの・味の濃いものの食べすぎ、酒の飲みすぎ、精神的ストレス、セックスの不節制が主な原因で起こると考えられてきました。やはり生活習慣が大きくかかわると昔の人々も考えてきたわけです。

その原因や病気の起こるメカニズムによって、上消・中消・下消とに大別されます。いずれにせよ、体を冷やし潤す力の不足（陰虚）と、それによって体が乾燥し、熱をもった状態、そして熱がさらに体の潤いを消耗するというのが糖尿病の病態です。

糖尿病の薬膳

1. 肺熱証の糖尿病

1　天花粉麦冬茶　（天花粉と麦門冬のお茶）

[材料] 天花粉10ｇ　麦門冬10ｇ　生石膏10ｇ
[作り方] 3薬を煎じてお茶の代わりに飲む。
[効能] 清熱降火・養陰潤燥
[解説] 胃火証の糖尿病にも用いることができます。

2　沙参玉竹燉老鴨　（あひる肉の沙参玉竹煮）

[材料] 沙参10ｇ　玉竹10ｇ　あひる肉（合鴨で代用可）300ｇ　長ねぎ1/4本　生姜1片　塩
[作り方]
①肉は一口大に切る。長ねぎは小口切り、生姜は千切りまたはみじん切りにする。
②沙参と玉竹はガーゼの袋に入れて口を閉じておく。
③材料を鍋に入れ、弱火でじっくり煮込み、塩で味

糖尿病の中医学的分類

<table>
<tr><th colspan="2">分類</th><th>メカニズム</th><th>症状の特徴</th></tr>
<tr><td>上消</td><td>肺熱証</td><td>長期の精神的なストレス、情緒不安などにより熱化して、肺の熱が盛んになり、水分が消耗することによって症状が起こる。</td><td>のどの渇き、多飲、口舌の乾燥。尿の回数が多い。尿量が多い。食欲旺盛。舌辺紅、舌尖紅、舌苔黄。脈洪数。</td></tr>
<tr><td>中消</td><td>胃火証</td><td>長期にわたる甘いものの食べすぎ、酒の飲みすぎ、美食などによって、胃の熱が盛んになったために症状が起こる。</td><td>食欲旺盛で食べてもすぐ腹が減る。痩せ。尿の回数が多い。大便が乾燥し固い。舌紅、舌苔黄。脈滑有力。</td></tr>
<tr><td rowspan="2">下消</td><td>腎陰虚証</td><td>もともと体を潤す作用（陰精）の足りない者が、セックスの不節制、過労などにより陰精を消耗して起こる。</td><td>尿の回数が多い。尿量が多い。尿の混濁、唇の乾燥、めまい、目のかすみ、手足のほてり。腹はすくが多くは食べない。舌紅、苔少。脈細数。</td></tr>
<tr><td>陰陽両虚証</td><td>慢性的な状態で、陰精の不足が陽の不足にも及び、陰陽ともに不足することによって起こる。</td><td>顔色がどす黒い。足腰がだるい。手足に力が入らない。寒がり、四肢の冷え。尿量が多い。インポテンス、閉経。舌淡。脈沈細無力。</td></tr>
</table>

＊基本的に味の濃いもの・甘いもの・酒など湿をためて熱を生むものは避ける。
＊辛いものは熱を生み、陰を損なうので避ける。

糖尿病の食治原則

分類		食治原則	よく使われる食材・薬材
上消	肺熱証	肺熱を冷まし、陰を補う作用のある食材を選ぶ。体の水分を生み、のどの渇きを止める作用のある食材を選ぶ。	とうがん、とうがんの皮、ほうれんそうの根、白きくらげ、黒くわい、栝楼根（カラスウリの根）、枇杷根、麦冬、玉竹、西洋参、沙参、鴨
中消	胃火証	胃の熱を冷まし、陰を補う作用のある食材を選ぶ。	ほうれんそう、セリ、すもも、なし、すいかの皮、さつまいもの葉、山薬、葛根、知母、石斛、兎肉
下消	腎陰虚証	腎陰を補う作用のある食材を選ぶ。	とうもろこし、とうもろこしの毛、黒豆、黒ごま、山薬、桑の実、枸杞子、黄精
	陰陽両虚証	腎陰、腎陽を同じように補う。時に腎陰虚の症状が強く出ることがあれば、補腎陰の食べ物を多くとる。	＜補腎陰＞上項参照 ＜補腎陽＞にら、くるみ、冬虫夏草、海馬、淫羊藿、杜仲、えび、鶏肉、羊肉、雀肉

つけする。

④生薬の袋は取り除いて煮汁も飲む。

［効能］補肺滋陰・止渇

◆肺熱証によい他の薬膳◆

■小豆冬瓜粥（あずきととうがんの粥）―27
■冬瓜煮鴨（とうがんと鴨の煮込み）―28
■三汁飲（なし・れんこん・黒くわいのジュース）―66
■冬瓜粥（とうがん粥）―97
■鶏蛋銀耳湯（白きくらげと卵のデザート）―113
■銀耳百合粥（白きくらげと百合根の粥）―148
■菠菜銀耳湯（ほうれんそうの根と白きくらげのスープ）―164
■冬瓜汁（とうがんの飲み物）―203
■三瓜湯（とうがん・きゅうり・へちまのスープ）―221
■翡翠冬瓜（とうがんのヒスイ煮）―227

2．胃火証の糖尿病

1 菠菜銀耳湯（ほうれんそうの根と白きくらげのスープ）

［材料］ほうれんそうの根の部分50ｇ　白きくらげ５ｇ　塩

［作り方］

①ほうれんそうの根はよく洗う。きくらげは水でもどして食べやすいように手でちぎる。

②①を鍋に入れ、適量の水を加えて煮る。

③材料が煮えたら、少量の塩で味つけする。

［効能］清熱除煩・滋陰潤燥・生津止渇

※肺熱証の糖尿病にも用いることができます。

2 香菇焼豆腐（しいたけと豆腐の煮物）

［材料］もめん豆腐１丁　生しいたけ100ｇ　こんぶだし１カップ　砂糖大さじ1/2　醤油大さじ３　ごま油大さじ１　塩

［作り方］

①しいたけは石づきを取って、大きいものは一口大に切る。

②豆腐は３㎝の角切りにする。

③しいたけ・豆腐・だし汁を鍋に入れ、火にかけて煮込む。

④材料に火が通ったら、調味料で味をととのえ、最後にごま油を加えて香りをつける。

［効能］清熱益胃・活血益気

◆胃火証によい他の薬膳◆

■菠菜豆腐湯（ほうれんそうと豆腐のスープ）——15

■石膏粥（石膏と陳皮の粥）——65

■三汁飲（なし・れんこん・黒くわいのジュース）——66

■西瓜飲（すいかのジュース）——114

■葛根茶（くず湯）——121

■西瓜皮炒肉絲（すいかの皮と豚肉の細切り炒め）——226

3. 腎陰虚証の糖尿病

1　一品山薬餅（やまいもの蒸しパン）

［材料］やまいも500g　薄力粉150g　くるみ60g　はちみつ大さじ4　ラード10g　ベーキングパウダー小さじ1.5

［作り方］
①やまいもは皮をむき、適当な大きさに切って蒸す。
②蒸し上がったやまいもをすりつぶし、薄力粉とベーキングパウダーを加えてこね合わせ、こぶし大に分けて丸くまとめる。
③②の上にくるみをのせ、蒸し器で約20分蒸す。
④はちみつとラードを鍋に入れて熱しながら混ぜ合わせ、蒸し上がったパンにつけて食べる。

［効能］益腎滋陰・潤燥止渇・縮尿

2　枸杞鶏蛋餅（枸杞入り卵焼き）

［材料］卵2個　枸杞子10g　砂糖大さじ1　塩少々

［作り方］
①枸杞子は少量の水でやわらかくもどす。
②卵を割ってときほぐし、砂糖と塩、枸杞子を加えて卵焼きを作る。

［効能］補腎滋陰・益腎明目

［解説］枸杞子は肝と腎の要の薬とされています。これに卵を合わせることで、滋陰の効能を強めます。

◆腎陰虚証によい他の薬膳◆

■桑杞茶（桑の実と枸杞のお茶）――15
■銀耳杜仲湯（きくらげと杜仲のデザート）――35
■杞豆湯（枸杞子と黒豆の煮物）――36
■銀耳蓮子湯（白きくらげとはすの実のスープ）――50
■鶏蛋銀耳湯（白きくらげと卵のデザート）――113
■枸杞肉絲（枸杞と豚肉の細切り炒め）――159
■沙参枸杞粥（沙参と枸杞子の粥）――217
■芝麻山薬飯（黒ごま入り麦とろ飯）――229
■五味枸杞飲（五味子と枸杞のお茶）――261
■枸杞黄精粥（枸杞と黄精の粥）――290
■銀耳蚕花湯（白きくらげと卵のスープ）――306

4. 陰陽両虚証の糖尿病

1 黄耆煮山薬茶（黄耆と山薬のお茶）

［材料］黄耆10ｇ　山薬30ｇ

［作り方］２薬を煎じてお茶代わりに飲む。

［効能］陰陽双補・補腎

［解説］低血糖の予防にも効果がありますが、外感発熱時には服用を中止します。

2 枸杞燉兎肉（兎肉と枸杞子の煮物）

［材料］兎肉250ｇ　枸杞子15ｇ　醤油大さじ１　酒大さじ1/2　塩

［作り方］

①肉は親指大の角切りにする。

②鍋に肉と枸杞子を入れ、水60 ccを加えて煮る。

③肉に火が通ったら醤油と酒を加え、塩で味をととのえる。

［効能］滋肝腎・補脾胃・陰陽双補

［解説］薄味にして煮汁も一緒に食べます。肺や胃に熱のある糖尿病には向きません。

◆陰陽両虚証によい他の薬膳◆

※陽虚症状があれば以下のものを選びます。陰虚症状が強い場合は、164頁を参照してください。

■韮菜炒蝦仁（えびとにらのにんにく炒め）―13

■肉桂粥（肉桂と黒砂糖の粥）―13

■蝦仁韮菜餃子（えびとにらの餃子）―37

■乾姜羊肉湯（乾姜と羊肉のスープ）―41

■杜核猪腰（くるみと杜仲と豚腎の煮込み）―42

■蓯蓉羊腰（肉蓯蓉と羊の腎臓の煮込み）―74

■胡桃蝦仁（えびのくるみあえ）―75

■茘枝粥（ライチ粥）―87

■栗糊（くりのペースト）―87

■麻雀肉（雀の煮込み）―127

■生姜胡桃茶（生姜とくるみのお茶）―127

■枸杞杜仲茶（枸杞と杜仲のお茶）―159

■虫草茸烏鶏湯（冬虫夏草・きのこ・烏骨鶏のスープ）―222

■胡桃粥（くるみ粥）――254
■枸杞羊腎粥（羊腎と枸杞の粥）――254
■冬虫夏草鴨（あひるの冬虫夏草蒸し）――255
■巴戟羊肉粥（巴戟天と羊肉の粥）――257
■拌蝦仁韮菜（えびとにらのくるみあえ）――260
■韮菜炒羊肝（にらと羊レバーの炒め物）――282
■杜核炒猪腰（杜仲とくるみと豚腎の炒め物）――282
■清炒蝦仁（川えびの炒め物）――291
■竜馬童子鶏（海馬とひな鶏の蒸し物）――291

肝胆疾患

肝胆疾患の中医学的な考え方

1 ウイルス性肝炎

ウイルス性肝炎は、西洋医学的には、A型・B型・C型などウイルスの種類による分け方や、慢性肝炎・急性肝炎などの分け方がありますが、中医学的には熱の症状の顕著な熱証と寒の症状の顕著な寒証、あまり寒熱の症状のないものの3つのグループに大別できます。それぞれのグループはまたいくつかのタイプに分類することができます。

2 肝硬変

肝硬変は、いろいろな原因による慢性の肝障害の結果起こる進行性の疾患ですが、中医学的に見ると、初期には、気血の流れをスムーズにさせる肝の機能や、体内の水分代謝にかかわる脾の機能が落ちたために体の気の流れが悪くなり（気滞）、また余分な水分（湿）が体内にたまって起こる気滞湿阻証である場合が多く、そこからいろいろな証が派生していきます。

3 胆嚢炎・胆石

中医学でも、胆は肝と密接な関係のある器官で、胆の疾患は肝の機能低下や、消化に関与する脾の機能低下に関連して起こると考えられています。

ウイルス性肝炎の中医学的分類

分類		メカニズム	症状の特徴
熱証	湿熱停滞証	湿熱が脾胃に停滞して、肝胆を薫蒸するかたちになり肝の機能が低下している状態。湿の症状が重い型、熱の症状が重い型、どちらも重い型に分けられる。	脇や胸が脹って痛む。上腹部が脹って食欲がない。吐き気、嘔吐がある。発熱。口の中が苦い。黄疸が出ることがあり、色は鮮やかなみかん色。便秘。小便は量が少なく黄色。舌質紅、舌苔黄膩。脈滑。
熱証	肝陰不足証	もともと陰が不足気味であるか、熱証が長引いて、肝陰を消耗させた状態。	脇や胸がシクシク痛む。口やのどが乾く。胸が熱苦しい。めまいがある。夜よく眠れず、夢をよく見る。微熱が続く。大便は固く乾燥している。舌質紅。脈弦細数。
熱証	肝胆瘀熱証	肝の機能が低下し、肝鬱の状態になり、肝の気を流す作用（疏泄作用）が低下して気の流れが停滞し、続いて血の流れが停滞した状態。肝鬱の状態が長引くことによって熱化している。	脇が針で刺されたように痛む。いつも同じところが痛み、とくに夜にひどい。肝臓、脾臓が腫れる。食欲減退。顔色がどす黒く、唇の色や目の周りが暗い色。舌質暗紫。脈弦数。
寒証	寒湿内停証	肝の機能が低下し、脾胃の機能を助けられない状態で、寒湿が脾胃に停滞し、脾胃の機能を損ない、症状が起きている。	重苦しく、顔色が暗い黄色。上腹部が脹り、食欲がなく食べたものの味を感じない。精神的に疲れやすい。寒さを嫌う。大便はゆるく下痢気味。小便は出にくい。舌質淡、舌苔白。脈滑。
寒証	脾虚血虚証	もともと脾胃が虚弱であったり、病が長引き脾胃の機能を低下させ、気血が不足して肝が栄養されず、肝の機能が低下している状態。	顔色が土気色で体がけだるく、疲れやすい。食欲がない。動悸やめまいがある。脇や胸がシクシク痛む。大便はゆるく下痢気味。舌質淡、舌苔白。脈細弱。
寒熱不定証	肝鬱気滞証	肝の機能が低下し、肝鬱の状態になり、肝の気を流す作用（疏泄作用）が低下して気の流れが停滞した状態。	右の脇腹が脹って痛む。痛むところは移動する。痛みは、感情の変化に関連して増減する（イライラしたり怒ると痛みが増す）。飲食減少。げっぷが出やすい。吐き気がする。脈弦。

肝硬変の中医学的分類

分類			メカニズム	症状の特徴
熱証	湿熱停滞証	湿熱証	湿熱が脾胃に停滞して、肝胆を薫蒸するかたちになり肝の機能が低下している状態。湿の症状が重い型、熱の症状が重い型、どちらも重い型に分けられる。	腹部が大きく硬い。暑苦しくイライラする。口が苦い。のどが渇くが、水は飲みたくない。小便は濃い黄色で出にくい。大便は便秘か出にくい。顔や目が黄色い。舌質紅、舌苔黄膩。脈滑数。
	肝腎陰虚証	陰虚証	もともと陰が不足気味であるか、熱証が長引いて、腎陰、肝陰を消耗させた状態。	腹部が大きく、膨満感がある。腹部の血管が怒張し、青筋が見える。顔色は暗い。イライラし、眠れない。口やのどが渇く。微熱が続く。鼻血が出やすい。小便は量が少ない。舌質紅。脈弦細数。
寒証	寒湿困脾証	寒湿証	寒湿が脾胃に停滞し、脾胃の機能を損ない症状が起きている。	腹部が脹り腹が大きく、腹水がある。ひどければ、顔面に浮腫がでる。精神的に疲れやすい。ひどく寒がる。飲食が減少し、食べたものの味を感じない。大便がゆるく下痢気味。小便の量が少ない。舌の苔は白色でベトベトしている。舌質淡、舌苔白膩。脈滑遅。
	脾腎陽虚証	陽虚証	もともと陽が不足しているか、久病で陽が不足し、腎陽・脾陽が不足し、脾腎の機能が低下している状態。	顔色が青白く、腹部が大きく膨満感がある。午前中は症状が軽く、夕方から重くなる。胃のあたりが脹って食欲がない。精神的に疲れやすい。手足が冷えやすく、寒がる。下肢に浮腫ができる。小便は出にくい。舌は肥大している。舌質淡胖、舌苔白。脈沈細。
寒熱不定証	肝鬱血瘀証	血瘀証	肝の機能が低下し、肝鬱の状態になり、肝の気を流す作用（疏泄作用）が低下して気の流れが停滞し、続いて血の流れが停滞した状態。	腹部が大きく硬い。血管が怒張し、脇や腹が刺すように痛む。顔色はどす黒く、掌が赤い。胸や腕にクモ状血管腫がある。唇の色が暗い紫色。口が渇くが、水は飲めない。大便は黒色。舌質暗紫。脈渋。

	気滞湿阻証	気滞証	肝の機能が低下し、肝の気を流す作用（疏泄作用）が低下して気の流れが停滞し、脾の水分代謝機能も低下させ水分が停滞している状態。	腹が脹り、大きく、圧しても硬くない。脇の下部が脹って痛む。飲食が減少し、食後に腹が脹る。げっぷが出やすい。小便が出にくい。舌苔白膩。脈弦。

胆嚢炎・胆石の中医学的分類

分類		メカニズム	共通症状	症状の特徴
熱証	肝胆湿熱証	油っこい食べ物、甘い食べ物の食べすぎ、飲酒など湿熱のたまりやすい食生活で、脾胃に湿熱が停滞して、胆を薫蒸するかたちになっている。	上腹部の痛み・胃が脹る・食欲がない	右脇腹が痛い。発熱し、口が苦い。のどが渇き水をよく飲む。吐き気、嘔吐。体・顔・目が鮮明な黄色を呈する。小便の量が少なく色が赤黄色。舌質紅、舌苔黄膩。脈弦滑数。
	肝陰不足証	もともと陰が不足気味であるか、熱証が長引いて、肝陰を消耗させた状態。		脇や胸がいつもシクシク痛み、疲れるとひどくなる。口やのどが渇き、胸に熱感があって苦しくイライラする。めまいがする。大便が固く乾燥している。舌質紅。脈弦細数。
寒熱不定証	脾虚湿滞証	もともと脾の機能が弱いか、水分のとりすぎなどで脾の水分代謝機能が低下し、水分が体に停滞している状態。		右脇腹に鈍痛がある。胸や胃部がつまった感じがし、吐き気があり、嘔吐する。疲れやすく、息切れがする。体が重くだるい。顔色が土気色で暗い。小便が出にくい。舌質淡胖、舌苔白膩。脈滑弱。
	肝鬱気滞証	ストレスが原因で、肝の気を流す作用が落ち、気の流れが停滞し、胆に鬱積した状態。		右脇腹が痛み、放射痛がある。イライラしたり怒ったりなど感情の変化によって痛みがひどくなる。胸がつまった感じがし、呼吸が浅い。げっぷが出やすい。脈弦。

肝胆疾患の食治原則

証	食治原則	よく使われる食材・薬材
湿熱証	熱を冷まし、余分な水分を除く（清熱利水）作用のある食材を選ぶ。	すいか、きゅうり、とうがん、はと麦、スベリヒユ、蒲公英（タンポポ）、茵蔯、どじょう
陰虚証	陰を補う作用のある食材を選ぶ。	女貞子、西洋参、枸杞子、当帰、豚肉
血瘀証	血の流れをよくする（活血）作用のある食材を選ぶ。	丹参、玫瑰花、山楂子、桃仁（桃の種）
脾虚寒証	体を温め、脾の機能を補う作用のある食材を選ぶ。	茯苓、肉桂、何首烏、なつめ
気滞証	肝の機能をよくし気の流れをよくする（疏肝理気）作用のある食材を選ぶ。	だいこん、仏手、梅花、柴胡、陳皮、ゆず

肝胆疾患のための薬膳

それぞれの疾患のうち、証の同じもの、あるいは同じ傾向のものは、同じ薬膳での治療が可能です。

1. 湿熱停滞証の肝炎　湿熱停滞証の肝硬変　肝胆湿熱証の胆嚢炎と胆石

1 茵苡粥（茵蔯とはと麦の粥）

[材料] 茵蔯30 g　はと麦50 g

[作り方]

①土鍋で茵蔯を煎じ、煎じ汁1.5 ℓを取る。

②煎じ汁にはと麦を加え、薄い粥状になるまで加熱する。

[効能] 清熱利水・利尿除黄

[解説] 茵蔯は苦味・微寒性の中草薬で、体内の熱や、余分な水分を除く作用があり、漢方薬局で手に入ります。はと麦は、薏苡仁ともいい、甘淡味・微寒性

で、やはり熱や水分を体外に出す作用があり、漢方薬局や健康食品売り場で手に入ります。総じて、湿熱性の肝胆疾患に効果があり、黄疸を除く作用があります。この粥は1日3回に分けて食べるようにします。

2　豆腐泥鰍煲（どじょうと豆腐の煮物）

[材料]　どじょう500ｇ　豆腐250ｇ　長ねぎ、生姜、片栗粉、酒、塩少々

[作り方]

①長ねぎ・生姜はせん切りにしておく。

②どじょうの内臓を除いて洗い、豆腐と一緒に鍋に入れ、適量の水と他の材料を加え強火で沸騰させる。

③弱火で煮込み、どじょうが半分ぐらい煮えたところで片栗粉を水で溶いたものを加え、さらに弱火でどじょうが煮えるまで煮込む。

[効能]　清熱利水・利尿除黄

[解説]　どじょうは甘味、平性で湿や熱を除く作用があります。豆腐は、甘味、涼性で熱を除く作用があります。総じて、湿熱性の肝胆疾患に効果があり、黄疸を除きます。

◆湿熱停滞証・肝胆湿熱証によい他の薬膳◆

■鮭魚燉豆腐（さけと豆腐のスープ煮）—20
■栗豆粥（雑穀と豆の粥）—20
■小豆冬瓜粥（あずきととうがんの粥）—27
■冬瓜粥（とうがん粥）—97
■薏米粥（はと麦粥）—98
■薏苡仁緑豆粥（はと麦と緑豆の粥）—105
■清炒緑豆芽（緑豆もやしの炒め物）—107
■西瓜飲（すいかのジュース）—114
■三瓜茶（三種の瓜のお茶）—114
■緑豆荷葉粥（緑豆とはすの葉の粥）—122
■緑豆海帯湯（緑豆とこんぶの飲み物）—143
■薏苡仁昆布粥（はと麦とこんぶの粥）—150
■燉二瓜（とうがんとへちまの味噌煮）—150
■苡米豆芽湯（はと麦ともやしのスープ）—153
■冬瓜皮燉蚕豆（そら豆のとうがん皮煮）—155
■蓴菜鮒魚湯（じゅんさいとふなのスープ）—202
■冬瓜汁（とうがんの飲み物）—203
■薺菜車前草湯（ナズナとオオバコのお茶）—205
■馬歯莧緑豆粥（スベリヒユと緑豆の粥）—205

■豆腐泥鰍湯（豆腐とどじょうのスープ）――214
■香菇苡米飯（しいたけ・はと麦入り豆ご飯）――215
■猪肝緑豆粥（豚レバーと緑豆の粥）――215
■三瓜湯（とうがん・きゅうり・へちまのスープ）――221
■西瓜皮炒肉絲（すいかの皮と豚肉の細切り炒め）――226
■翡翠冬瓜（とうがんのヒスイ煮）――227
■針菇冬筝湯（えのきとたけのこのスープ）――227
■三鮮茅根飲（茅根・淡竹葉・れんこんのお茶）――237
■向日葵髄茶（ひまわりの茎の芯茶）――237
■小豆粥（あずき粥）――245
■小豆車前粥（あずきとオオバコの粥）――285
■薏苡仁車前粥（はと麦とオオバコの粥）――285
■車前草燉猪腰（豚腎の車前草煮込み）――293
■苡米車前粥（はと麦と車前子の粥）――293
■茯苓赤豆苡米粥（茯苓・あずき・はと麦の粥）――310
■緑豆車前飲（緑豆とオオバコの飲み物）――310

2. 肝陰虚証の肝炎
肝腎陰虚証の肝硬変
肝陰虚証の胆嚢炎と胆石

1 西紅子炒鶏蛋（トマトと卵の炒め物）

［材料］トマト250g　鶏卵3個　塩　砂糖

［作り方］

①トマトを角切りにし、油を熱したフライパンで炒め、塩で味つけする。

②砂糖を加えた溶き卵を入れ、混ぜながらしばらく加熱する。

［効能］清熱養陰・除煩生津

［解説］トマトは、甘酸味、微寒性で熱を冷まし、イライラを除き、のどの渇きを止める作用があります。鶏卵は、甘味、平性でイライラを取り精神を安定させる作用があり、陰や血を補います。総じて、陰を補い陰虚証の諸症状に効果があります。

2 女貞子枸杞湯（女貞子枸杞スープ）

［材料］豚肉250g　女貞子30g　枸杞子15g　塩　胡椒

［作り方］

①女貞子は種を取り豚肉は角切りにする。

②材料をすべて鍋に入れ水を適量加えて強火で沸騰させた後、弱火で2～3時間煮込み、塩・胡椒で味つけする。

［効能］滋養肝腎

［解説］女貞子（ネズミモチの果実）は、甘苦味、涼性の生薬で、熱を取り、肝と腎の陰を補う作用があります。枸杞子は、甘味、平性で、肝と腎の機能を補う作用があり、豚肉は甘鹹味、平性で陰や気を補う作用があります。総じて、肝と腎の陰を補い、その機能を回復させる働きがあります。

◆肝陰虚証・肝腎陰虚証によい他の薬膳◆

■菠菜豆腐湯（ほうれんそうと豆腐のスープ）――15
■桑杞茶（桑の実と枸杞のお茶）――15
■銀耳杜仲湯（きくらげと杜仲のデザート）――35
■烏賊干貝湯（いかと貝柱のスープ）――35
■天地粥（天麻と生地の粥）――113
■鶏蛋銀耳湯（白きくらげと卵のデザート）――113
■番茄木耳炒鶏蛋（トマトときくらげの卵炒め）――156
■枸杞肉絲（枸杞と豚肉の細切り炒め）――159
■枸杞鶏蛋餅（枸杞入り卵焼き）――165
■銀耳枸杞鶏肝湯
（白きくらげ・枸杞子・鶏レバーのスープ）――216
■沙参枸杞粥（沙参と枸杞子の粥）――217
■菊花枸杞羹（菊花と枸杞の寒天よせ）――228
■芝麻山薬飯（黒ごま入り麦とろ飯）――229
■枸杞黒豆（黒豆の枸杞煮）――249
■清蒸杞甲魚（枸杞とすっぽんの蒸し物）――252
■五味枸杞飲（五味子と枸杞のお茶）――261
■枸杞黄精粥（枸杞と黄精の粥）――290

3. 肝胆瘀熱証の肝炎 肝鬱血瘀証の肝硬変

1 丹参田鶏湯（丹参とかえるのスープ）

[材料] 田鶏（蛙）250ｇ　丹参24ｇ　なつめ4個　塩　醤油　酒

[作り方]

①蛙の皮と内臓を取る。

②なつめの種を取る。

③全材料を鍋に入れ、適量の水を加えて、強火で沸騰させた後、弱火で2時間煮込む。塩・醤油・酒で味つけをする。

[効能] 活血散結・養肝健脾

[解説] 丹参は、苦味、微寒性の生薬で、血の流れをよくする活血作用や精神を安定させる作用があります。蛙は甘味、涼性で、熱を取り解毒の作用があり、味はまさに鶏のごとく淡白で中国では高級材料です。最近では日本でも中華食品材料店などで、皮をむいて加工してある冷凍品が手に入ります。なつめは気血を補い、総じて、血の流れをよくするとともに、肝や脾の機能を補います。

2 三七藕蛋羹（三七人参と卵のスープ）

[材料] 三七人参の粉3ｇ　れんこん1節　卵1個　スープ1カップ

[作り方]

①れんこんをすりおろし、汁をこし取る（約1/2カップ）。

②①にスープを加えて火にかけ、沸騰させる。

③卵を割りほぐして鍋に流し入れる。

④火を止めて塩・胡椒で味をととのえ、三七人参の粉を加えてよく混ぜ合わせる。

[効能] 活血化瘀・清熱

[解説] 活血化瘀作用のある三七人参とれんこんの働きで、瘀血を取り除きます。清熱作用をより必要とする場合には、れんこん汁を煮ずに、できあがったスープに加えて生に近い状態にするとよいでしょう。

3　醋煮海帯（こんぶの酢煮）

［材料］こんぶ50ｇ　米酢1/2カップ　醤油小さじ2　砂糖大さじ2

［作り方］

①こんぶははさみで細く切って水でもどす。

②米酢・醤油・砂糖を鍋に入れ、①を煮る。

［効能］活血化瘀・清熱利水

［解説］酢には活血化瘀作用と解毒があり、瘀血を取り除きます。こんぶは清熱に働き、瘀熱を取り除くのを助けます。こんぶの酢の物もよいでしょう。

◆肝胆瘀熱証・肝鬱血瘀証によい他の薬膳◆

■三七燉鶏蛋（鶏卵の三七煮）―*17*

■蘿蔔油菜蕎麦麺（だいこんと菜の花のそば）―*17*

■二花飲（玫瑰花とジャスミンのお茶）―*56*

■茉莉花粥（ジャスミン粥）―*66*

■玫瑰花茶（マイカイカ茶）―*67*

■香菇桃仁湯（しいたけと桃仁のスープ）―*152*

■山楂子三七茶（山楂子と三七のお茶）―*152*

■二花緑茶（玫瑰花・ジャスミン入り緑茶）―*197*

■芋艿糕（さといもの蒸し餅）―*201*

■黄花菜木耳鶏肉（金針菜ときくらげの鶏肉スープ）―*206*

■田七藕汁湯（田七人参・れんこん・きゅうりの飲み物）―*213*

■丹参茶（丹参・香附子・菊花のお茶）―*236*

■小豆茉莉花茶粥（あずきとジャスミンの茶粥）―*236*

■益母草煮鶏卵（鶏卵の益母草煮）―*246*

4. 寒湿内停証の肝炎
寒湿困脾証の肝硬変

1　丁子赤小豆粥（丁子入りあずき粥）

［材料］米50ｇ　あずき30ｇ　生姜汁小さじ2　丁子3個　黒砂糖大さじ2

［作り方］

①あずきは一晩水につけておく。

②鍋に米とあずき・丁子を入れ、水800ccを加えて粥を炊く。

③できあがった粥に生姜汁を加え、好みで黒砂糖を加える。

[効能] 健脾利湿・温中祛寒

[解説] 丁子は温裏作用があり、中焦寒を取り除きます。生姜はこれを補助します。米とあずきは補脾に働くと同時に、あずきはさらに利湿作用がありますので、全体で健脾利湿・温中祛寒の効果を期待できます。

2 苡米鶏湯（はと麦入り鶏スープ）

[材料] 鶏の骨付きモモ２本　はと麦50ｇ　生姜１片　長ねぎ10㎝　醬油大さじ１　塩　胡椒

[作り方]

①はと麦は3時間ほど水につけておく。

②骨付きモモは関節で2つに切り分ける。

③生姜は薄切り、長ねぎは小口切りにする。

④鶏・はと麦・生姜を鍋に入れ、水１ℓを加えて煮立てる。

⑤弱火にしてあくをすくいながら、約40分煮込む。

⑥醬油・塩・胡椒で味をととのえ、ねぎを散らす。

[効能] 補中益気・温中祛寒・利湿

[解説] 鶏とはと麦は脾を補って脾の機能を正常にして利湿を助けます。また、温性の生姜・長ねぎ・胡椒は、温中に働いて、寒を取り除きます。冷えが強い場合は、丁子を一緒に煮込んだり、胡椒を多めにすることで調整できます。

◆寒湿内停証・寒湿困脾証によい他の薬膳◆

■炮姜粥（あぶり生姜の粥）――*81*
■鯉魚生姜桂皮湯（鯉と生姜と桂皮のスープ）――*97*

5. 脾虚血虚証の肝炎 脾腎陽虚証の肝硬変 脾虚湿滞証の胆嚢炎と胆石

1 小豆牛肉粥（あずきと牛肉の粥）

[材料] 牛肉30ｇ　あずき30ｇ　米30ｇ　生姜３片　塩　醬油

［作り方］
①あずきは一晩水につけておく。
②牛肉を薄切りにする。
③米とあずきに適量の水を加え、弱火で薄い粥にする。
④出来上がる前に牛肉、生姜を入れ、さらに加熱し、塩と醬油で味つけする。
［効能］健脾和胃・利水消腫
［解説］小豆は甘酸味・平性で余分な水分を除く作用があります。牛肉は、甘味、平性で、脾や胃を補い気血を増やします。生姜は、温性で体を温めます。総じて、脾の機能が落ちて、余分な水分がたまる腹水などの症状に効果があります。

2　首烏大棗湯（何首烏となつめの卵スープ）

［材料］何首烏24g　なつめ12個　鶏卵2個　塩　胡椒
［作り方］
①なつめの種を取る。
②卵をゆでて殻をむく。
③全部の材料を鍋に入れ、適量の水を加え、弱火で30分煮込み、味つけする。
［食べ方］適量を飲用する。
［効能］補肝・補気・補血
［解説］何首烏は苦甘味・温性で、肝の機能を補い、血を補う作用があります。なつめは温性で、気血を補い、鶏卵は平性で陰・血を補います。総じて気や血が不足して肝の機能が落ちている病証に効果があります。
［注意］何首烏には便通をよくする作用があるので、便がゆるいときは使いません。

◆脾虚血虚証・脾腎陽虚証・脾虚湿滞証によい他の薬膳◆

■山薬薏苡仁粥（山薬とはと麦の粥）――26
■参耆鶏糸冬瓜湯（党参黄耆入り鶏ささ身ととうがんのスープ）――92
■茯苓粥（茯苓の粥）――93
■茯苓米粉白糖餅（茯苓と米粉のパンケーキ）――99
■黄参糖醋鯉魚（鯉の黄耆党参あんかけ）――100
■鶏肉黄耆湯（鶏肉と黄耆のスープ）――100
■枸杞茯苓茶（枸杞と茯苓の紅茶）――108

■泥鰍鍋（どじょうの丸鍋）――*116*
■大棗豇豆湯（なつめとささげの飲み物）――*207*
■二豆鶏肉粥（豆と鶏肉の粥）――*208*
■松鼠鯉魚（鯉の甘酢あんかけ）――*229*
■山薬茯苓丸子（やまいもと茯苓の団子）――*298*
■茯苓大棗山薬粥（茯苓・なつめ・山薬の粥）――*311*

6. 肝鬱気滞証の肝炎
気滞湿阻証の肝硬変
肝鬱気滞証の胆嚢炎と胆石

1 仏手鬱金粥（仏手と鬱金の粥）

［材料］仏手３ｇ（陳皮３ｇで代用可）　鬱金３ｇ　米60ｇ

［作り方］全部の材料を土鍋に入れ、適量の水を加えて粥にする。

［効能］疏肝解鬱・理気健胃

［解説］仏手は辛苦酸味・温性の生薬で、ミカン科の仏手柑の果皮。肝の機能を高め、気の滞りを改善し、胃の調子もよくします。手に入らなければ、陳皮で代用してください。鬱金は辛苦味、寒性で、血や気の流れを改善し、胆の機能も高め黄疸にも効果があります。日本でウコンというと「姜黄」を指すことが多いので注意してください。

2 陳皮牛肉（牛肉の陳皮煮）

［材料］牛肉250ｇ　陳皮３ｇ　醤油　砂糖

［作り方］

①牛肉を角切りにし、陳皮とともに適量の水で加熱する。

②醤油、砂糖を加えさらに煮込む。

［効能］理気健脾

［解説］陳皮は辛苦味・温性で気の流れをよくし、脾の機能を補い、余分な水分を除く作用があります。

◆肝鬱気滞証・気滞湿阻証によい他の薬膳◆

■茴香粥（茴香の粥）――*44*
■陳皮茶（陳皮のお茶）――*44*

第四章　癌の食療方

癌と薬膳

癌は、一九八一年から死亡原因のトップを占め、二〇〇一年には、総死亡の31％を占めています。決して珍しい病気ではなくなりました。

癌に関する記載は古くから見られ、二千年前の中医学の古典『黄帝内経』にも、骨瘤・肉瘤・筋瘤などの腫瘤の分類がなされています。

中医学においては、癌の原因や仕組みを次のように考えています。

体の重要な成分は、気・血・津液（水分）ですが、これらがスムーズに流れているのが健康な状態です。しかし、ある原因で流れが阻害されると、これら気血津液の流れが滞り、固まって、癌を引き起こすと考えます。

この気・血・津液の流れを阻害する原因は大きく3つ考えられます。

第一に、精神的なストレス、感情の乱れによって肝・肺・脾など気血津液の流れに直接、間接に関わる臓腑の働きが損なわれて、気血の流れが滞る場合。

第二に、食べすぎ・飲みすぎ・甘いもの・辛いもの、強いお酒・熱いもの・冷たいものの偏食など飲食の不摂生が原因で、消化や水分の代謝に働く脾の機能が損なわれて、水分の流れが滞り、水分の代謝物である痰湿ができる場合。これらはとくに消化道の癌を引き起こします。

第三に、体の活動力、防御力の元になるエネルギーである正気が不足することで、臓腑の働きが弱く、気血津液の量も不足し、流れも滞って癌を誘発する場合。これは、いわゆる抵抗力の落ちた状態です。

ストレスの増加、飲食の乱れ、体の抵抗力の低下、これらが癌を生じさせる主な原因です。

癌に対する薬膳の第一の役割は、ストレスに強い体をつくること、体の抵抗力をつけること、そして、その人に合った正しい食事をすることで原因を取り除いて癌にならない体をつくることにあります。第二の役割は、癌になってしまったときに、体のアンバランスを元に戻すことで、手術前後の体力の回復を早めたり、化学療法や放射線療法のダメージを減少させることです。

病気のタイプ（証）によって食事を考えることは他の病気と同じです。癌の種類によってタイプが分かれるので、よく見られる癌ごとに食事を考えていきます。

肺癌

肺癌の中医学的な考え方

大気汚染・喫煙・有害な粉塵など外部からの影響が大きいと考えられている癌ですが、中医学的には、やはり体内の抵抗力の低下、気血津液など体内環境の状態の不調和が重要な原因と考えられます。

正気の不足によって抵抗力が落ち、外部の有害物質や体内の代謝物である痰湿・血の代謝物・瘀血・熱などが絡み合って固まり、腫瘤となると考えます。

肺癌の薬膳

1．肺血熱証の肺癌

1　涼拌菜（ドクダミのあえ物）

［材料］新鮮なドクダミの葉と茎100ｇ　れんこん200ｇ　にんにく1片　長ねぎ　生姜　酢大さじ2　醤油小さじ1　塩少々　砂糖小さじ1/2　ごま油大さじ1

［作り方］

①ドクダミはよく洗って熱湯でさっとゆでる。塩をふってしばらく置いた後、軽く絞ってきざむ。

②れんこんは皮をむき、薄く切って酢水につけておく。

③にんにく、生姜、長ねぎを細かくきざむ。

④すべての調味料と③を器に入れて混ぜ合わせ、水気を切ったれんこんとドクダミをあえる。

［効能］清熱解毒・涼血活血

［解説］ドクダミは生薬では魚醒草と呼ばれ、熱を取り去り、解毒するとともにむくみや腫れを引かせる作用があります。また、生のれんこんは血熱を取り

肺癌の中医学的分類

分類	メカニズム	症状の特徴
肺血熱証	外部の有害物質の影響などにより熱化し、血が熱灼され凝滞して起こる。	咳・痰は少ない。痰の色は黄色く粘りがある。痰に血が混じる。胸や背中が痛む。胸苦しく、のどが渇く。尿の色が濃く、大便が硬い。舌紅あるいは絳、あるいは瘀点・瘀斑がある。舌苔黄。脈数。
肺痰熱証	痰湿ができ、熱化して肺の機能を落とし、痰が凝集して起こる。	咳・痰が多く粘る。胸苦しい。便秘、悪心、嘔吐。舌質暗紅、舌苔黄膩。脈弦滑。
肺陰虚証	肺を潤し、冷ます肺陰が不足し、起こる。また肺癌の晩期や放射線療法では肺陰が損なわれやすい。	乾いた咳、痰が少ない。のどが渇き水を飲みたがる。体は痩せ、体に力が入らない。手足がほてり、微熱、寝汗をかく。胸苦しい。尿の色は濃く、便は硬い。舌暗紅少津。脈沈細数。
肺腎両虚証	病が長引き、肺や腎の機能が低下する。	咳にも力がなく、痰も容易に喀出できない。顔色が悪い。息切れ、倦怠感、耳鳴り、難聴。足腰がだるく痛む。舌質淡、苔白。脈沈無力。

去り、血のめぐりをよくして、瘀血を取り除きます。
肺痰熱証にも用いることができます。

2 茅根金銀花茶（茅根と金銀花のお茶）

［材料］茅根25g　金銀花10g
［作り方］茅根と金銀花を鍋に入れ、水を加えて約15分間煎じ、お茶代わりに飲む。
［効能］清熱解毒・涼血止血
［解説］茅根と金銀花が血熱を抑え、肺からの出血を抑えます。喀血のある人に。

◆肺血熱証によい他の薬膳◆

■石膏粥（石膏と陳皮の粥）――65
■三汁飲（なし・れんこん・黒くわいのジュース）――66
■冬瓜粥（とうがん粥）――97
■菊花葛根羹（菊花とくずのデザート）――98
■葛根茶（くず湯）――121
■菊花茶葉粥（菊花茶のお粥）――122
■魚腥草糸瓜湯（ドクダミとへちまのスープ）――131

肺癌の食治原則

分類	食治原則	よく使われる食材・薬材
肺血熱証	血熱を冷ます作用（涼血）のある寒涼性のものを選ぶ。	なし、びわ、にがうり、へちま、れんこん、ナズナ、ドクダミ、空心菜、生地黄、沙参、紫草根、芦根、茅根、金銀花、小薊根、あひるの卵
肺痰熱証	痰湿を除く作用（健脾祛痰）のあるものを選ぶ。	はと麦、あずき、だいこん、とうがん、とうがんの種、しいたけ、たけのこ、ドクダミ、羅漢果、栝楼根
肺陰虚証	熱を冷まし、肺を潤す作用（滋陰潤肺）のあるものを選ぶ。	なし、かき、りんご、みかん、バナナ、びわ、すもも、トマト、れんこん、百合根、麦門冬、天門冬、白きくらげ、落花生、松の実、杏仁、干ぶどう、桑の実、枸杞子、羅漢果、燕の巣、はちみつ、白魚、あわび
肺腎両虚証	呼吸に関与する肺と腎の機能を高める作用のあるものを選ぶ。	くるみ、黒ごま、杏仁、枸杞子、はちみつ、蛤蚧、冬虫夏草、豚肺

＊肺癌手術後は、肺気を損ない、息切れ、息苦しさ、だるさが出やすかったり汗が漏れやすくなったりするので、補気養血の作用のある食物を多く摂るようにする。例：りんご、やまいも、れんこん、はくさい、松の実、なつめ、竜眼肉、卵、牛肉など。

＊放射線療法では、肺陰を損ないやすく、のどの渇き・咳・皮膚の灼熱痛などの症状が出やすいので滋陰養血の食物を多く摂るようにする。例：なし、びわ、バナナ、トマト、れんこん、百合根、白きくらげ、枸杞子、羅漢果、干ぶどう、桑の実、はちみつなど。

＊化学療法では、気血を損ない、全身倦怠感・食欲不振・悪心・嘔吐などの症状が起きるので、気血を多く補うのがよい。例：しいたけ、きくらげ、なつめ、落花生、ひまわりの種、黄耆、冬虫夏草、鯉、ふななど。

＊咳・喀血などの症状には痰を生じやすい、動物性脂肪の多いもの、刺激の強いもの、酒、煙草は控えるべき。

■涼拌三鮮（たけのこ・黒くわい・くらげのあえ物）――131

2. 肺痰熱証の肺癌

1 蘿蔔粥（だいこんとにんじんの粥）

［材料］だいこん150ｇ　にんじん60ｇ　米60ｇ　豚赤身ひき肉30ｇ　塩

［作り方］
①だいこんとにんじんは千切りにする。
②①と米・肉を土鍋に入れ、水6カップを加えて粥を炊く。

［効能］寛中消積・降気化痰

［解説］だいこんは涼の性質をもち、熱を取り、痰を除いて咳を鎮めます。また、胃腸の滞りをすっきりさせます。これに健脾和胃のにんじんを加えて食欲を正常にし、体調をととのえます。前記の量は1日分なので、3回に分けて食べます。

2 筍菇肉絲（たけのこ・しいたけ・豚肉の細切り炒め）

［材料］たけのこ水煮400ｇ　干しいたけ30ｇ　豚の赤身肉200ｇ　長ねぎ　生姜　オイスターソース大さじ2　塩　胡椒　片栗粉

［作り方］
①干しいたけはぬるま湯でもどして軽くしぼり、細切りにする。
②豚肉とたけのこは細切りにする。
③長ねぎと生姜は細かく切る。
④中華鍋に油を熱し、長ねぎと生姜を炒め、肉を入れて強火でさっと炒める。
⑤たけのことしいたけを入れて炒め、しいたけのもどし汁を加えて沸騰させる。
⑥オイスターソースと塩胡椒で味をととのえ、水溶き片栗粉を流し入れてとろみをつける。

［効能］清熱化痰・健脾理気

［解説］たけのこは痰熱を取り去って咳を鎮めます。しいたけは気の流れをよくするとともに、痰を取り去ります。豚肉を加えることによって正気を助け、邪に対する抵抗力を養います。

◆肺痰熱証によい他の薬膳◆

■半夏粥（半夏と茯苓の粥）―47
■蘿蔔飲（だいこんの飲み物）―49
■薏苡仁昆布粥（はと麦とこんぶの粥）―150
■燉二瓜（とうがんとへちまの味噌煮）―150
■苡米豆芽湯（はと麦ともやしのスープ）―153
■冬瓜皮燉蚕豆（そら豆のとうがん皮煮）―155
■蓴菜鮒魚湯（じゅんさいとふなのスープ）―202
■冬瓜汁（とうがんの飲み物）―203
■薺菜車前草湯（ナズナとオオバコのお茶）―205
■馬歯莧緑豆粥（スベリヒユと緑豆の粥）―205
■三瓜湯（とうがん・きゅうり・へちまのスープ）―221
■小豆粥（あずき粥）―245
■小豆車前粥（あずきとオオバコの粥）―285
■薏苡仁車前粥（はと麦とオオバコの粥）―285

3．肺陰虚証の肺癌

1　百合柿餅粥（百合根と干柿の粥）

[材料] 百合根30g　干柿1個　米50g　氷砂糖30g

[作り方]
①百合根は洗って鱗片に分ける。
②干柿はへたと種を除いてきざむ。
③百合根、干柿、米に水5カップを加えて粥を炊く。
④炊きあがったら氷砂糖を加え、少し煮ながら溶かす。

[効能] 滋陰清熱・潤肺止咳

[解説] 百合根は肺を潤して咳を止め、熱を取り、安神に働きます。柿も潤肺止咳に働き、百合根とともに肺陰を補います。氷砂糖は潤肺、米は補虚の作用をもちます。

2　杏仁銀耳小豆粥（杏仁・きくらげ・あずきの粥）

[材料] 苦杏仁6g　甜杏仁15g　白きくらげ30g　あずき25g　米50g　氷砂糖60g

［作り方］

①あずきは一晩水につけておく。

②杏仁は熱湯にさっとくぐらせて薄皮をむき、細かく切る。

③きくらげは水でもどして手でちぎり、適量の水を加えて1時間ほど煮ておく。

④杏仁・米・あずきを鍋に入れ、水10カップを加えて、薄い粥を炊く。

⑤炊きあがったら、きくらげと氷砂糖を加えてさらに15分煮る。

［効能］滋陰潤肺・解毒

［解説］きくらげは肺を潤すすぐれた食材とされています。甜杏仁は潤肺に、苦杏仁は祛痰止咳に働き、あずきは解毒のために配合しています。あずきは量が多いと、利水作用によって陰液を傷つけるので、使用量に注意します。

◆肺陰虚証によい他の薬膳◆

■銀耳蓮子湯（白きくらげとはすの実のスープ）―50
■百合燉猪肉（百合と豚肉の煮込み）―50
■鶏蛋銀耳湯（白きくらげと卵のデザート）―113
■銀耳百合粥（白きくらげと百合根の粥）―148

4. 肺腎両虚証の肺癌

1 白果蒸鴨（ぎんなんと合鴨肉の蒸し物）

［材料］ぎんなん1カップ　合鴨ロース肉300g　スープ1/2カップ　塩　胡椒

［作り方］

①ぎんなんは殻と薄皮を取り除き、ゆでる。

②鴨肉に塩胡椒をして深皿に入れ、ぎんなんを散らしてスープを流し入れ、蒸し器で約1時間蒸す。

［効能］止咳化痰・補虚平喘

［解説］合鴨肉は肺と腎を補い、ぎんなんは肺の気をととのえ、喘息や咳を止めます。ぎんなんは肺の病気によく使われる素材ですが、一度に多量に食べると中毒を起こすことがあるので注意が必要です。

2 枇杷胡桃膏（びわとくるみのシロップ）

［材料］びわの実（皮と種を除いたもの）50ｇ　くるみ50ｇ　枸杞子40ｇ　黒ごま40ｇ　はちみつ適量

［作り方］

①びわとくるみをきざむ。

②枸杞子と黒ごまと①を鍋に入れ、適量の水を加えて煎じる。

③煎じ汁をこし取り、さらに2回同様に水を加えて煎じ、3回分の煎じ汁を合わせてとろ火で煮詰めて濃縮する。

④シロップ状になったら同量のはちみつを加え、煮立たせて火を止め、ビンに入れて保存する。

［効能］益肺腎補虚・潤肺・平喘止咳

［解説］毎日朝夕大さじ1を湯で溶いて飲みます。3～4週間続けます。肺癌晩期の虚証の人や、体質が虚弱な人、放射線治療後の白血球減少のある人に適するとされています。

◆肺腎両虚証によい他の薬膳◆

■人参黒芝麻飲（朝鮮人参と黒ごまの飲み物）──73
■胡桃蜜飲（くるみのはちみつシロップ）──132
■白果大棗粥（ぎんなんとなつめの粥）──132
■虫草茸烏鶏湯（冬虫夏草・きのこ・烏骨鶏のスープ）──222
■芝麻山薬飯（黒ごま入り麦とろ飯）──229
■胡桃粥（くるみ粥）──254
■枸杞羊腎粥（羊腎と枸杞の粥）──254
■芝麻粥（ごまの粥）──262

食道癌

食道癌の中医学的な考え方

食道癌は、中医学での噎膈《えっかく》の範疇に属します。噎膈とは、飲み込むときに飲食物がのどや胸につかえて下に降りない症状のものをいいます。ストレスや食生活の不摂生によって脾胃や肝がダメージを受け、気や余分な水分、また滞った血が互いに凝集しあって癌を生じると考えられています。

西洋医学的には、食道癌の原因には、強いアルコール、熱い食物などの飲食が関係するといわれているので、食習慣の改善は重要です。普段から辛いもの・酸っぱいもの・塩辛いもの・硬すぎるもの・熱すぎるものの過食は控えるようにしましょう。

食道癌の中医学的分類

分類	メカニズム	症状の特徴
気痰互阻証	精神的なストレスによって気の流れが滞り、脾の水分代謝機能が影響を受け痰湿が生まれ、気と痰が結びついて腫瘤ができる。	のどに物がつかえる感じがする。ものが飲み込みにくい。胸が詰まる感じがし、かすかに痛む。口やのどが渇く。げっぷ、酸っぱいものが上がってくる。感情の変化が激しく、憂うつ感があって、イライラする。舌質紅、舌苔膩。脈弦滑。
痰瘀互結証	痰の発生に加え、血の滞りである瘀血が生まれ、瘀血・痰が相互に結びつき腫瘤ができる。	胸骨の裏が刺すように痛み、痛みの場所は固定している。食べるとすぐ吐き、飲水も困難。大便乾燥。皮膚は乾燥し、体は痩せる。舌質暗紅、少苔、瘀斑。脈細渋。
脾胃気虚証	久病または老化のために、脾胃の機能が落ちることによって抵抗力が不足して起きる。または食道癌の晩期。	倦怠感、全身に力が入らない。顔色が白っぽい。息切れ、寒がり。顔がむくむ。腹が脹る。舌質淡、舌苔白。脈虚細弱。

食道癌の食治原則

分類	食治原則	よく使われる食材・薬材
気痰互阻証	気の流れをよくし（疏肝理気）、痰を除く（祛痰）作用のあるものを選ぶ。	はと麦、莱菔子（だいこんの種）、旋覆花、玫瑰花、陳皮
痰瘀互結証	痰を除き、血の流れをよくする（化瘀）作用のあるものを選ぶ。	れんこん、くわい、キウイ、にら、藤梨根（キウイの根）、桃仁、山楂子
脾胃気虚証	脾胃の力を補い（健脾益胃）気を補う（補気）作用のあるものを選ぶ。冷えの強い場合は陽を補う（補陽）作用のものも選ぶ。	はと麦、あわ、あずき、とうもろこし、じゃがいも、かぼちゃ、にら、にんにく、しいたけ、マッシュルーム、はすの実、なつめ、黄耆、鶏内金、牛乳

＊手術後には普通のお粥のほかに、はと麦粥がよい。

＊放射線療法では、のどの渇きや胸の灼熱感など、体を潤す陰液が損なわれた症状が出やすいので、なしの汁・砂糖きび汁・牛乳・れんこん粉・白きくらげ・にがうり汁など、体を潤す作用のある食物をとるとよい。

食道癌の薬膳

1. 気痰互阻証の食道癌

1 参苡粥（沙参とはと麦の粥）

［材料］沙参15ｇ　莱菔子９ｇ　旋覆花９ｇ　はと麦30ｇ

［作り方］

①沙参・莱菔子・旋覆花を布袋に入れて煎じる。

②①の煎じ汁にはと麦を加えて薄い粥を炊く。

［効能］化痰開鬱・降逆止嘔

［解説］莱菔子は痰を取り除くとともに気の滞りをよくします。旋覆花は気の流れをととのえ、痰を消して気の逆流を抑えて嘔吐を止めます。はと麦は健脾利湿に、沙参は胃陰を補って全体で体調をととのえます。

2 柿霜蒸梨（柿霜梨蒸し）

［材料］柿霜（干し柿の表面の粉）10ｇ　甘蔗（さとうきび）250ｇ　なし１個（大きめのもの）　陳皮1/2個分　氷砂糖少々

［作り方］

①陳皮を洗う。

②甘蔗の汁を絞る。

③なしを大きめに切る。

④氷砂糖に少量の水を加えて加熱し砂糖水にする。

⑤材料すべてと適量の水を器に入れ、蒸し器で１時間ほど蒸す。

［効能］清熱化痰・理気和胃・生津潤燥

［解説］柿霜と梨には、清熱潤燥化痰の効能があります。甘蔗には清熱生津・下気和中、また陳皮には気の通りをよくする理気作用があり、総じて気痰の滞りがある熱証の食道癌に用いることができます。

◆気痰互阻証によい他の薬膳◆

■蘿葡油菜蕎麦麵（だいこんと菜の花のそば）――*17*

■金橘飲（きんかんのお茶）――57
■二花防風茶（ジャスミン・玫瑰花・防風のお茶）――58

2. 痰瘀互結証の食道癌

1 姜汁韮汁牛乳飲（生姜とにら入りミルク）

［材料］牛乳100cc　生姜のしぼり汁大さじ2　にらのしぼり汁大さじ1

［作り方］牛乳を沸騰させ、生姜とにらのしぼり汁を加えて、ゆっくりと飲む。

［効能］散瘀逐痰・解毒・止痛消噎

［解説］にらは温中行気・散瘀逐痰、生姜は降逆止嘔、牛乳は補虚潤燥解毒に働きます。熱証のない人に適しています。

2 糟茄（なすの酒粕漬け）

［材料］なす3kg　塩500g　酒粕250g

［作り方］

①酒粕は同量の湯で溶いてやわらかくしておく。

②瓶になす・塩・酒粕を漬け込み、重石をのせて1カ月くらいおく。

［解説］毎日30gずつを食事に添えて食べます。

［効能］清熱解毒・散血消腫

◆痰瘀互結証によい他の薬膳◆

■黄花菜木耳鶏肉（金針菜ときくらげの鶏肉スープ）――206
■韮菜海帯湯（にらとこんぶのスープ）――207
■小豆茉莉花茶粥（あずきとジャスミンの茶粥）――236

3. 脾胃気虚証の食道癌

1 複方黄耆粥（黄耆とはと麦の粥）

［材料］黄耆30g　はと麦30g　あずき15g　鶏内金9g　米30g　きんかんの砂糖煮2個

［作り方］

①鶏内金はすりつぶして粉にしておく。

食道癌

② 黄耆に10カップの水を加えて約20分煎じ、黄耆を取り除く。
③ ②にはと麦とあずきを加えて、約30分煮る。
④ 米と①を加えて粥に炊きあげる。

[効能] 補益元気・健脾益胃
[解説] 朝晩2回に分けて食べます。きんかんは粥を食べた後に食べるようにします。通過障害がある場合は、水の量を加減して薄めに作ります。食道癌以外にも、手術後や放射線療法で体力が落ちているときに食べるとよいでしょう。ただし、陰虚で虚熱がある場合は適しません。

2 蓮子奶糊 (はすの実と牛乳の粥)

[材料] はすの実60ｇ　牛乳1カップ　砂糖適量
[作り方]
① はすの実はすりつぶして粉にし、適量の水で溶いておく。
② 牛乳を沸かし、①を流し入れて数分間煮込む。
[効能] 健脾益胃・補虚
[解説] はすの実は補脾開胃止嘔に働き、牛乳は補益

虚損・養血に働いて、体力の回復に役立ちます。

◆脾胃気虚証によい他の薬膳◆

■荔枝粥 (ライチ粥) ——87
■栗糊 (くりのペースト) ——87
■参耆鶏糸冬瓜湯
(党参黄耆入り鶏ささ身ととうがんのスープ) ——92
■茯苓粥 (茯苓の粥) ——93
■鶏肉黄耆湯 (鶏肉と黄耆のスープ) ——100
■粟粥 (あわ粥) ——108
■人参鶏湯 (鶏の人参スープ) ——200

胃癌

胃癌の中医学的な考え方

早期胃癌の症状では、食後の胃部不快感や膨満感、胸やけ・悪心嘔吐・げっぷ・食欲不振などが起こることがあります。多くは、飲食の不摂生や、精神的なストレスにより気の流れを調整する肝の機能が損なわれ、ダメージが脾胃に波及して起こると考えられます。

そもそも胃は食物を下方へ伝えるのが役目ですが、この機能が低下すると、逆に胃気が上向きに上がり（胃気上逆）、悪心・嘔吐・げっぷ・食欲不振などの症状が起きるのです。

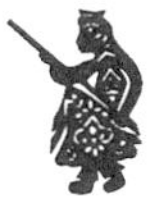

胃癌のための薬膳

1. 肝気犯胃証の胃癌

1 二花緑茶（玫瑰花・ジャスミン入り緑茶）

［材料］玫瑰花10ｇ　ジャスミン・中国緑茶各５ｇ

［作り方］急須に入れ、湯を注いでお茶代わりに飲む。

［効能］理気解鬱・散瘀止痛

［解説］玫瑰花・ジャスミンは肝気の滞りを治し、胸腹部の脹った痛みを取り除きます。瘀血を散ずる作用があるので、瘀血証にも適しています。

2 大蒜粥（にんにく粥）

［材料］にんにくのおろし汁大さじ1/2　陳皮末大さじ1/2　氷砂糖大さじ１　もち米50ｇ

［作り方］

①もち米に適量の水を加えて粥を炊く。

②にんにく汁・陳皮末・氷砂糖を加えて混ぜ合わせる。

胃癌の中医学的分類

分類	メカニズム	症状の特徴
肝気犯胃証	精神的ストレスなどにより肝の気の流れを調節する作用が失われ、胃の機能にも影響を与えるために起こる。	胃部の脹るような痛み、脇に放散するような痛み。憂うつ感、イライラ、怒りっぽい。精神的なストレスで痛みが増強する。食欲不振、げっぷ、ため息。舌質紅、舌苔黄色、脈弦。
脾胃陽虚証	消化に関わる脾胃の機能が低下し、活動力である陽気が不足してさまざまな症状が起こる。脾胃の虚弱は抵抗力低下につながる。	胃部のシクシクする痛み。げっぷ、嘔吐。朝に食べたものを夕方に吐く。夕方に食べたものを朝吐く。食後に脹った痛みがある。痛みは押さえたり温めるたりすると楽になる。寒がり、手足が冷える。顔色が白っぽい、大便がゆるい。舌質淡、舌苔白。脈沈細。
瘀毒内阻証	消化不良などから胃部に熱がたまり、熱によって津液が灼かれ、血流の滞りから瘀血が生まれ、熱結・瘀血により腫瘤ができる。	胃部の刺すような痛み、灼熱痛、食後に痛みがひどい。のどが渇き水を飲みたがる。上腹部が脹り、押さえるのを嫌がる。胃部に固まりを触れる。吐血・血便がある。皮膚が乾燥して荒れる。舌質紫暗あるいは瘀点。脈沈弦、細渋あるいは弦数。
痰湿内結証	脾の虚弱により水分代謝機能が落ち、痰湿が生じ、凝滞して腫瘤ができる。	腹部の膨満感、脹った痛みがある。食欲が減退し、飲み込みが困難。便は泥状か軟便。時に嘔吐。舌苔白膩。脈弦滑。

胃癌の食治原則

分類	食治原則	よく使われる食材・薬材
肝気犯胃証	肝の気の流れを調節する機能を高め（疏肝理気）、胃気の上逆を降ろす（胃気降逆）作用のあるものを選ぶ。	だいこん、セロリ、にら、仏手柑、玫瑰花、ジャスミン、莱菔子（だいこんの種）、陳皮
脾胃陽虚証	脾胃の機能を高め（健脾益胃）陽を補う（補陽）作用のあるものを選ぶ。	キャベツ、じゃがいも、にんじん、やまいも、マッシュルーム、いんげん豆、えんどう豆、落花生、大豆、なつめ、はすの実、菱の実、桂花、冬虫夏草、鹿肉、どじょう
瘀毒内阻証	熱を冷まし（清熱）、血の流れをよくして滞りを除く（活血化瘀）作用のあるものを選ぶ。	れんこん、あぶらな、にら、ナズナ、丹参、田七人参、桃仁、山楂子
痰湿内結証	痰湿を除き（祛湿）、水分代謝機能を上げる。健脾の作用のあるものを選ぶ。	はと麦、あずき、とうもろこし、とうがん、かぼちゃ、しいたけ、たけのこ、じゅんさい、茯苓、猪苓、藤梨根（キウイの根）、鴨肉

＊手術後には気血を損ないやすいので、補気養血の作用のある朝鮮人参茶、竜眼肉、なつめ、鯉、ふななどを摂るようにするとよい。

［効能］健脾・行気

［解説］にんにくが腹部のつかえを取り、陳皮が気の流れをととのえ、もち米が脾胃の働きを正常にします。にんにくには癌細胞の増殖を抑制する効果もあります。

◆肝気犯胃証によい他の薬膳◆

■蘿葡油菜蕎麦麺（だいこんと菜の花のそば）—17
■茴香粥（茴香の粥）—44
■陳皮茶（陳皮のお茶）—44
■蘿蔔飲（だいこんの飲み物）—49
■二花防風茶（ジャスミン・玫瑰花・防風のお茶）—58
■茉莉花粥（ジャスミン粥）—66
■玫瑰花茶（マイカイカ茶）—67
■油悶枳実蘿蔔（揚げだいこんの枳実煮込み）—72
■莱菔子散（だいこんの種の散剤）—83
■仏手鬱金粥（仏手と鬱金の粥）—180
■陳皮牛肉（牛肉の陳皮煮）—180
■柚皮粥（ザボンの皮の粥）—210
■茉莉飲（ジャスミンの飲み物）—213
■芹韮湯（セロリとにらのスープ）—219
■蘿蔔金針粥（だいこんと金針菜の粥）—219
■花皮解鬱粥（花と陳皮のデザート粥）—224
■双核茶（二種のお茶）—283
■仏手柑茶（仏手柑のお茶）—283

2. 脾胃陽虚証の胃癌

1 人参鶏湯（鶏の人参スープ）

［材料］朝鮮人参10ｇ　若鶏1羽

［作り方］

①若鶏は内臓を取り除き、人参はきざむ。

②適量の水を加え、約2時間煮る。

③塩と胡椒で味をととのえる。

［効能］補中益気・温陽

［解説］脾胃の機能が落ちているので、脂肪分はすくい取って除いて食べます。人参の補気作用と、鶏の温中・益気・降逆作用により、吐き気を抑え、体力を回復させます。

2 蔗姜飲（さとうきびと生姜の飲み物）

［材料］さとうきびのしぼり汁1カップ　生姜のしぼり汁大さじ1

［作り方］材料を混ぜ合わせ、温めて飲む。

［効能］和胃降逆・止嘔・消痰・止渇・散寒

［解説］噎下困難・吐き気・嘔吐・胃痛などの症状を抑えます。

◆脾胃陽虚証によい他の薬膳◆

- 姜汁牛肉飯（牛肉の生姜ご飯）——*85*
- 糯米粥（もち米とやまいもの粥）——*86*
- 茘枝粥（ライチ粥）——*87*
- 栗糊（くりのペースト）——*87*
- 黄参糖醋鯉魚（鯉の黄耆党参あんかけ）——*100*
- 鶏肉黄耆湯（鶏肉と黄耆のスープ）——*100*
- 参耆烏鶏（朝鮮人参・黄耆・烏骨鶏の煮物）——*135*
- 茘核大米粥（茘枝核・山薬・はすの実の粥）——*209*
- 茯苓大棗山薬粥（茯苓・なつめ・山薬の粥）——*311*
- 鶏肉餛飩（鶏肉ワンタン）——*311*

3. 瘀毒内阻証の胃癌

1 童鶏三七（ひな鶏の田七人参煮）

［材料］ひな鶏1羽（500g前後のもの）　田七人参10g　長ねぎ　生姜　紹興酒大さじ1　塩小さじ1/2　砂糖小さじ1/3

［作り方］

①田七人参をきざむ。

②鶏は内臓を取り除く。

③土鍋にすべての材料を入れ、適量の水を加えて煮る。煮立ったらとろ火にして約一時間煮る。

［効能］散瘀止血・補中益気

［解説］田七人参は化瘀止血・消腫止痛の作用があり、出血を止めて吐血や便血を抑え、散瘀して瘀血による痛みを鎮めます。

2 芋艿糕（さといもの蒸し餅）

［材料］もち米の粉350g　うるち米の粉（団子粉）150g

さといも500g　砂糖　ラード適量

［作り方］

①もち米とうるち米の粉を混ぜ合わせ、水と砂糖を加えてやわらかく練る。

②さといもは皮をむいてサイコロ型に切り、①に混ぜ合わせる。

③ケーキ型の内側にラードを塗り、②を流し込んで30～40分蒸す。

［効能］活血散結・化痰和胃

［解説］さといもは潤燥補益と活血散結の作用があるので、癌治療の補助食として効果があります。米の粉を練って蒸すのは、中国のもちの作り方です。花見団子のように甘く味つけします。

◆瘀毒内阻証によい他の薬膳◆

■山楂子三七茶（山楂子と三七のお茶）―152

■丹参田鶏湯（丹参とかえるのスープ）―176

■三七藕蛋羹（三七人参と卵のスープ）―176

■醋煮海帯（こんぶの酢煮）―177

■田七藕汁湯（田七人参・れんこん・きゅうりの飲み物）―213

■丹参茶（丹参・香附子・菊花のお茶）―236

■山楂子酒（サンザシ酒）―246

■紅花孕育蛋（紅花入り蒸し卵）―266

4. 痰湿内結証の胃癌

1 蓴菜鮒魚湯（じゅんさいとふなのスープ）

［材料］大きめのふな1尾　じゅんさい100g　塩　醤油

［作り方］

①ふなは鱗と内臓、エラを取る。

②ふなとじゅんさいを鍋に入れ、適量の水を加えて煮る。

③塩と醤油で味をととのえる。

［効能］瀉熱止嘔・健脾利水

［解説］じゅんさいは清熱解毒・利水消腫の作用があり、中国ではとくに胃潰瘍や胃癌の治療補助によいとの臨床研究もあります。

2　冬瓜汁（とうがんの飲み物）

［材料］とうがん１kg　砂糖50ｇ

［作り方］

①とうがんは種を除き、皮をむいてすりつぶし、ふきんで汁を搾る。

②汁を器に入れて砂糖を加え、蒸し器で約40分蒸す。

③あら熱が取れたら、お茶代わりに飲む。

［効能］利水化湿・消腫

［解説］とうがんには利水作用があるので、湿によって起こる腹満感や食欲不振を取り除きます。むくみを取るのにも効果があります。

◆痰湿内結証によい他の薬膳◆

■小豆冬瓜粥（あずきととうがんの粥）――27
■桃花粥（桃の花の粥）――91
■薏苡仁緑豆粥（はと麦と緑豆の粥）――105
■西瓜飲（すいかのジュース）――114
■三瓜茶（三種の瓜のお茶）――114
■緑豆荷葉粥（緑豆とはすの葉の粥）――122
■緑豆海帯湯（緑豆とこんぶの飲み物）――143
■鯉魚蒸荷葉（鯉のはすの葉包み）――143
■薏苡仁昆布粥（はと麦とこんぶの粥）――150
■燉二瓜（とうがんとへちまの味噌煮）――150
■苡米豆芽湯（はと麦ともやしのスープ）――153
■冬瓜皮燉蚕豆（そら豆のとうがん皮煮）――155
■小豆牛肉粥（あずきと牛肉の粥）――178
■小豆蓮子粥（あずきとはすの実の粥）――220
■三瓜湯（とうがん・きゅうり・へちまのスープ）――221
■西瓜皮炒肉絲（すいかの皮と豚肉の細切り炒め）――226
■翡翠冬瓜（とうがんのヒスイ煮）――227
■針茹冬筍湯（えのきとたけのこのスープ）――227
■小豆粥（あずき粥）――245
■茯苓赤豆苡米粥（茯苓・あずき・はと麦の粥）――310
■緑豆車前飲（緑豆とオオバコの飲み物）――310

大腸癌

大腸癌の中医学的な考え方

大腸癌という表現は、中医学の古典にはみられませんが、症状からみると「癥瘕」「積聚」「臓毒」「鎖肛痔」などに相当します。

酒や味の濃いものや油っこいものなどの偏食、あるいは精神的なストレスによって脾胃の機能が落ち、余分な水分が生じ、それが熱化凝集して腫塊ができると考えられています。

大腸癌の中医学的分類

分類	メカニズム	症状の特徴
湿熱内蘊証	湿熱が大腸にとどまり、凝集して腫塊ができる。	腹痛、腹の脹り、ひどい下痢を伴う。肛門に灼熱感がある。便に血液や膿、粘液が混じる。口中が粘る。のどが渇く。舌質紅、黄膩苔。脈滑数。
脾虚湿困証	脾の水分代謝機能が落ちて、水分が停滞して腫塊ができる。	疲れやすい。全身の重だるさ、手足の無力感。食欲不振、食後に腹が脹る。泥状便、便中に血液が混じる。肛門下垂感がある。足の浮腫。舌質淡、胖大。脈虚弱。
脾腎陽虚証	病が長引き、下痢が続くと、水分代謝のエネルギー源である脾腎の陽が損われ、寒湿が停滞して症状が起こる。	寒がり、手足の冷え。足腰に力が入らない。疲れやすい。泥状便または水様便。夜明け前の下痢と腹痛。腹の脹り、腹部を温めると症状が楽になる。舌質淡、胖大、舌苔白。脈沈遅無力。

大腸癌の食治原則

分類	食治原則	よく使われる食材・薬材
湿熱内蘊証	体の熱を冷まし（清熱）余分な水分を除く（利湿）作用のあるものを選ぶ。	はと麦、あずき、緑豆、とうもろこし、そば、とうがん、すいか、へちま、にがうり、セロリ、キウイ、藤梨根（キウイの根）、スベリヒユ、オオバコ、ドクダミ、セリ、ナズナ、どじょう
脾虚湿困証	脾の機能を高め水分を除く（健脾利湿）作用のあるものを選ぶ。	はと麦、あずき、ささげ、えんどう豆、とうもろこし、かぼちゃ、たけのこ、しいたけ、茯苓、猪苓、鴨肉、鯉、ふな
脾腎陽虚証	脾や腎の陽を補い機能を高める（温補脾腎）作用のあるものを選ぶ。	キャベツ、じゃがいも、やまいも、にんじん、マッシュルーム、大豆、いんげん豆、えんどう豆、落花生、くるみ、菱の実、はすの実、なつめ、冬虫夏草、桂花、鹿肉、雀肉、どじょう

大腸癌のための薬膳

1. 湿熱内蘊証の大腸癌

1 薺菜車前草湯（ナズナとオオバコのお茶）

［材料］ナズナとオオバコの葉と茎　各50ｇ

［作り方］材料を適量の水で煎じて飲む。

［効能］清熱利水・止血

［解説］オオバコは清熱と利尿の作用によって、むくみや腹水を軽減させます。ナズナは同様の作用でこれを助けると同時に、止血作用をもちます。

2 馬歯莧緑豆粥（スベリヒユと緑豆の粥）

［材料］新鮮なスベリヒユ（全草）100ｇ　緑豆30ｇ

米50ｇ

［作り方］

①緑豆は一晩水につけておく。

②スベリヒユはよく洗ってきざむ。

③緑豆と米を鍋に入れ、適量の水を加えて粥を炊く。
④炊きあがった粥にスベリヒユを加え、3～5分煮る。

［効能］清熱解毒・利水消腫

［解説］スベリヒユは庭先などでも見られる、繁殖力の強い野草で、清熱解毒作用をもちます。緑豆は清熱解毒作用と利水作用をもちます。これらに粳米を加えることによって脾胃への負担を軽減させます。

◆湿熱内蘊証によい他の薬膳◆

■鮭魚燉豆腐（さけと豆腐のスープ煮）―20
■粟豆粥（雑穀と豆の粥）―20
■扁豆花茶（扁豆花と藿香のお茶）―82
■菠蘿葉飲（パイナップルの葉のお茶）―82
■涼拌瓜皮（塩漬け三皮）―91
■冬瓜粥（とうがん粥）―97
■薏苡仁緑豆粥（はと麦と緑豆の粥）―105
■清炒緑豆芽（緑豆もやしの炒め物）―107
■西瓜飲（すいかのジュース）―114
■三瓜茶（三種の瓜のお茶）―114
■燉二瓜（とうがんとへちまの味噌煮）―150
■苡米豆芽湯（はと麦ともやしのスープ）―153
■豆腐泥鰍煲（どじょうと豆腐の煮物）―173
■豆腐泥鰍湯（豆腐とどじょうのスープ）―214
■針菇冬笋湯（えのきとたけのこのスープ）―227
■三鮮茅根飲（茅根・淡竹葉・れんこんのお茶）―237
■小豆粥（あずき粥）―245
■二瓜炒猪肉（きゅうりとへちまと豚の炒め物）―265
■小豆車前粥（あずきとオオバコの粥）―285
■薏苡仁車前粥（はと麦とオオバコの粥）―285
■車前草燉猪腰（豚腎の車前草煮込み）―293
■苡米車前粥（はと麦と車前子の粥）―293

湿熱に瘀血の所見がある場合の大腸癌

1 黄花菜木耳鶏肉（金針菜ときくらげの鶏肉スープ）

［材料］金針菜30g　黒きくらげ9g　鶏肉250g　塩　醤油　胡椒

［作り方］
①金針菜ときくらげは水でもどしておく。鶏肉は細

切りにする。

②鍋に水を入れて沸かし、金針菜ときくらげを加え、強火で10分間煮る。

③鶏肉を加え、20分くらい弱火で煮る。

④調味料で味をととのえる。

［効能］補血和血・祛湿止痢

［解説］金針菜には養血止血作用のほか、利尿消腫の効果もあります。これに止痢止血作用のあるきくらげを加えて腸管からの出血を抑えます。また、鶏肉は補気補髄に働いて、体力の回復を助けます。

2　韮菜海帯湯（にらとこんぶのスープ）

［材料］こんぶ15×20cm1枚　にら1束　金針菜15g　醤油大さじ1　塩適量

［作り方］

①こんぶは鍋に入れて水4カップを加え、だしをとる。

②こんぶを引き上げ、1～2cmの角切りにする。

③金針菜は水でもどし、硬い部分をちぎって水気をしぼっておく。

④にらは3cmくらいの長さに切る。

⑤鍋にこんぶのだし汁を入れ、こんぶ・金針菜を加えて煮立て、醤油と塩で味をととのえた後、にらを加えて一煮立ちさせる。

［効能］清熱利湿・行気活血

［解説］にらには温中助陽作用以外にも、行気活血の作用があり、瘀血を取り除きます。また、こんぶは清熱利水に働いて、湿熱を除去します。金針菜も利尿消腫の作用があるほか、止血にも働きますので、出血を伴う場合にも効果が期待できます。

◆湿熱に瘀血の所見がある場合によい他の薬膳◆

■三七藕蛋羹（三七人参と卵のスープ）――176
■醋煮海帯（こんぶの酢煮）――177

2. 脾虚湿困証の大腸癌

1　大棗豇豆湯（なつめとささげの飲み物）

［材料］なつめ30g　ささげ60g　にんにく15g　茯

苓15ｇ

[作り方] 材料を煎じて、お茶代わりに飲む。

[効能] 健脾利湿

[解説] なつめは補気、さきげと茯苓は健脾除湿に働きます。にんにくは腸の滞りを通じさせ、寒湿を取り除いて脾の機能を助けます。また、近年の研究ではにんにくには発癌物質の体内への吸収を抑える働きがあるとの報告もあります。

② 二豆鶏肉粥（豆と鶏肉の粥）

[材料] そら豆1/2カップ　えんどう豆1/2カップ　鶏肉50ｇ　米50ｇ

[作り方]
①鶏肉はこま切れにする。
②材料をすべて鍋に入れ、水4カップを加えて炊く。

[効能] 健脾利湿

[解説] 2種の豆は補中益気と利水の効能をもちます。米と鶏肉は健脾益気の作用で脾の働きを助けて体力を回復させ、同時にむくみや腹水を軽減させます。

◆ 脾虚湿困証によい他の薬膳 ◆

■ 茯苓薏苡仁粥（茯苓とはと麦の粥）── 18
■ 泥鰍豇豆湯（どじょうとささげのスープ）── 19
■ 山薬薏苡仁粥（山薬とはと麦の粥）── 26
■ 小豆冬瓜粥（あずきととうがんの粥）── 27
■ 冬瓜煮鴨（とうがんと鴨の煮込み）── 28
■ 薏米粥（はと麦粥）── 98
■ 茯苓米粉白糖餅（茯苓と米粉のパンケーキ）── 99
■ 帰耆燉鶏（鶏肉の黄耆当帰煮）── 102
■ 小豆牛肉粥（あずきと牛肉の粥）── 178
■ 香菇薏米飯（しいたけ・はと麦入り豆ご飯）── 215
■ 小豆蓮子粥（あずきとはすの実の粥）── 220

3. 脾腎陽虚証の大腸癌

1　羊肉羹（羊肉とだいこんのスープ）

［材料］羊肉250g　だいこん400g　草果3g　陳皮3g　高良姜3g　胡椒3g　片栗粉　塩

［作り方］

①羊肉はこま切れ、だいこんは短冊に切る。

②草果・陳皮・高良姜・胡椒をガーゼの袋に入れる。

③①と②に水を加えて煮る。

④20～30分煮た後、ガーゼ袋を取り除き、塩と胡椒で味をととのえ、水溶き片栗粉を加えて、とろみをつける。

［効能］温補脾腎・散寒理気

［解説］羊肉は温性で脾と腎の陽を補います。だいこんは胃腸の気をととのえ、消化を助けます。草果・陳皮・高良姜と胡椒は温中散寒理気に働いて、体調をととのえます。ご飯を加えて、粥にしてもよいでしょう。

2　茘核大米粥（茘枝核・山薬・はすの実の粥）

［材料］茘枝核15個　山薬（乾燥品）15g　はすの実15g　米50g

［作り方］

①茘枝核・山薬・はすの実を適量の水で煎じる。

②煎じ汁に米を加え、粥に炊く。

［効能］補腎健脾・温陽散寒・止痛

［解説］茘枝核は行気散寒・止痛の作用をもちます。山薬とはすの実は補腎健脾に働いて脾と腎の働きを補い、陽虚による冷えも取り除きます。

◆脾腎陽虚証によい他の薬膳◆

■茘枝粥（ライチ粥）――87
■栗糊（くりのペースト）――87
■韮菜杜仲苡米粥（にらと杜仲のはと麦粥）――102
■羊肉炒咖喱（ラム肉のカレー焼き）――137
■蝦米粥（干えび粥）――138
■栗杜仲粥（栗と杜仲の粥）――230
■巴戟羊肉粥（巴戟天と羊肉の粥）――257

肝臓癌

肝臓癌の中医学的な考え方

現代でいう肝臓癌は、その症状からみると中医学の古典のなかの「脾積」「痞気」「臌脹」「黄疸」などの範疇に含まれます。原因として、寒邪・湿熱邪など外界の影響や、酒・辛いもの・甘いもの・油っこいものなどの偏食によって脾胃の機能が犯され余分な水分が生じ、それが熱化し凝集して腫塊がでることが考えられます。あるいは感情の抑うつや精神的ストレスによって肝の機能が犯されて気が滞り、ついで血の流れが滞って腫塊ができるとも考えられています。

肝臓癌の薬膳

1. 肝鬱気滞証の肝臓癌

1 柚皮粥（ザボンの皮の粥）

［材料］ザボンの皮1個分　米60ｇ　長ねぎ　塩

［作り方］

①ザボンの皮の表面を炭火でキツネ色に焼き、表面を削り取り、水に一晩つけておく。

②①をきざんで適量の水を加えてやわらかくなるまで煮る。

③米を加えて粥に炊き、きざみねぎと塩を加える。

［効能］舒肝理気

［解説］ザボンの皮は気の流れをととのえ、肝鬱による食欲不振や腹痛を軽減させます。ザボンは大人のこぶし大のものを目安とし、大きいものを使うときには皮の量を加減します。

肝臓癌の中医学的分類

分類	メカニズム	症状の特徴
肝鬱気滞証	感情の抑うつ、精神的ストレスにより肝の気の流れの調節機能が失われ、気の流れが滞り腫塊ができる。	倦怠感、疲れやすい。両脇の脹りや痛み、胸苦しさ。吐き気、げっぷ、食欲不振。肝臓の腫大、イライラすると症状が重くなる。脈弦。
気滞血瘀証	肝気鬱結から、気の流れが滞り、ついで血の流れが滞ることで腫塊ができる。	右上腹部に固まりが触れ、上腹部や脇に持続性の痛みがあり、刺すような痛みで背中に及ぶ。胸部・頸部・上肢・顔・腹部などに蜘蛛状血管拡張が見られる。舌質紫暗、瘀点、瘀斑。脈弦渋。
湿熱結毒証	外界の湿邪、飲食不摂生で脾胃の機能が落ち水分が停滞し、肝胆の熱とも絡まり腫塊ができる。	発熱、汗。全身の皮膚や目の白い部分が黄色くなり、尿の色も濃い黄色か黄褐色。食欲不振、体がだるい。口が苦い。イライラする。胸脇が痛む。腹が脹る。舌質紅、舌苔黄膩。脈弦滑あるいは滑数。
肝陰虚証	肝臓癌の進行に伴い、陰液が損傷されて症状が起こる。	胸脇がシクシクと痛む。食事量が減り痩せる。微熱があり、寝汗をかく。手足がほてる。全身に倦怠感。のどが渇く。めまい。腹が脹り鼓のようになる。舌質紅、少苔。脈弦細数。

肝臓癌の食治原則

分類	食治原則	よく使われる食材・薬材
肝鬱気滞証	肝の機能を高め気の流れをよくする（疏肝理気）作用のあるものを選ぶ。	だいこん、セロリ、にら、仏手柑、陳皮、玫瑰花、ジャスミン、莱菔子（だいこんの種）
気滞血瘀証	気の流れをよくし（理気）、血の流れをよくする（活血）作用のあるものを選ぶ。	れんこん、にら、だいこん、セロリ、あぶらな、仏手柑、玫瑰花、ジャスミン、莱菔子（だいこんの種）、陳皮、丹参、田七人参、桃仁、山楂子
肝胆湿熱証	肝胆の熱を冷まし（清熱利胆）湿を除く（祛湿）作用のあるものを選ぶ。	はと麦、あずき、そば、とうもろこし、とうがん、すいか、へちま、しいたけ、たけのこ、ナズナ、藤梨根（キウイの根）、茵蔯蒿、茯苓、猪苓、どじょう、鯉、ふな
肝陰虚証	肝の陰液や血を補い肝の機能を元に戻す（養陰養血柔肝）作用のあるものを選ぶ。	ぶどう、黒ごま、枸杞子、桑の実、松の実、鴨肉、豚肉、烏骨鶏、燕の巣、いか、あわび、すっぽん

＊腹水、腹の脹りの症状に対しては、肝胆湿熱の項の食物、とうがん、すいか、あずき、はと麦、こい、ふな、どじょうなどを多くとるようにするとよい。

2　茉莉飲（ジャスミンの飲み物）

［材料］ジャスミンの花（乾燥品）５ｇ　白砂糖10ｇ

［作り方］

①鍋にジャスミンの花を入れ、水を２カップ加えて５分間煎じる。

②汁をこして砂糖を加え、少しさまして飲む。

［効能］柔肝理気・止痛

［解説］ジャスミンの花は肝気の滞りを通じさせて痛みや脹りを軽減させます。

◆肝鬱気滞証によい他の薬膳◆

- 茴香粥（茴香の粥）——*44*
- 陳皮茶（陳皮のお茶）——*44*
- 陳皮鶏（鶏肉の陳皮煮）——*56*
- 二花飲（玫瑰花とジャスミンのお茶）——*56*
- 茉莉花粥（ジャスミン粥）——*66*
- 仏手鬱金粥（仏手と鬱金の粥）——*180*
- 陳皮牛肉（牛肉の陳皮煮）——*180*
- 芹韮湯（セロリとにらのスープ）——*219*
- 蘿蔔金針粥（だいこんと金針菜の粥）——*219*
- 花皮解鬱粥（花と陳皮のデザート粥）——*224*
- 陳皮炒油菜（チンゲン菜のオレンジソース炒め）——*226*
- 茘枝橘核茴香粥（茘枝核・橘核・茴香の粥）——*263*
- 梅花銀耳羹（梅の花と白きくらげの砂糖煮）——*263*

2. 気滞血瘀証の肝臓癌

1　田七藕汁湯（田七人参・れんこん・きゅうりの飲み物）

［材料］田七人参の粉３ｇ　れんこんのしぼり汁50cc　きゅうりのしぼり汁50cc

［作り方］材料を混ぜ合わせ、適量の氷砂糖を加えて飲む。

［効能］止血・散瘀止痛

［解説］田七人参は活血化瘀と止血に、れんこんは清熱生津・涼血止血に働きます。きゅうりは清熱解毒に働き、瘀血を取り去ると同時に吐血や便血など出血を止めます。

2 香附川芎茶（香附子と川芎のお茶）

［材料］香附子・川芎・緑茶 各3ｇ

［作り方］香附子と川芎を細かくきざみ、急須に入れて湯をさしてお茶代わりに飲む。

［効能］舒肝解鬱・理気止痛

［解説］香附子は肝気の鬱結を解き、脹りや痛みをやわらげます。川芎は解鬱のほか活血にも働き、気滞血瘀による症状をやわらげます。

◆気滞血瘀証によい他の薬膳◆

■三七燉鶏蛋（鶏卵の三七煮）―*17*

■蘿蔔油菜蕎麦麺（だいこんと菜の花のそば）―*17*

■玫瑰花茶（マイカイカ茶）―*67*

■山楂子煎（山楂子の飲み物）―*67*

■桃花粥（桃の花の粥）―*91*

■丹参田鶏湯（丹参とかえるのスープ）―*176*

■三七藕蛋羹（三七人参と卵のスープ）―*176*

■醋煮海帯（こんぶの酢煮）―*177*

■丹参茶（丹参・香附子・菊花のお茶）―*236*

■益母草元胡鶏蛋湯（益母草と延胡索のゆで卵汁）―*265*

■紅花孕育蛋（紅花入り蒸し卵）―*266*

3. 湿熱結毒証の肝臓癌

1 豆腐泥鰍湯（豆腐とどじょうのスープ）

［材料］どじょう100ｇ 豆腐1/2丁 長ねぎ10cm 鶏ガラスープ3カップ 紹興酒大さじ2 醬油大さじ2 塩 胡椒

［作り方］

①どじょうは頭と内臓を取り除き、よく洗っておく。

②長ねぎは小口切りにする。

③鶏ガラスープを鍋に入れ、煮立てたところにどじょうと紹興酒を入れる。

④約5分煮込み、さいの目に切った豆腐と醬油を加える。

⑤ねぎを加え、塩と胡椒で味をととのえる。

［効能］清熱利湿・祛暑。

［解説］どじょうは清熱利水の効果があり、湿と熱を

同時に取り除きます。鶏のスープは補中益気に働いて、脾の状態をよくして、利水効果を高めます。この場合、豆腐は清熱の効果を期待して用いています。

２ 香菇苡米飯（しいたけ・はと麦入り豆ご飯）

【材料】米250ｇ　はと麦30～60ｇ　干しいたけ50ｇ　油揚げ1枚　グリーンピース1/2カップ

【作り方】
①はと麦は洗って、2時間ほど水につけておく。
②干しいたけは水でもどす。
③油揚げとしいたけをみじん切りにする。
④材料をすべて鍋に入れ、塩少々と水2カップを加えて炊く。

【効能】理気清熱・化痰・健脾利湿

【解説】はと麦は健脾利湿・清熱排毒に働き、グリンピースが健脾利湿を助けます。しいたけは胃気の流れをととのえて吐き気を抑えるだけでなく、止血作用もあり、免疫機能を高める働きもあります。治療補助として常用するとよいでしょう。

３ 猪肝緑豆粥（豚レバーと緑豆の粥）

【材料】豚レバー150ｇ　緑豆30ｇ　米80ｇ

【作り方】
①緑豆は洗って、一晩水につけておく。
②緑豆に水5カップを加えて約30分煮る。
③豚レバーは洗って細かく切る。
④米と③を加えて粥に炊く。

【効能】清熱利湿・補肝

【解説】緑豆は清熱解毒・利水に働いて湿熱を取り除き、レバーは補肝養血に働きます。むくみがあり、尿量が少ない人に適しています。

◆湿熱結毒証によい他の薬膳◆

■鮭魚燉豆腐（さけと豆腐のスープ煮）——20
■粟豆粥（雑穀と豆の粥）——20
■扁豆花茶（扁豆花と藿香のお茶）——82
■菠蘿葉飲（パイナップルの葉のお茶）——82
■冬瓜粥（とうがん粥）——97
■菊花葛根羹（菊花とくずのデザート）——98

■薏苡仁緑豆粥（はと麦と緑豆の粥）―105
■清炒緑豆芽（緑豆もやしの炒め物）―107
■西瓜飲（すいかのジュース）―114
■三瓜茶（三種の瓜のお茶）―114
■緑豆荷葉粥（緑豆とはすの葉の粥）―122
■苡米豆芽湯（はと麦ともやしのスープ）―153
■冬瓜皮燉蚕豆（そら豆のとうがん皮煮）―155
■茵苡粥（茵蔯とはと麦の粥）―172
■豆腐泥鰍煲（どじょうと豆腐の煮物）―173
■蓴菜鮒魚湯（じゅんさいとふなのスープ）―202
■冬瓜汁（とうがんの飲み物）―203
■薺菜車前草湯（ナズナとオオバコのお茶）―205
■馬歯莧緑豆粥（スベリヒユと緑豆の粥）―205
■黄花菜木耳鶏肉（金針菜ときくらげの鶏肉スープ）―206
■西瓜皮炒肉絲（すいかの皮と豚肉の細切り炒め）―226
■翡翠冬瓜（とうがんのヒスイ煮）―227
■針菇冬笋湯（えのきとたけのこのスープ）―227
■小豆車前粥（あずきとオオバコの粥）―285
■薏苡仁車前粥（はと麦とオオバコの粥）―285
■車前草燉猪腰（豚腎の車前草煮込み）―293
■苡米車前粥（はと麦と車前子の粥）―293

4. 肝陰虚証の肝臓癌

1 銀耳枸杞鶏肝湯（白きくらげ・枸杞子・鶏レバーのスープ）

［材料］白きくらげ15ｇ　枸杞子５ｇ　鶏レバー100ｇ　鶏ガラスープ５カップ　生姜　調味料Ａ（老酒大さじ１　塩少々　片栗粉大さじ２）　調味料Ｂ（塩醤油適量）

［作り方］

①鶏レバーは２～３㎝くらいに切り、調味料Ａと混ぜ合わせておく。
②きくらげは水でもどし、ちぎっておく。
③生姜はみじん切りにする。
④鍋にスープ・生姜・きくらげを入れて煮立てる。
⑤①と枸杞子を加え、鶏レバーに火が通るまで煮る。
⑥あくをすくい、調味料Ｂで味をつける。

［効能］補益肝腎・明目

［解説］きくらげと枸杞子が肝陰を補い、鶏レバーは補肝養血に働きます。全体で肝陰虚による不快な症状を抑えます。

2 沙参枸杞粥（沙参と枸杞子の粥）

［材料］米50ｇ　沙参10ｇ　枸杞子10ｇ　玫瑰花３ｇ

［作り方］

①沙参は適量の水で煎じる。

②米と枸杞子に①の煎じ汁を加えて粥を炊く。

③炊きあがる直前に玫瑰花を入れて、少し煮る。

［効能］養陰柔肝

［解説］沙参は清熱養陰に働き、枸杞子は補肝・滋陰に働きます。玫瑰花は行気柔肝に働いて肝陰不足による症状を抑えます。

◆肝陰虚証によい他の薬膳◆

■菠菜豆腐湯（ほうれんそうと豆腐のスープ）――*15*

■桑杞茶（桑の実と枸杞のお茶）――*15*

■銀耳杜仲湯（きくらげと杜仲のデザート）――*35*

■烏賊干貝湯（いかと貝柱のスープ）――*35*

■枸杞鶏蛋餅（枸杞入り卵焼き）――*165*

■枸杞燉兎肉（兎肉と枸杞子の煮物）――*166*

■女貞子枸杞湯（女貞子枸杞スープ）――*175*

■菊花枸杞羹（菊花と枸杞の寒天よせ）――*228*

■芝麻山薬飯（黒ごま入り麦とろ飯）――*229*

■五味枸杞飲（五味子と枸杞のお茶）――*261*

■桑椹膏（桑の実のシロップ）――*261*

乳癌

乳癌の中医学的な考え方

乳癌は、中医学では「乳岩」の範疇に含まれます。岩は癌に通じます。原因の多くは、精神的なストレスが肝の気の流れを調節する機能を損ない、飲食の不摂生による胃腸の熱や思い悩みが脾の水分の代謝機能を損ない、余分な水分である痰湿が凝集して固まりになると考えられています。

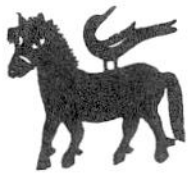

乳癌の中医学的分類

分類	メカニズム	症状の特徴
肝鬱気滞証	精神的ストレスにより肝の疏泄作用が失われ、気が滞り、腫塊ができる。	乳房に腫塊ができ、胸や脇が脹るように痛み、また引きつれるように痛む。怒ったりイライラすると痛みがひどくなる。食欲がなく、げっぷがよく出る。舌質紅、苔薄黄。脈弦。
痰湿証	余分な水分である痰湿が生じ、これが凝集して腫塊ができる。	乳房に腫塊ができ、脹るが痛みはない。全身が重だるく、胸や腹部が脹る。舌質暗、厚膩苔。脈弦滑。
気血両虚証	症状が長引き、気血が消耗し不足する。	乳癌が長引いた状態。顔色が悪く、疲れやすく力が入らない。食欲がない。めまい。舌質淡、苔白。脈沈細。

乳癌の食治原則

分類	食治原則	よく使われる食材・薬材
肝鬱気滞証	肝の機能を高め気の流れをよくする（疏肝理気）作用のあるものを選ぶ。	にら、だいこん、セロリ、仏手柑、莱菔子（だいこんの種）、玫瑰花、ジャスミン、陳皮
痰湿証	痰湿を除き（祛湿）、水分代謝機能を上げる健脾の作用のあるものを選ぶ。	はと麦、あずき、とうもろこし、とうがん、たけのこ、しいたけ、藤梨根（キウイの根）、こんぶ、わかめ、のり、茯苓、猪苓
気血両虚証	抵抗力の元となる気や、栄養の元となる血を増やす（補気補血）作用のあるものを選ぶ。	＜補気＞はと麦、うるち米、もち米、あわ、大麦、しいたけ、なつめ、山薬、黄耆、鶏肉、牛肉、兎肉 ＜補血＞にんじん、きくらげ、落花生、松の実、なつめ、竜眼肉、当帰、ライチ、豚肉、羊肉、牛肝、羊肝、すっぽん、なまこ

＊飲酒や、生のねぎ・にんにくなど熱や湿を生じさせる食べ物は控えたほうがよい。
また、こんぶ・わかめ・のりには、痰湿を取り塊を軟らかくする作用があるので多くとるようにするとよい。

乳癌の薬膳

1. 肝鬱気滞証の乳癌

1 蘿蔔金針粥（だいこんと金針菜の粥）

[材料] だいこん100g　金針菜5g　米50g

[作り方]

①金針菜は水でもどしてきざむ。だいこんは細かいさいの目に切る。

②材料に5カップの水を加え、粥を炊く。

[効能] 疏肝理気・養血

[解説] だいこんは気の流れをととのえ、消化を助けて食欲を増させます。金針菜は肝血を補って、肝気の流れをととのえるのを助けます。

2 芹韮湯（セロリとにらのスープ）

[材料] セロリ1本　にら1/2束　卵1個　スープストック4カップ　醤油大さじ2　塩　胡椒

［作り方］
①セロリは短冊に、にらは３㎝くらいに切る。
②スープを煮立て、セロリとにらを加えて再び煮立ったら、とき卵を流し入れる。
③醤油・塩・胡椒で味をととのえる。
［効能］行気平肝
［解説］セロリは肝気の流れをよくします。にらは気の流れをととのえ、痛みを鎮めます。卵は養血に働いて体調をととのえます。

◆肝鬱気滞証によい他の薬膳◆

■茴香粥（茴香の粥）――44
■陳皮茶（陳皮のお茶）――44
■蘿蔔飲（だいこんの飲み物）――49
■陳皮鶏（鶏肉の陳皮煮）――56
■二花飲（玫瑰花とジャスミンのお茶）――56
■茉莉花粥（ジャスミン粥）――66
■玫瑰花茶（マイカイカ茶）――67
■仏手鬱金粥（仏手と鬱金の粥）――180
■陳皮牛肉（牛肉の陳皮煮）――180
■柚皮粥（ザボンの皮の粥）――210
■茉莉飲（ジャスミンの飲み物）――213
■花皮解鬱粥（花と陳皮のデザート粥）――224
■陳皮炒油菜（チンゲン菜のオレンジソース炒め）――226
■茘枝橘核茴香粥（茘枝核・橘核・茴香の粥）――263
■梅花銀耳羹（梅の花と白きくらげの砂糖煮）――263

2. 痰湿証の乳癌

1 小豆蓮子粥（あずきとはすの実の粥）

［材料］あずき30ｇ　はすの実10個　米50ｇ
［作り方］
①あずきは一晩水につけておく。
②材料を鍋に入れ、水５カップを加えて粥を炊く。
［効能］祛湿消腫・健脾
［解説］あずきは利湿に働いてむくみを取り、はすの実と米は脾の働きをよくして、利湿を助けます。

2 三瓜湯 （とうがん・きゅうり・へちまのスープ）

［材料］ とうがん100 g　きゅうり1本　へちまの幼果80 g
鶏ガラスープ4カップ　塩　胡椒

［作り方］
①とうがんは皮をむき、きゅうりはいぼを取る。
②材料を一口大に切る。
③材料にスープを加えて煮込み、柔らかくなったら、塩と胡椒で味をととのえる。

［効能］ 祛湿健脾

［解説］ 3つの瓜は利水作用があり痰湿を体外に排泄しますが、涼性なので温性の鶏スープを用いて涼性を中和し、脾の気を補って利湿を助けます。

◆痰湿証によい他の薬膳◆

3. 気血両虚証の乳癌

1 八宝鶏湯（鶏と八薬のスープ）

［材料］鶏肉1羽（1200g）　長ねぎ30g　生姜5g　党参・茯苓・白朮・白芍各5g　炙甘草2.5g　熟地黄・当帰各7.5g　川芎3g　塩

［作り方］
①8種の薬材はガーゼの袋に入れる。
②深めの鍋に材料をすべて入れ、材料がかぶるくらいの水を加え、強火にかける。
③煮立ったら、あくをすくい、弱火で約1時間煮る。
④薬袋・長ねぎ・生姜を取り出し、塩で味をととのえる。
⑤肉を適当な大きさに切って盛りつける。

［効能］補気養血

［解説］党参・茯苓・白朮・炙甘草・鶏肉は補気健脾に、白芍・当帰・熟地黄は補血に働きます。また、川芎・当帰・白芍は活血・柔肝に働いて痛みを鎮めます。術後や治療後の体力回復などに適します。

2 虫草茸烏鶏湯（冬虫夏草・きのこ・烏骨鶏のスープ）

［材料］烏骨鶏1羽（600g）　冬虫夏草5g　えのきだけ1/2袋　はたけしめじ1/2袋　まいたけ1/2袋　醬油大さじ2　老酒大さじ1　塩　胡椒

［作り方］
①きのこは石づきを取って、手で適当にちぎる。
②鍋に烏骨鶏・冬虫夏草・きのこを入れ、肉がかぶるくらいの水を入れて強火で煮る。
③煮立ったら、あくと脂をすくい取り、弱火にして1～2時間ほど煮込む。
④調味料を加えて味をととのえる。

［効能］気血双補・抗癌

［解説］烏骨鶏と冬虫夏草は気血双補の材料として薬膳ではよく使われています。また、きのこ類には免疫機能を高めて癌細胞の増殖を抑える働きがあります。きのこ類の抗癌物質は、スープの中に溶け込んでいるので、食欲がない場合には、スープだけを飲んでもよいでしょう。

◆気血両虚証によい他の薬膳◆

子宮癌

子宮癌の中医学的な考え方

子宮癌は、中医学的には、子宮癌の症状である不正出血、臭いのあるおりもの、下腹部痛、腰痛などから、「崩漏」「帯下」「癥瘕」などの病証のなかに含まれます。

内臓の機能不足、感情的ストレスによる気の流れの不調などが原因と考えられます。とくにストレスにより肝の気の流れの調節機能が乱れ、血の流れの阻滞につながり、また脾の水分代謝能力に影響を与え、水分が体内にだぶついて湿となり、それが子宮に凝集・鬱結して腫塊となるというメカニズムが考えられます。

子宮癌の薬膳

1. 肝鬱気滞証の子宮癌

1 花皮解鬱粥（花と陳皮のデザート粥）

［材料］玫瑰花3g　ジャスミンの花3g　陳皮3g
米50g　牛乳1カップ　砂糖適量

［作り方］
①米・牛乳・水2カップを鍋に入れて火にかける。
②米がはじけて煮上がる寸前に花と陳皮を加えて混ぜ合わせ、一煮立ちさせる。
③食べるときに好みで砂糖を加える。

［効能］疏肝解鬱・理気

［解説］2種類の花は理気・解鬱に働き、陳皮は和中理気に働いて、全体で肝鬱気滞による不快な症状やイライラ感を取り除きます。

子宮癌の中医学的分類

分類	メカニズム	症状の特徴
肝鬱気滞証	精神的ストレスにより肝の疏泄作用が失われ、気が滞り、腫塊ができる。	胸脇や下腹部が脹って痛む。気分が鬱々とするか、イライラして怒りやすい。口が苦い。のどが渇く。おりものが多い。不正出血がある。脈弦。
湿熱証	脾の水分代謝の機能（津液の運化）の低下により、余分な水分である痰湿が生じ、これが凝集して腫塊ができる。	おりものが多く、黄色で臭いがきつい。下腹部が脹って痛む。胃が脹って食欲がない。尿が黄色、大便が乾燥している。舌質暗紅、苔黄膩あるいは白膩。脈滑数。
肝腎陰虚証	身体を冷まし、潤す作用がある肝腎の陰が不足し、症状が起こる。	めまい、耳鳴り、イライラ、不眠、寝汗。手足がほてる。便秘、不正出血。舌質紅、少苔。脈弦細数。
脾腎陽虚証	脾や腎の働きの元であり、温める作用の陽が不足して症状が起こる。また、癌が長引くことにより陽が損傷される。	疲れやすい。足腰が冷えてだるい。軟便、食欲がない。おりものが多い。不正出血量が多い。舌体胖大、舌苔白潤。脈細弱。

子宮癌の食治原則

分類	食治原則	よく使われる食材・薬材
肝鬱気滞証	肝の機能を高め気の流れをよくする（疏肝理気）作用のあるものを選ぶ。	だいこん、セロリ、にら、仏手柑、玫瑰花、ジャスミン、莱菔子（だいこんの種）、陳皮
湿熱証	体の熱を冷ます、寒涼性の性質の食物で、余分な水分を体外に排出させる作用（清熱利湿）のあるものを選ぶ。	はと麦、あずき、緑豆、キウイ、すいか、とうがん、れんこん、竹葉、車前草 （オオバコ）、金銭草、セリ、ナズナ、ドクダミ
肝腎陰虚証	身体を冷ます作用（補陰）があり、肝腎の機能を高める作用（肝腎）のあるものを選ぶ。	やまいも、白きくらげ、桑の実、何首烏、枸杞子、山茱萸、熟地黄、天門冬、女貞子、白芍、すっぽん（とくに甲羅）、なまこ
脾腎陽虚証	身体の活動力と温める力の元である陽を補い（補陽）、脾腎の機能を高める作用（補脾補腎）のあるものを選ぶ。	ねぎ、なた豆、くるみ、生姜、胡椒、肉蓯蓉、菟絲子、クローブ、羊肉、鹿肉、雀肉

2 陳皮炒油菜（チンゲン菜のオレンジソース炒め）

［材料］チンゲン菜４株　オレンジジュース50cc　陳皮２g　鶏スープ50cc　醤油小さじ２　塩　胡椒　片栗粉適量

［作り方］

①鍋にスープ・陳皮・オレンジジュースを入れて火にかけ、醤油・塩・胡椒で味をととのえる。

②チンゲン菜は縦1/4に切り、炒める。

③7分くらい火が通ったら、①を加えてさらに炒め、水溶き片栗粉を加えてとろみをつける。

［効能］理気解鬱・散瘀

［解説］オレンジジュースと陳皮が肝気の滞りを取り除きます。チンゲン菜は行瘀散血に働いて肝鬱に伴う瘀血を取り除きます。

◆肝鬱気滞証によい他の薬膳◆

■茴香粥（茴香の粥）—*44*
■陳皮茶（陳皮のお茶）—*44*
■蘿蔔飲（だいこんの飲み物）—*49*
■陳皮鶏（鶏肉の陳皮煮）—*56*
■二花飲（玫瑰花とジャスミンのお茶）—*56*
■茉莉花粥（ジャスミン粥）—*66*
■仏手鬱金粥（仏手と鬱金の粥）—*180*
■陳皮牛肉（牛肉の陳皮煮）—*180*
■柚皮粥（ザボンの皮の粥）—*210*
■茉莉飲（ジャスミンの飲み物）—*213*
■芹韮湯（セロリとにらのスープ）—*219*
■蘿蔔金針粥（だいこんと金針菜の粥）—*219*
■茘枝橘核茴香粥（茘枝核・橘核・茴香の粥）—*263*
■梅花銀耳羹（梅の花と白きくらげの砂糖煮）—*263*

2. 湿熱証の子宮癌

1 西瓜皮炒肉絲（すいかの皮と豚肉の細切り炒め）

［材料］豚の薄切り肉（赤身）200g　すいかの皮（外側の固い皮をむいたもの）250g　醤油大さじ１　酒大さじ1/2　塩　胡椒

［作り方］

①牛肉とすいかの皮を細切りにする。
②フライパンに油を熱し、肉を炒める。火が通ったら、醤油と酒を加える。
③すいかの皮を加えて炒め、塩と胡椒で味をととのえる。

［効能］清熱利湿

［解説］すいかの皮は清熱と利水の作用にすぐれています。すいかを食べたら、皮も捨てずにスープの実や炒め物、煮物に使うとよいでしょう。むくみにも効果があります。

2 翡翠冬瓜（とうがんのヒスイ煮）

［材料］とうがん400ｇ　スープ1.5カップ　塩　胡椒

［作り方］
①とうがんは長めの短冊に切る。
②湯を沸かしてとうがんをゆで、ざるに上げる。
③鍋にとうがんとスープを入れて煮る。
④塩と胡椒で味をととのえる。

［効能］清熱利水

［解説］とうがんの清熱利水作用によって、湿熱を取り除きます。脾虚体質の方は鶏肉のスープを使って、とうがんの涼性を抑え、補気するとよいでしょう。

3 針菇冬筍湯（えのきとたけのこのスープ）

［材料］えのきだけ1袋　きゅうり50ｇ　ゆでたけのこ50ｇ　鶏スープ3カップ　長ねぎ適量　醤油大さじ1　塩　胡椒

［作り方］
①きゅうりとたけのこは短冊に切る。えのきだけは根もとを切り、３㎝くらいに切る。長ねぎは薄い小口切りにする。
②鍋にスープ・たけのこ・きゅうりを入れて少し煮立たせ、醤油・塩・胡椒で味をととのえる。
③えのきだけを加えて一煮立ちさせる。
④器に盛って長ねぎを加える。

［効能］清熱利水・抗癌

［解説］たけのこときゅうりが清熱利水に働いて湿熱を取り除きます。えのきだけは補気・抗癌に働いて抵抗力を増します。しめじ・しいたけなど、えのきだけ以外のきのこでも同様の効果があります。

◆湿熱証によい他の薬膳◆

■鮭魚燉豆腐（さけと豆腐のスープ煮）──20
■粟豆粥（雑穀と豆の粥）──20
■小豆冬瓜粥（あずきととうがんの粥）──27
■扁豆花茶（扁豆花と藿香のお茶）──82
■菠蘿葉飲（パイナップルの葉のお茶）──82
■冬瓜粥（とうがん粥）──97
■菊花葛根羹（菊花とくずのデザート）──98
■薏苡仁緑豆粥（はと麦と緑豆の粥）──105
■清炒緑豆芽（緑豆もやしの炒め物）──107
■西瓜飲（すいかのジュース）──114
■三瓜茶（三種の瓜のお茶）──114
■緑豆荷葉粥（緑豆とはすの葉の粥）──122
■薺菜車前草湯（ナズナとオオバコのお茶）──205
■馬歯莧緑豆粥（スベリヒユと緑豆の粥）──205
■豆腐泥鰍湯（豆腐とどじょうのスープ）──214
■香菇苡米飯（しいたけ・はと麦入り豆ご飯）──215
■猪肝緑豆粥（豚レバーと緑豆の粥）──215
■小豆車前粥（あずきとオオバコの粥）──285
■薏苡仁車前粥（はと麦とオオバコの粥）──285
■車前草燉猪腰（豚腎の車前草煮込み）──293
■苡米車前粥（はと麦と車前子の粥）──293

3．肝腎陰虚証の子宮癌

1 菊花枸杞羹（菊花と枸杞の寒天よせ）

［材料］菊花5ｇ　枸杞子大さじ3　白きくらげ3ｇ　寒天4ｇ　砂糖大さじ2　レモン汁大さじ1

［作り方］

①菊花を500 ccの湯で煮出し、かすを取り除く。
②枸杞子は少量の水で柔らかくもどす。
③きくらげはぬるま湯につけてもどし、小さくちぎる。
③①の汁に砂糖・寒天・きくらげを加え、火にかける。
④寒天が溶けたら火から下ろし、あら熱をとる。
⑤レモン汁と枸杞子を加え、型に流し込んで冷やし固める。

［効能］補肝腎・補陰

［解説］枸杞子が肝腎の陰を補い、白きくらげがこれを助けます。菊花は平肝に働いて、肝陰虚による肝

陽の上亢を防ぎ、明目にも作用します。

2　芝麻山薬飯（黒ごま入り麦とろ飯）

［材料］麦飯200g　やまいも80g　黒ごま大さじ1
白味噌小さじ1　だし汁大さじ3　みりん小さじ1

［作り方］
①ごまを炒る。
②ごまをすり、だし汁・味噌・みりんと合わせておく。
③やまいもをすりおろして②と合わせ、麦飯にかける。

［効能］養陰・補肝腎

［解説］麦は滋陰清熱に、ごま・やまいもは補肝腎に働きます。

◆肝腎陰虚証によい他の薬膳◆

■桑杞茶（桑の実と枸杞のお茶）――15
■銀耳杜仲湯（きくらげと杜仲のデザート）――35
■烏賊干貝湯（いかと貝柱のスープ）――35
■一品山薬餅（やまいもの蒸しパン）――165
■枸杞鶏蛋餅（枸杞入り卵焼き）――165
■女貞子枸杞湯（女貞子枸杞スープ）――175
■銀耳枸杞鶏肝湯（白きくらげ・枸杞子・鶏レバーのスープ）――216
■沙参枸杞粥（沙参と枸杞子の粥）――217
■清蒸杞甲魚（枸杞とすっぽんの蒸し物）――252
■五味枸杞飲（五味子と枸杞のお茶）――261
■桑椹膏（桑の実のシロップ）――261
■枸杞黄精粥（枸杞と黄精の粥）――290

4. 脾腎陽虚証の子宮癌

1　松鼠鯉魚（鯉の甘酢あんかけ）

［材料］鯉（800gくらいのもの）1尾　松の実大さじ1
スープ50cc　ケチャップ大さじ2　酢大さじ2
砂糖大さじ1　片栗粉適量　塩

［作り方］
①鯉はエラと鱗、内臓を取り除き、表面に花包丁を入れて水分をふき取って塩をふる。
②①の表面に片栗粉をまぶし、たっぷりの油を180度

に熱して鯉を揚げる。
③スープ・ケチャップ・酢・砂糖・塩・水とき片栗粉を合わせて鍋に入れて火にかけ、とろみがついたら火を止める。
④揚げた鯉の油を切り、皿に盛って松の実をふりかけ、③をかける。
［効能］健脾益腎・利水消腫
［解説］鯉には脾と腎を補って利水作用を促し、むくみをとる働きがあります。松の実は補腎に働き、体力を回復に導きます。

2 栗杜仲粥（栗と杜仲の粥）

［材料］くり10粒　米50ｇ　杜仲３ｇ　（黒砂糖）
［作り方］
①くりの鬼皮と渋皮をむく。
②杜仲を水5カップで煎じ、汁をこしておく。
③くりと米に②の汁を加え、粥を炊く。苦みが気になる場合は、黒砂糖を加える。
［効能］補腎健脾
［解説］くりは健脾・補腎の作用をもつと同時に、止血にも働きます。杜仲は腎陽を補ってくりの健脾補腎作用を補助します。

◆脾腎陽虚証によい他の薬膳◆

■韮菜炒蝦仁（えびとにらのにんにく炒め）――13
■肉桂粥（肉桂と黒砂糖の粥）――13
■蝦仁韮菜餃子（えびとにらの餃子）――37
■乾姜羊肉湯（乾姜と羊肉のスープ）――41
■杜核猪腰（くるみと杜仲と豚腎の煮込み）――42
■黄参糖醋鯉魚（鯉の黄耆党参あんかけ）――100
■鶏肉黄耆湯（鶏肉と黄耆のスープ）――100
■羊肉黒豆湯（羊肉と黒豆のスープ）――101
■韮菜杜仲苡米粥（にらと杜仲のはと麦粥）――102
■粟粥（あわ粥）――108
■枸杞茯苓茶（枸杞と茯苓の紅茶）――108
■羊肉炒咖喱（ラム肉のカレー焼き）――137
■蝦米粥（干えび粥）――138
■黄耆煮山薬茶（黄耆と山薬のお茶）――166
■羊肉羹（羊肉とだいこんのスープ）――209
■茘核大米粥（茘枝核・山薬・はすの実の粥）――209

前立腺癌

前立腺癌の中医学的な考え方

前立腺癌は、高齢化に伴って増加するであろうといわれています。中医学的には、小便が出にくいのが主症状の「癃閉」の範疇に含まれます。

この癌は高齢の男子に起こりやすく、老化に伴う腎気の不足、陽気の不足に乗じて寒さと湿の邪気が影響し、それが熱化して経絡の通りを阻害して起こると考えられています。

前立腺癌の薬膳

1．腎陽虚証の前立腺癌

1 胡桃仁紅糖飲　（くるみと黒砂糖の飲み物）

［材料］くるみ60ｇ　黒砂糖大さじ1/2　清酒200cc

［作り方］

①くるみはすりつぶして粉にし、湯飲みに入れる。

②清酒を鍋に入れ、沸騰させて火をつけてアルコール分を飛ばす。

③②を湯飲みに注ぎ、黒砂糖を加えて飲む。

［効能］補腎固精・温陽

［解説］くるみは温性で腎を補い、黒砂糖は脾を温めて腎陽を助けます。酒はくるみと黒砂糖の作用を強めると同時に腎陽が活発になるのを助ける働きをします。

前立腺癌の中医学的分類

分類	メカニズム	症状の特徴
腎陽虚証	小便の出を調整する腎陽の不足により、症状が起こる。寒湿の邪の影響を受けやすい。	尿意が頻繁で、とくに夜間に回数が増える。尿の出は細く勢いがない。排尿困難、残尿感、手足の冷え、寒がり、足腰の冷え、だるくて力が入らない。舌質淡、薄白苔。脈沈細。
気血両虚証	原動力である気の不足により、水分代謝が弱く、栄養物質である血の不足により体各部が養われない。とくに脾や心の機能不足により症状が起こる。	下腹部が脹り、時に尿意があるが出にくい、あるいは量が少ない。無力感、疲れやすい。めまい、動悸、息切れ、不眠。顔色が青白い。食欲不振。舌質淡紅、胖大、歯痕あり、薄白苔。脈沈細無力。
気滞血瘀証	気血の流れの滞りにより症状が起こる。	小便が出にくい、あるいはだらだらと尿が止まらない。下腹部や会陰部が痛む。舌質紫暗、舌苔黄色あるいは無苔。脈渋。
湿熱下注証	余分な水分の堆積により熱化し、膀胱・尿道の経絡の流れを阻害し、症状が起こる。	腰や腹部が痛む。小便が出にくい。排尿痛、血尿、残尿感、イライラ、大便乾燥、口が苦い。陰部がかゆい。舌質紅、舌苔黄あるいは黄膩。脈弦数あるいは滑数。

前立腺癌の食治原則

分類	食治原則	よく使われる食材・薬材
腎陽虚証	腎陽を補う（補腎陽）作用のあるものを選ぶ。	もも、にら、くるみ、クローブ、冬虫夏草、杜仲、肉桂、えび、鶏肉、羊肉、雀肉
気血両虚証	気を補う（補気）作用のあるものと血を補う（補血）作用のあるものを選ぶ。	＜補気＞大麦、はと麦、うるち米、もち米、しいたけ、山薬、なつめ、黄耆、鶏肉、牛肉、兎肉 ＜補血＞にんじん、きくらげ、落花生、ライチ、竜眼、なつめ、松の実、当帰、豚肉、羊肉、牛肝、羊肝、すっぽん、なまこ
気滞血瘀証	気の流れをよくし（理気）、血の滞りをよくする（活血）作用のあるものを選ぶ。	＜理気＞だいこん、セロリ、仏手柑、玫瑰花、ジャスミン、莱菔子（だいこんの種）、陳皮 ＜活血＞れんこん、にら、にんじん、あぶらな、山楂子、桃仁、丹参、玫瑰花、田七
湿熱下注証	熱を冷まし（清熱）、余分な水分を外に出す（利水）作用のあるものを選ぶ。	はと麦、すいか（皮も）、とうがん（皮も）、だいこん、しゅんぎく、きゅうり、へちま、ひまわりの茎の芯、車前子（オオバコの種）、車前草、桃花、菊花、桑の葉、はすの葉、竹葉、白きくらげ、こんぶ

＊男性ホルモンは前立腺癌の生長を促進するので、一般に腎陽虚に使われる海馬・鹿茸・鹿鞭・海狗腎などの男性ホルモン様の作用をする中薬は使用を控えた方がよい。

2 杜仲燉羊肉（羊肉の杜仲煮）

［材料］ラムまたはマトン200g 杜仲20g 牛膝20g 巴戟天20g 生姜 塩

［作り方］

①生薬は布袋に入れる。

②肉と生薬に適量の水を加えて煮る。

③塩と生姜で味をととのえる。

［効能］補腎壮陽

［解説］羊肉は温性で脾と腎を補います。杜仲と巴戟天は補腎壮陽、牛膝は補肝益腎に働いて全体で腎陽の不足を補い、頻尿や排尿困難を改善します。

◆腎陽虚証によい他の薬膳◆

■韮菜炒蝦仁（えびとにらのにんにく炒め）—13
■肉桂粥（肉桂と黒砂糖の粥）—13
■蝦仁韮菜餃子（えびとにらの餃子）—37
■乾姜羊肉湯（乾姜と羊肉のスープ）—41
■杜核猪腰（くるみと杜仲と豚腎の煮込み）—42
■胡桃蝦仁（えびのくるみあえ）—75
■栗糊（くりのペースト）—87
■羊肉黒豆湯（羊肉と黒豆のスープ）—101
■韮菜杜仲苡米粥（にらと杜仲のはと麦粥）—102
■麻雀肉（雀の煮込み）—127
■生姜胡桃茶（生姜とくるみのお茶）—127
■羊肉炒咖喱（ラム肉のカレー焼き）—137
■蝦米粥（干えび粥）—138
■羊肉羹（羊肉とだいこんのスープ）—209
■胡桃粥（くるみ粥）—254
■枸杞羊腎粥（羊腎と枸杞の粥）—254
■清炒蝦仁（川えびの炒め物）—291

2. 気血両虚証の前立腺癌

1 当帰補血粥（当帰と黄耆の粥）

［材料］はと麦50g 米30g 当帰10g 黄耆50g

［作り方］

①当帰と黄耆に適量の水を加えて煎じ汁を作る。

②煎じ汁に、はと麦と米を加えて粥に炊く。

［効能］補気生血
［解説］当帰と黄耆は気血を補い、はと麦は水分代謝を助けます。粳米は脾を補い、粥の味をまろやかにして食べやすくします。

2 洋参首烏茶（西洋参と何首烏のお茶）

［材料］西洋参3g　製何首烏6g
［作り方］急須に刻んだ材料を入れ、湯を注ぎお茶代わりに飲む。
［効能］益気生津・滋陰養血
［解説］西洋参はアメリカ大陸原産の薬用人参ですが、寒性で補気滋陰に働きます。気血両虚体で虚熱のある人に適しています。また、何首烏は微温性で肝腎を補い、養血に働きます。

◆気血両虚証によい他の薬膳◆

■当帰牛尾巴湯（当帰と牛テールのスープ）――16
■阿膠棗（なつめの阿膠煮）――16
■竜眼洋参飲（竜眼肉とにんじんの飲み物）――25
■荔枝紅棗湯（ライチとなつめの飲み物）――25
■大棗粥（なつめ粥）――33
■当帰羊肉羹（当帰と羊肉のスープ）――34
■竜眼洋参飲（竜眼肉と西洋参のシロップ）――59
■猪心炒百合（豚の心臓と百合根の炒め物）――59
■帰耆燉鶏（鶏肉の黄耆当帰煮）――102
■枸杞大棗醤（枸杞子となつめのジャム）――103
■八宝鶏湯（鶏と八薬のスープ）――222
■虫草茸烏鶏湯（冬虫夏草・きのこ・烏骨鶏のスープ）――222
■生姜紅棗湯（生姜となつめの飲み物）――247
■十全大補湯（十全大補スープ）――247
■鵪鶉蛋奶（うずらの卵入りミルク）――262
■芝麻粥（ごまの粥）――262
■金針猪湯（金針菜と豚肉のスープ）――268
■黄酒燉鮒魚（ふなの紹興酒煮込み）――269
■仙人粥（製何首烏の粥）――287

3. 気滞血瘀証の前立腺癌

1 丹参茶 （丹参・香附子・菊花のお茶）

［材料］丹参30ｇ　香附子25ｇ　菊花20ｇ

［作り方］

①材料をすべて細かく砕き、混ぜ合わせて５ｇずつお茶パックに詰める。

②湯を注ぎ、お茶代わりに飲む。

［効能］理気活血・舒肝止痛

［解説］丹参は涼血活血に、香附子と菊花は解鬱・清熱に働きます。気滞血瘀で、熱証の見られる人に適しています。

2 小豆茉莉花茶粥 （あずきとジャスミンの茶粥）

［材料］あずき20ｇ　米50ｇ　ジャスミン茶５ｇ

［作り方］

①あずきはぬるま湯に一晩つけておく。

②ジャスミン茶をお茶パックに詰める。

③材料をすべて鍋に入れ、適量の水を加えて粥を炊く。

［効能］行気活血・利水

［解説］ジャスミン茶は行気活血に働き、あずきとともに清熱利水に働きます。粳米は補気と調和に働いて排尿を助け、体調をととのえます。

◆気滞血瘀証によい他の薬膳◆

■三七燉鶏蛋（鶏卵の三七煮）――17
■蘿蔔油菜蕎麦麵（だいこんと菜の花のそば）――17
■茉莉花粥（ジャスミン粥）――66
■玫瑰花茶（マイカイカ茶）――67
■桃花粥（桃の花の粥）――91
■丹参田鶏湯（丹参とかえるのスープ）――176
■三七藕蛋羹（三七人参と卵のスープ）――176
■醋煮海帯（こんぶの酢煮）――177
■田七藕汁湯（田七人参・れんこん・きゅうりの飲み物）――213
■香附川芎茶（香附子と川芎のお茶）――214
■山楂子酒（サンザシ酒）――246
■益母草煮鶏卵（鶏卵の益母草煮）――246
■益母草元胡鶏蛋湯（益母草と延胡索のゆで卵汁）――265

■紅花孕育蛋（紅花入り蒸し卵）——266

4. 湿熱下注証の前立腺癌

1　三鮮茅根飲（茅根・淡竹葉・れんこんのお茶）

［材料］新鮮な茅根20ｇ　新鮮な淡竹葉20ｇ　生れんこん150ｇ

［作り方］材料に適量の水を加え、煎じ汁をお茶代わりに飲む。

［効能］清熱利水・涼血止血

［解説］茅根は清熱利水と涼血止血の作用をもち、淡竹葉は清熱利水と清心除煩の作用をもちます。れんこんは清熱涼血に働いて湿と熱を取ると同時に出血を止めます。甘味なので寒性でも脾胃を傷めず、また利水に働いても陰液を傷めないのが特徴です。

2　向日葵髄茶（ひまわりの茎の芯茶）

［材料］ひまわりの茎の芯30ｇ

［作り方］適量の水を加え、煎じ汁をお茶代わりに飲む。

［効能］利水通淋

［解説］抗癌作用があり、前立腺癌の排尿困難や残尿感のある方は常用するとよいとされています。

◆湿熱下注証によい他の薬膳◆

■鮭魚燉豆腐（さけと豆腐のスープ煮）——20
■栗豆粥（雑穀と豆の粥）——20
■扁豆花茶（扁豆花と藿香のお茶）——82
■菠蘿葉飲（パイナップルの葉のお茶）——82
■冬瓜粥（とうがん粥）——97
■薏苡仁緑豆粥（はと麦と緑豆の粥）——105
■清炒緑豆芽（緑豆もやしの炒め物）——107
■苡米豆芽湯（はと麦ともやしのスープ）——153
■冬瓜皮燉蚕豆（そら豆のとうがん皮煮）——155
■茵苡粥（茵蔯とはと麦の粥）——172
■豆腐泥鰍煲（どじょうと豆腐の煮物）——173
■蓴菜鮒魚湯（じゅんさいとふなのスープ）——202
■冬瓜汁（とうがんの飲み物）——203
■豆腐泥鰍湯（豆腐とどじょうのスープ）——214

第五章　女性のための食療方

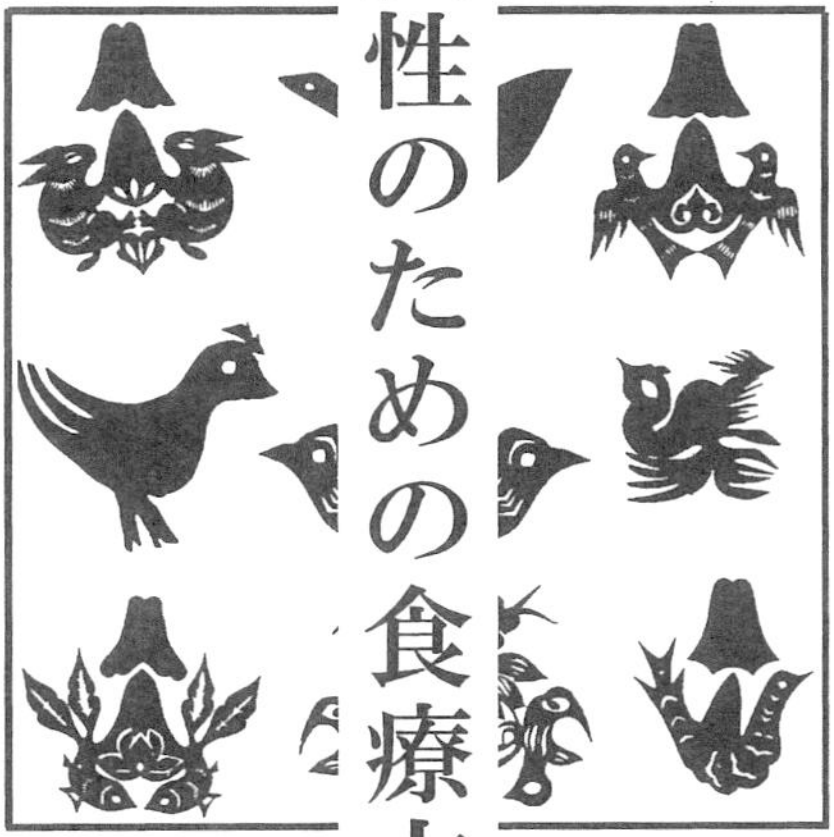

月経痛

月経痛の中医学的な考え方

中医学では、痛みについての2つの原則があります。ひとつは「通らざれば、則ち痛し」つまり、気血の通りが悪ければ、痛みの原因となるということです。気や血をうまく流す役目の肝の働きが、感情の乱れによって落ちたり、寒さによっても気血の通りは妨げられます。

もうひとつは「栄えざれば、則ち痛し」つまり、気や血によって栄養されなければ、痛みの原因になるということです。この場合は、出血によって血が不足する月経の後に痛むのが特徴です。

正常の場合も月経の1日目や2日目には、下腹部や腰に多少の痛みや違和感はあるものですが、仕事や日常の生活に支障をきたすようであれば病症と考えます。また、月経前の乳房や脇、下腹部の脹りや痛みも月経痛の範疇に入ります。

◉メモ

月経を利用して、自分の病気や体質の分類（弁証）をすることができます。月経を健康のバロメーターとして使ってしまおうというわけです。

まずは、正常な月経について知らねばなりません。正常とされる周期は28日ですが、7日くらいの前後は許容範囲とされますから、21日から35日を正常範囲とみなします。経期、つまり出血の期間は3～7日間で、一般には4～5日間の人が多いようです。出血の量は、実は弁証のためにはとても重要なのですが自分では計りようがありません。また他の人と比べにくいですが、一応総量で約50～80ccが正常範囲となっています。

周期の異常、つまり月経不順は21日以内を月経前期、35日以上3カ月以内を月経後期（3カ月以上月経がない場合は閉経と呼びます）、早まったり遅くなったりと不定期の場合を月経前後不定期と呼びます。また、周期の乱れが7日以内であっても何か他に症状があれば、周期が短め、または長めとして判断してください。

1．月経周期が短い（月経前期）

血管をギュッと引き締める役目をもつ「気」が不足するために、血が漏れ出て、月経が早まる場合（気虚証）と、体内に熱が多すぎて、血の流れが速く大きいために月経が早まる場合（熱証）があります。熱証はまた、実熱証、虚熱証（陰虚証）、鬱熱証に分けられます。

2．月経周期が長い（月経後期）

血の量自体が不足して、周期が長くなる場合（血虚証）、血の流れの原動力となる気が滞ることで周期が長くなる場合（気滞血瘀証）、体内に寒が多すぎて血の流れが悪くなり周期が長くなる場合（寒証）に分けられ、寒証は、実寒証と虚寒証（陽虚証）に分けられます。

3．月経周期が早くなったり遅くなったり不定（月経前後不定期）

月経周期を調節するのに関係の深い肝と腎の機能異常が原因の肝鬱証と腎気不足証に分けられます。

月経痛のための薬膳

1．寒湿証の月経痛

1　山椒紅棗湯（山椒となつめの飲み物）

［材料］なつめ12個　生姜30ｇ　山椒９ｇ　黒砂糖30ｇ

［作り方］

①生姜を薄く切る。なつめはよく洗い、種を除く。

②生姜・なつめ・山椒に水を適量加えて煮る。

③なつめが形がなくなるほど煮えたら、黒砂糖を加える。黒砂糖が溶けたらかすを除く。

［効能］温経通絡・止痛

［解説］生姜も山椒も温熱性の食材で、体を温める作用（温理作用）にすぐれています。黒砂糖も甘味料の中では温性で、補血と活血の作用があり、なつめも温性で、気血を補う作用があります。総じて経絡を温め、気血の流れをよくし、痛みを止める作用があります。月経の５日前から、１日２回、温めたものを飲みます。

月経痛の中医学的分類

分類	メカニズム	症状の特徴
寒湿証	寒と湿の結びついた邪気により、気血の流れが阻害されて痛む。	周期は遅れがち。月経時に下腹部が冷え痛む。痛みは冷やすとひどく、温めると楽。押さえるのを嫌がる。経血の色は暗紅色、血塊がある。上腹部が脹って痛む場合もある。痛みがひどいときは、四肢が冷え、冷や汗が出て、嘔吐する場合もある。
湿熱証	湿と熱の結びついた邪気により、気血の流れが阻害され痛む。	月経前から下腹部や腰から尻にかけて痛む。または、下腹部に灼熱感がある。押さえるのを嫌がる。出血の色は深紅色で粘稠性があり、血塊がある。普段から黄色で、臭いのあるおりものが多い。小便の量が少なく黄色い。
気滞血瘀証	肝の働きが弱まり気の流れが滞り、さらに血の流れも悪くなり痛む。	周期は遅れがち。月経前や月経時に下腹部が脹って痛む。押さえるのを嫌がる。出血の量は多くなく、色は暗紫色、血塊がある。月経前に脇や乳房が脹って痛む。感情的に不安定になりやすい。
気血両虚証	気血が不足し、子宮などが栄養されず痛む。	月経の終わる間際や月経後に、下腹部がシクシク痛む。押さえると痛みが楽になる。出血量は少なく色も質も薄い。普段から顔色が青白く、倦怠感があり、動悸や息切れがある。
肝腎不足証	肝や腎の機能が弱まり、子宮などが栄養されず痛む。	周期は早くなったり、遅れたり不定期。月経後に下腹部や腰から尻にかけて痛む。出血量は少なく色も薄い。踵が痛むこともあり、普段からめまいや、耳鳴りがある。

月経痛の食治原則

分類	食治原則	よく使われる食材・薬材
寒湿証	温熱性で、体を温め寒邪を追い出す作用のある食材を選ぶ。	ねぎ、にら、にんにく、よもぎ、生姜、山椒、胡椒、桂皮、肉桂、丁香（クローブ）、羊肉、鶏肉
湿熱証	苦味があり余分な水分を乾かす働きがあり、寒涼性で体を冷やす作用のある食材を選ぶ。	そば、だいこん、にがうり、セリ、セロリ、すいか、緑茶、あずき、緑豆、鬱金
気滞血瘀証	理気（気の通りをよくする）や活血（血の流れをよくする）の作用をもつ食材を選ぶ。	そば、みかん、なす、くわい、だいこん、にんにく、にら、きくらげ、陳皮、桃仁（桃の種）、山楂子、酒、酢
気血両虚証	補気（気を補う）や補血（血を補う）の作用をもつ食材を選ぶ。	＜補気＞うるち米、もち米、あわ、大麦、やまいも、なつめ、にんじん、じゃがいも、しいたけ、鶏肉、豚肉、牛肉、羊肉、豆腐 ＜補血＞きくらげ、ほうれんそう、にんじん、桑の実、ライチ、松の実、羊肉、豚肝、牛肝、すっぽん、なまこ、ひらめ
肝腎不足証	肝や腎の働きを強める（補肝補腎）の作用をもつ食材を選ぶ。	小麦、くるみ、くり、はすの実、桑の実、枸杞子、うずら肉、鳩肉、豚腎、豚肝、牛肝、雀肉、羊肉

2 当帰生姜羊肉湯（当帰と生姜とマトンの煮込み）

［材料］羊肉200g　長ねぎ1本　当帰10g　生姜10g　桂皮（シナモン）2g　胡椒粉1g　塩

［作り方］

①当帰を布の小袋につめる。

②羊肉は角切りにする。

③鍋に①と②を入れ、水を適量加え強火で加熱する。

④あくをすくい、他の材料を加え、弱火で煮込む。

［効能］温経止痛・温中去寒

［解説］塩以外は、すべて温熱性の食材で、体を温めます。羊肉は肉類の中でも温める作用が強い肉です。また当帰には補血と活血の作用があり、血の流れをよくし痛みを取るので、婦人科の病気によく使われる薬材です。月経の3～5日前から1日1回食べるようにします。

［注意］当帰には、便通をよくする作用もあるので便がゆるい場合は避けます。

◆寒湿証によい他の薬膳◆

■肉桂粥（肉桂と黒砂糖の粥）―13
■乾姜羊肉湯（乾姜と羊肉のスープ）―41
■茴香粥（茴香の粥）―44
■丁香糖（クローブ糖）―64
■姜橘椒魚湯（生姜とふなのスープ）―64
■丁香煮酒（クローブの燗酒）―81
■炮姜粥（あぶり生姜の粥）―81
■丁子赤小豆粥（丁子入りあずき粥）―177
■韮菜子面餅（にらの種入りせんべい）―299
■艾葉生姜茶（よもぎと生姜のお茶）―310

2. 湿熱証の月経痛

1 鬱金鴨（あひるの鬱金蒸し）

［材料］あひる（合鴨で代用可）半羽（約500g）　鬱金10g　山楂子10g　金針菜9g　塩　胡椒

［作り方］

①あひるを洗い、5、6個の塊に切る。塩・胡椒を少量すり込み2時間放置する。

②鬱金を水につけてやわらかくして洗う。

③金針菜は水につけてもどす。
④あひるを皿に入れ、鬱金・山楂子・金針菜を上にのせ、塩を少量ふり、強火で90分間蒸す。
[効能] 清熱利水・理気活血
[解説] 鬱金は味が苦辛・性が寒で、理気活血の作用で、血の流れをよくし、体内の余分な熱や水分を取る作用があります。あひるや金針菜には、利水の作用があり、余分な水分を取る作用があります。山楂子には活血の作用があり血の流れをよくします。
[注意] 鬱金と丁香（クローブ）は相性が悪いので同時に使わないようにします。
日本では姜黄（温性）のことをウコンと呼びますので注意が必要です。

2 小豆粥（あずき粥）

[材料] あずき50g　米200g　塩
[作り方]
①あずきは洗って一晩水につける。
②①に水を加え一時間煮る。
③②に米を加えて粥にする。
[効能] 清熱利水
[解説] あずきは性は平ですが、湿と熱を取る作用をもちます。普段から食べるようにするとよいでしょう。

◆湿熱証によい他の薬膳◆

■鮭魚燉豆腐（さけと豆腐のスープ煮）―20
■粟豆粥（雑穀と豆の粥）―20
■扁豆花茶（扁豆花と藿香のお茶）―82
■菠蘿葉飲（パイナップルの葉のお茶）―82
■涼拌瓜皮（塩漬け三皮）―91
■冬瓜粥（とうがん粥）―97
■薏苡仁緑豆粥（はと麦と緑豆の粥）―105
■清炒緑豆芽（緑豆もやしの炒め物）―107
■西瓜飲（すいかのジュース）―114
■三瓜茶（三種の瓜のお茶）―114
■茵苡粥（茵蔯とはと麦の粥）―172
■豆腐泥鰍煲（どじょうと豆腐の煮物）―173
■蓴菜鮒魚湯（じゅんさいとふなのスープ）―202
■冬瓜汁（とうがんの飲み物）―203
■豆腐泥鰍湯（豆腐とどじょうのスープ）―214

■香菇苡米飯（しいたけ・はと麦入り豆ご飯）――*215*
■西瓜皮炒肉絲（すいかの皮と豚肉の細切り炒め）――*226*
■翡翠冬瓜（とうがんのヒスイ煮）――*227*
■針菇冬筝湯（えのきとたけのこのスープ）――*227*
■二瓜炒猪肉（きゅうりとへちまと豚の炒め物）――*265*
■小豆車前粥（あずきとオオバコの粥）――*285*
■薏苡仁車前粥（はと麦とオオバコの粥）――*285*

3. 気滞血瘀証の月経痛

1 山楂子酒（サンザシ酒）

［材料］ 山楂子500ｇ（乾燥品は半量） 焼酎350cc

［作り方］ 山楂子の種を取り除き細かく砕いて瓶に入れ焼酎を加え10～15日間漬け込む。毎日３、４度瓶をよく振る。

［効能］ 活血化瘀・消食

［解説］ 酒類には血の流れをよくする作用があります。山楂子は微温性で、活血作用が強い食べ物です。月経前に１日２回、１回10～20ccを飲みます。

2 益母草煮鶏卵（鶏卵の益母草煮）

［材料］ 益母草50ｇ 鶏卵２個

［作り方］

①益母草と生卵を殻ごと一緒に鍋に入れ、水を加えて熱する。

②卵がゆであがったら殻をむき、再び10分煮る。

③薬草のかすを取り除く。

［効能］ 活血化瘀・利水消腫

［注意］ 益母草は寒性なので、寒証や血虚証の人には向きません。

［解説］ 益母草は辛苦味・微寒性で活血と利尿の作用があります。鶏卵には補血の作用があります。１日１度作り、２回に分けて卵と煮汁を食べるようにします。

◆滞血瘀証によい他の薬膳◆

■三七燉鶏蛋（鶏卵の三七煮）――*17*
■蘿蔔油菜蕎麦麺（だいこんと菜の花のそば）――*17*
■茉莉花粥（ジャスミン粥）――*66*
■玫瑰花茶（マイカイカ茶）――*67*

■丹参田鶏湯（丹参とかえるのスープ）――176
■三七藕蛋羹（三七人参と卵のスープ）――176
■芹韮湯（セロリとにらのスープ）――219
■蘿蔔金針粥（だいこんと金針菜の粥）――219
■丹参茶（丹参・香附子・菊花のお茶）――235

4. 気血両虚証の月経痛

1　生姜紅棗湯（生姜となつめの飲み物）

［材料］なつめ10個　黒砂糖50ｇ　生姜10ｇ

［作り方］

①生姜は細切りに、なつめは種を取る。
②黒砂糖と①を鍋に入れ、水を適量加え、数分間沸騰させる。

［食べ方］毎日1回シロップと中身を食べる。とくに月経前3～5日間に食べるとよいでしょう。

［効能］補気補血

［解説］なつめには気血を補う作用があり、黒砂糖にも補血の作用があります。

2　十全大補湯（十全大補スープ）

［材料］豚肉100ｇ　豚胃100ｇ　いか15ｇ　生姜10ｇ
豚・牛・鶏などの雑骨適量　手羽先適量　豚皮適量
酒　党参3ｇ　炙黄耆3ｇ　肉桂3ｇ　（10椀分）
熟地黄3ｇ　炒白朮3ｇ　炒川芎3ｇ　当帰3ｇ
白芍3ｇ　茯苓3ｇ　炙甘草3ｇ

［作り方］

①党参・黄耆など10種の薬材を布袋に入れ、口を紐でしばる。
②豚肉・豚胃・いか・豚皮を切らずに塊のまま洗う。
③材料をすべて鍋に入れて水を加え、強火で沸騰させ、あくをすくう。
④とろ火で2時間、煮込む。
⑤豚肉・豚胃・いか・豚皮の塊を取り出し、小さく切って椀に入れ、スープをそそぐ。

［効能］補気補血

［解説］気と血を同時に補う「気血双補」の代表方剤である十全大補湯の薬膳版です。補気薬の黄耆・党参・白朮・茯苓・甘草と補血薬の当帰・川芎・白芍・熟地黄と温める作用の肉桂の10種の薬材で構成されていま

す。また、豚肉には補気、いか・豚皮には補血の作用があり、豚胃は、食物から気血のもとを吸収する場所の脾胃の機能を補います。月経痛の他にも気血不足が原因の脾胃虚弱・めまい・抜け毛・汗かき・胃下垂・脱肛・子宮下垂・低血圧・冷え性などにも効果があります。病気がなくても、免疫力がつき、不老長寿の効果があります。１回１椀、朝晩２回食べるようにします。

[注意] カゼのときや熱証の場合は食べてはいけません。

◆気血両虚証によい他の薬膳◆

■当帰牛尾巴湯（当帰と牛テールのスープ）—*16*
■阿膠棗（なつめの阿膠煮）—*16*
■竜眼洋参飲（竜眼肉とにんじんの飲み物）—*25*
■茘枝紅棗湯（ライチとなつめの飲み物）—*25*
■大棗粥（なつめ粥）—*33*
■当帰羊肉羹（当帰と羊肉のスープ）—*34*
■竜眼蓮子羹（竜眼とはすの実のデザート）—*51*
■蓮子茯苓菓子（はすの実と茯苓の団子）—*52*
■帰耆燉鶏（鶏肉の黄耆当帰煮）—*102*
■枸杞大棗醤（枸杞子となつめのジャム）—*103*
■八宝鶏湯（鶏と八薬のスープ）—*222*
■虫草茸烏鶏湯（冬虫夏草・きのこ・烏骨鶏のスープ）—*222*
■当帰補血粥（当帰と黄耆の粥）—*234*
■洋参首烏茶（西洋参と何首烏のお茶）—*235*
■鵪鶉蛋奶（うずらの卵入りミルク）—*262*
■芝麻粥（ごまの粥）—*262*
■金針猪湯（金針菜と豚肉のスープ）—*268*
■黄酒燉鮒魚（ふなの紹興酒煮込み）—*269*

５. 肝腎不足証の月経痛

1 杜仲猪腎（杜仲と豚腎の煮物）

[材料] 杜仲20g　豚腎20g　長ねぎ1/4本　生姜小１片　醤油大さじ３　塩

[作り方]

①長ねぎは小口切り、生姜は薄く切る。

②豚腎は皮をむき、内部の組織をきれいに取り除いてから小さく切る。

③杜仲は4カップの水で15分煎じ、煎じ汁をガーゼでこす。
④③に①と②を加え、2～3時間煮込む。
⑤醤油と塩で味をととのえる。
[効能] 温補肝腎
[解説] 杜仲には肝と腎の機能を補う作用があります。豚腎には「臓をもって臓を補う」といわれるように腎の機能を補う作用があります。

2 枸杞黒豆（黒豆の枸杞煮）

[材料] 黒豆1カップ　枸杞子1/2カップ　砂糖1/4カップ　醤油大さじ1
[作り方]
①鍋に砂糖と醤油、水4カップを入れて煮立てる。
②黒豆を入れ、弱火で約3時間煮る。水分が少なくなったら、熱湯を加える。
③枸杞子を入れ、さらに30分煮る。
[効能] 滋補肝腎
[解説] 黒豆の補腎益陰・健脾作用と枸杞子の補肝腎作用を合わせた薬膳です。豆や枸杞子はもちろん、煮汁も飲むようにするとより効果的です。

◆肝腎不足証によい他の薬膳◆

■当帰牛尾巴湯（当帰と牛テールのスープ）—16
■小米紅棗飴糖粥（あわとなつめの水飴粥）—136
■牛筋煮杜仲湯（牛すじ肉と杜仲のスープ）—136
■枸杞杜仲茶（枸杞と杜仲のお茶）—159
■枸杞肉絲（枸杞と豚肉の細切り炒め）—159
■枸杞鶏蛋餅（枸杞入り卵焼き）—165
■女貞子枸杞湯（女貞子枸杞スープ）—175
■銀耳枸杞鶏肝湯（白きくらげ・枸杞子・鶏レバーのスープ）—216
■芝麻山薬飯（黒ごま入り麦とろ飯）—229
■清蒸杞甲魚（枸杞とすっぽんの蒸し物）—252
■芝麻粥（ごまの粥）—262
■杞菊炸鶏肝（鶏レバーの杞菊揚げ）—277
■金髄煎（枸杞子と焼酎のシロップ）—277
■黒豆何首烏飲（黒豆と何首烏の飲み物）—278

更年期障害

更年期障害の中医学的な考え方

更年期自体は、女性の生理変化において必ず起こる過程です。中医学の古典『黄帝内経』には、女性の成長の過程は7の倍数ごとに転機を迎えると述べられています。月経に関しては14歳で腎気が盛んになり月経が始まって子が産めるようになり、49歳で腎気が衰え月経が止まって子が産めなくなるとされています。自然な老化の過程の一現象ですが、体質や臓腑、気血の状態、栄養や生活状態の違いなどからこの時期いろいろな症状の起こる人がいます。めまい、耳鳴り、動悸、不眠、情緒不安、のぼせ、手足のほてり、むくみ、足腰のだるさ、肩こり、頭痛、記憶力減退、倦怠感などの症状です。

西洋医学的に見れば、内分泌の乱れ、とくに女性ホルモン分泌低下が更年期障害の原因ですが、中医学では腎の機能の衰えが主な原因とされます。中医学でいう腎は尿の代謝以外にも、生殖や骨の代謝、脳の機能にも関与するとされていて、西洋医学でいう内分泌系にも関与していると考えられます。

更年期障害の中医学的分類

分類		メカニズム	症状の特徴
陰虚証	肝腎陰虚証	腎陰の不足が肝にも及んでいる。冷まして潤す作用の陰液が不足して、陰陽のバランスが乱れている。 相対的に陽が強いため、のぼせなど熱の症状が出る。また潤いがないので、舌の乾きや皮膚の乾燥のため痒みが出る。	めまい、耳鳴り、イライラ、怒りやすい。上半身がのぼせて汗をかく。動悸、寝汗、物忘れ、手足のほてり。目が乾く。足腰がだるい。精神が集中しない。ビクビクして不安。不眠。皮膚が痒い。皮膚を虫がはうような感覚異常。麻痺、けいれん。舌が乾く。大便乾燥。小便の量が少なく色が濃い。
	心腎不交	腎陰が不足して、心の熱を冷ましきれない状態。不眠など精神状態に関する症状が多く出る。	顔が急にのぼせて赤くなる。イライラ、めまい、動悸、耳鳴り、手足のほてり。ひどい不眠で、眠れば悪夢を見る。足腰がだるい。精神が集中しない。記憶力減退。
陽虚証	腎陽虚証	活動の原動力で体を温めるもとである陽気が不足しているため倦怠感や冷えの症状が出る。	顔色がくすんだ白色。手足や体が冷える。情緒や性欲が淡白。倦怠感があり元気がない。足腰がだるい。陰部の下垂感がある。夜間の尿が多い。
陰陽両虚証	腎陰陽両虚証	陰陽ともに不足しているために陰陽のバランスが不安定で、重りの小さなヤジロベエのごとく不安定で、冷えたりのぼせたりする。	上述の陰虚の症状のときと陽虚の症状のときが混在する。

更年期障害の食治原則

分類		食治原則	よく使われる食材・薬材			
陰虚証		補陰・滋陰（体を冷まし、潤す作用）のある食べ物をとる。	なし、ぶどう、やまいも、白きくらげ、黒きくらげ、牡蛎、いか、鴨肉、豚の皮、牛乳、つばめの巣、すっぽん（とくに甲羅の部分）	肝腎陰虚証	肝と腎の機能を補う食べ物をとる。	枸杞子 すもも 桑の実 うずら
				心腎不交	心と腎の機能を補う食べ物をとる。	百合根 小麦
陽虚証	腎陽虚証	補陽、補腎（体を温め、活動力を増す作用）の食べ物をとる。	にら、くり、くるみ、なた豆、冬虫夏草、鹿茸、茴香、タツノオトシゴ、杜仲、えび、なまこ、羊肉、雀、鹿肉			
陰陽両虚証	腎陰陽両虚証	補陰と補陽の食べ物をバランスよく食べる。	上述の陰虚、陽虚の食材、中薬を組み合わせる。			

更年期障害のための薬膳

1. 陰虚証の更年期障害

1 清蒸杞甲魚（枸杞とすっぽんの蒸し物）

［材料］すっぽん1匹　枸杞子15g　長ねぎ10g　生姜1片　にんにく1片　塩

［作り方］

①すっぽんの内臓を取り出し、代わりに枸杞子を腹内に入れる。

②①を皿に入れ、ねぎ・生姜・にんにく・塩を上に散らし、蒸し器で蒸す。

［効能］滋陰補血・補肝腎

［解説］すっぽんは、平性で補気・補血・滋陰の作用があります。枸杞子は、平性で肝腎の機能を補う作用があり、総じて、陰を補い肝と腎の機能を高める作用があります。また、すっぽんの甲羅（背甲・腹甲）は、滋陰の要薬として使われています。

2 百合湯（百合根スープ）

［材料］新鮮な百合根50ｇ　酸棗仁15ｇ

［作り方］

①酸棗仁を煎じて、かすを除き、煎じ汁を取る。

②煎じ汁で百合根を煮る。

［効能］補陰・養心安神

［解説］百合根は平性で、咳を止め、心の熱を取り、精神を安定させる作用があります。酸棗仁は平性で、肝や心を補い、精神安定作用があります。総じて陰虚による精神不安定・イライラ・不眠などに効果があります。就寝前に食べるとよいでしょう。

◆陰虚証によい他の薬膳◆

■菠菜豆腐湯（ほうれんそうと豆腐のスープ）――15
■桑杞茶（桑の実と枸杞のお茶）――15
■銀耳杜仲湯（きくらげと杜仲のデザート）――35
■烏賊干貝湯（いかと貝柱のスープ）――35
■銀耳蓮子湯（白きくらげとはすの実のスープ）――50
■百合燉猪肉（百合と豚肉の煮込み）――50
■鶏蛋銀耳湯（白きくらげと卵のデザート）――113
■芝麻煮鶏蛋湯（ごまと卵のスープ）――142
■銀耳百合粥（白きくらげと百合根の粥）――148
■酸棗仁茶（酸棗仁と玄参のお茶）――149
■枸杞肉絲（枸杞と豚肉の細切り炒め）――159
■一品山薬餅（やまいもの蒸しパン）――165
■枸杞鶏蛋餅（枸杞入り卵焼き）――165
■女貞子枸杞湯（女貞子枸杞スープ）――175
■百合柿餅粥（百合根と干柿の粥）――189
■銀耳枸杞鶏肝湯（白きくらげ・枸杞子・鶏レバーのスープ）――215
■沙参枸杞粥（沙参と枸杞子の粥）――217
■菊花枸杞羹（菊花と枸杞の寒天よせ）――228
■芝麻山薬飯（黒ごま入り麦とろ飯）――229
■五味枸杞飲（五味子と枸杞のお茶）――261
■桑椹膏（桑の実のシロップ）――261
■麦麩肉丸子湯（麩と肉団子のスープ）――290
■枸杞黄精粥（枸杞と黄精の粥）――290
■銀耳蚕花湯（白きくらげと卵のスープ）――306

2. 陽虚証の更年期障害

1 胡桃粥（くるみ粥）

［材料］くるみ30～50ｇ　米50ｇ

［作り方］

①くるみの皮を除いてすりつぶす。

②米を粥に煮る。

③粥が出来上がったらすりつぶしたくるみを入れ、かき混ぜる。

［効能］補腎陽固精・温肺定喘・潤腸

［解説］くるみは温性で、補腎陽の作用、肺に働き喘息を止める作用、大便の出をよくする作用などがあります。朝晩1回ずつ食べると効果があります。

2 枸杞羊腎粥（羊腎と枸杞の粥）

［材料］羊腎2対　羊肉250ｇ　枸杞子30ｇ　長ねぎ1本　米50ｇ　塩　胡椒

［作り方］

①羊腎の内部組織をきれいに取り、洗う。羊肉を角切りにする。

②長ねぎは小口切りにする。

③羊腎・羊肉・枸杞子を鍋に入れて煮る。

④米を加えて粥にする。

⑤塩と胡椒で味をととのえる。

［効能］温補肝腎

［解説］羊肉は補陽の作用があり、羊腎には腎陽を補う作用があります。「臓を以て臓を補う」です。枸杞子は肝腎を補い、総じて腎陽を補います。朝食としてとるのがよいでしょう。

◆陽虚証によい他の薬膳◆

■韮菜炒蝦仁（えびとにらのにんにく炒め）――*13*

■肉桂粥（肉桂と黒砂糖の粥）――*13*

■蝦仁韮菜餃子（えびとにらの餃子）――*37*

■乾姜羊肉湯（乾姜と羊肉のスープ）――*41*

■杜核猪腰（くるみと杜仲と豚腎の煮込み）――*42*

■蓯蓉羊腰（肉蓯蓉と羊の腎臓の煮込み）――*74*

■胡桃蝦仁（えびのくるみあえ）――*75*

■栗糊（くりのペースト）―87
■羊肉黒豆湯（羊肉と黒豆のスープ）―101
■韮菜杜仲苡米粥（にらと杜仲のはと麦粥）―102
■羊肉粥（羊肉の粥）―120
■麻雀肉（雀の煮込み）―127
■生姜胡桃茶（生姜とくるみのお茶）―127
■羊肉炒咖喱（ラム肉のカレー焼き）―137
■蝦米粥（干えび粥）―138
■枸杞杜仲茶（枸杞と杜仲のお茶）―159
■羊肉羹（羊肉とだいこんのスープ）―209
■胡桃仁紅糖飲（くるみと黒砂糖の飲み物）―231
■杜仲燉羊肉（羊肉の杜仲煮）―234
■巴戟羊肉粥（巴戟天と羊肉の粥）―257
■拌蝦仁韮菜（えびとにらのくるみあえ）―260
■清炒蝦仁（川えびの炒め物）―291
■竜馬童子鶏（海馬とひな鶏の蒸し物）―291

3. 陰陽両虚証の更年期障害

1 冬虫夏草鴨（あひるの冬虫夏草蒸し）

[材料] 冬虫夏草5g　あひる1羽（合鴨で代用可）　紹興酒15g　生姜　長ねぎ　胡椒粉　塩　ブイヨン適量

[作り方]
①冬虫夏草4～5個を頸にそって開いたあひるの頭部に入れ、たこ糸で縛る。
②残りの冬虫夏草をねぎ・生姜と一緒にあひるの腹中に入れる。
③器にあひる・ブイヨン・塩・胡椒粉・紹興酒を入れ、湿った和紙で蓋をする。
④蒸し器に入れ、約2時間蒸す。

[効能] 補陽滋陰・益腎補肺

[解説] 冬虫夏草は温性で腎陽を補い、また肺気を補うため咳を止める作用があります。あひるは平性で滋陰の作用があり、また脾の機能を高めてむくみを取る作用もあります。総じて、補陽と滋陰の作用を合わせもちます。症状によって、冬虫夏草の量で補

陽の力のバランスを調整します。

2　豆腐蛋羹（豆腐と卵の蒸し物）

[材料] きぬごし豆腐200ｇ　卵1個　むきえび50ｇ
生姜汁小さじ1/2　ごま油　塩

[作り方]
①豆腐はふきんで包んで水分をとり、手でつぶす。
②卵は割りほぐし、えびは小さく切って①に混ぜ合わせる。
③生姜汁・塩・ごま油を加え、さらに混ぜ合わせ、容器に入れて約15分間蒸す。

[効能] 陰陽両補・益気養血

[解説] 豆腐と卵は養血・補陰に働き、えびは補気・補陽に働いて陰陽の両虚を補います。同じ材料で、スープや炒め物を作ってもよいでしょう。すりごまや練りごまを加えると風味が増すとともに補肝腎の効果も期待できます。陰虚症状が強く出る場合は、1の陰虚証によいものを、陽虚症状が強い場合は、2の陽虚証によいものを多くとるようにします。

◉ 豆知識

中医学では、体全体を一つの小宇宙として見ます。宇宙の中でいろいろなものが関連し合って存在するように、臓器もそれのみで働いているのでなく相互に関係し合って機能していると考えます。

この考えのもとになるのが五行学説です。木・火・土・金・水の五つの要素でこの宇宙は成り立ち、水は樹木をはぐくみ、樹木は燃えて火を生みます。また、水には火の燃えすぎを抑え、調整する働きがあります。

体の臓器の中で水に相当するのが腎です。腎は、その水（陰）で木に相当する肝を潤します。水である腎がひからびれば（腎陰虚）それは肝にも及び、木である肝がひからびて、燃えやすく、つまり熱をもちやすくなるのです。

また、火に相当するのが心です。もともとカッカと熱を帯びやすい臓器です。この熱しやすい心を冷やすのが水の性質をもつ腎ですが、腎がひからびればやはり心の熱を冷やすことができません。精神状態にかかわる臓器ですから熱を帯びれば、興奮したり、カッカとして眠れなくなってしまうのです。

女性不妊症

女性不妊症の中医学的な考え方

不妊の原因には、卵管がつまっているなど、器質的な原因と、妊娠のためのさまざまな働きが低下した機能的な原因に大別されますが、ここでは、機能的な場合を考えます。

妊娠に深くかかわるとされる腎の機能が弱ったり、感情的なストレスの積み重ねで気の流れが悪くなったり、余分な水分や血の流れの滞りがあったりすると妊娠しにくくなります。

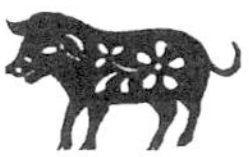

女性不妊症のための薬膳

1. 腎陽虚証の女性不妊症

1　巴戟羊肉粥（巴戟天と羊肉の粥）

［材料］米1/4カップ　羊肉30ｇ　巴戟天・肉蓯蓉各5ｇ　生姜1片　長ねぎ適量　塩少々

［作り方］
①巴戟天と肉蓯蓉に水を加えて煎じ、煎じ汁をこし取る。
②羊肉は細く切る。
③ねぎは小口切り、生姜は薄切りにする。
④煎じ汁に羊肉と米、生姜を加え、粥を炊く。
⑤粥が煮上がる直前にねぎを加える。

［効能］補腎助陽・健脾養胃

［解説］巴戟天・肉蓯蓉は補腎助陽の中薬です。これに補陽作用のある羊肉を加え、粥にすることで胃腸にやさしく作用します。日常的に食べる場合には、中薬を加えない羊肉粥でも効果はあります。

女性不妊症の中医学的分類

分類	メカニズム	症状の特徴
腎陽虚証	先天的に腎が弱いか、房事の過多で腎気が損なわれることによって起こる。子宮が温められず妊娠できない。	寒がり。月経周期が長い。ひどいと月経が止まる。月経血の色は薄く量は少ない。顔色は暗い。足腰が重だるい。性欲は淡白。舌質淡、舌苔薄白。脈沈細または沈遅。
腎陰虚証	子宮を養う精血や陰液が不足した状態で、子宮の機能がうまく働かず妊娠できない。	暑がり。月経周期が短い。月経血の量は少ない。不眠やイライラがある。足腰が重だるい。手足はほてり、寝汗をかく。舌質紅、脈細数。
気血両虚証	気血が不足することにより子宮が養われず妊娠できない。	月経周期は長い。月経血の色は薄く、量は少ない。顔色はつやのない黄色。動悸がする。舌質淡紅。脈細弱。
肝鬱気滞証	感情的なストレスが原因で気の流れを調節する肝の機能が損なわれ、気の流れが滞ることによって妊娠のための機能が乱れて妊娠できない。	月経周期は短くなったり長くなったり一定しない。月経前に乳房が張って痛む。イライラしやすい。精神的にストレスを受けやすい。舌質暗紅、脈弦。
痰湿証	肥満や、甘いものや油っこいものの摂りすぎで体内に余分な水分が停滞し、妊娠に関与する部分の気血の流れを妨げ、妊娠できない。	肥満気味。月経周期は長い。おりものの量が多く粘稠。めまいや頭痛がある。胸苦しさがある。舌苔白膩。脈滑。
血瘀証	血の流れが滞り、気の流れも子宮や妊娠に関与する部分の阻害して妊娠できない。	月経周期は長い。月経血の量は少なく色は赤黒い。血塊がある。月経痛がひどい。舌質暗、有瘀点瘀斑。脈渋。

女性不妊症の食治原則

分類	食治原則	よく使われる食材・薬材
腎陽虚証	補陽・補腎（体を温め、活動力を増す作用）の食物を選ぶ。	にら、くり、くるみ、なた豆、茴香、冬虫夏草、鹿茸、海馬（タツノオトシゴ）、杜仲、淫羊藿、えび、なまこ、羊肉、雀、鹿肉
腎陰虚証	補陰・滋腎陰（体を冷まし、潤す作用）のある食物を選ぶ。	なし、ぶどう、やまいも、白きくらげ、黒きくらげ、いか、牡蛎 、牛乳、豚の皮、鴨肉、すっぽん（とくに甲羅の部分）、つばめの巣
気血両虚証	補気（気を補う）や補血（血を補う）の作用をもつ食物を選ぶ。	＜補気＞うるち米、もち米、あわ、大麦、やまいも、じゃがいも、しいたけ、なつめ、朝鮮人参、鶏肉、豚肉、牛肉、羊肉、豆腐 ＜補血＞ほうれんそう、にんじん、きくらげ、ライチ、桑の実、松の実、羊肉、豚肝、牛肝、すっぽん、なまこ、ひらめ
肝鬱気滞証	肝の機能をよくし、イライラを取り、気の流れをよくする食物を選ぶ。	だいこん、ほうれんそう、そば、なた豆、陳皮、梅花、ライチの種、ジャスミン
痰湿証	油っこいものや甘いもの、酒など熱を生む食物を避ける。余分な熱や水分を除く効果のある食物を選ぶ。	はと麦、あずき、とうがん、きゅうり、にがうり、すいか、車前草（オオバコの種や葉）
血瘀証	活血（血の流れをよくする）の作用をもつ食材を選ぶ。	あぶらな、にんにく、にら、くわい、きくらげ、玫瑰花、紅花、桃仁（桃の種）、山楂子、酒、酢

2　拌蝦仁韮菜（えびとにらのくるみあえ）

［材料］むきえび50ｇ　にら1/2束　くるみ3個　練りごま大さじ1　薄口醤油小さじ1　砂糖小さじ1/2

［作り方］

①にらは3㎝くらいに切って、さっとゆで、ざるにあげる。

②えびは背わたを取って、塩を加えた熱湯で2～3分ゆで、ざるにあげる。

③くるみをすり鉢ですりつぶし、醤油・砂糖・練りごま・えびのゆで汁大さじ1を加えてよく混ぜ合わせる。

④①と②を③であえる。

［効能］補陽温腎

［解説］えびとにらはともに温性で、腎陽を補う作用があります。これに補腎固精のくるみと、補肝腎のごまを加えて効果をより高めています。ゆで野菜などと組み合わせて、日常のおかずとして食べるとよいでしょう。

◆腎陽虚証によい他の薬膳◆

■韮菜炒蝦仁（えびとにらのにんにく炒め）――*13*
■肉桂粥（肉桂と黒砂糖の粥）――*13*
■蝦仁韮菜餃子（えびとにらの餃子）――*37*
■乾姜羊肉湯（乾姜と羊肉のスープ）――*41*
■杜核猪腰（くるみと杜仲と豚腎の煮込み）――*42*
■蓯蓉羊腰（肉蓯蓉と羊の腎臓の煮込み）――*74*
■胡桃蝦仁（えびのくるみあえ）――*75*
■羊肉黒豆湯（羊肉と黒豆のスープ）――*101*
■韮菜杜仲苡米粥（にらと杜仲のはと麦粥）――*102*
■羊肉炒咖喱（ラム肉のカレー焼き）――*137*
■蝦米粥（干えび粥）――*138*
■枸杞杜仲茶（枸杞と杜仲のお茶）――*159*
■羊肉羹（羊肉とだいこんのスープ）――*209*
■胡桃仁紅糖飲（くるみと黒砂糖の飲み物）――*231*
■杜仲燉羊肉（羊肉の杜仲煮）――*234*
■胡桃粥（くるみ粥）――*254*
■枸杞羊腎粥（羊腎と枸杞の粥）――*254*
■韮菜炒羊肝（にらと羊レバーの炒め物）――*282*
■杜核炒猪腰（杜仲とくるみと豚腎の炒め物）――*282*

2. 腎陰虚証の女性不妊症

1 五味枸杞飲（五味子と枸杞のお茶）

［材料］五味子5g　枸杞子10g　砂糖適量

［作り方］五味子はすりつぶして枸杞とともに急須に入れ、熱湯を注ぐ。好みで砂糖を加え、お茶代わりに飲む。

［効能］滋腎陰・補気

［解説］五味子は温性ですが、燥に働かず気の漏れを防いで滋陰に働きます。これに滋腎陰の枸杞子が加わって、補陰の効果を高めます。また、腎陽を助ける効果もあります。

2 桑椹膏（桑の実のシロップ）

［材料］熟した桑の実2カップ　砂糖1/2カップ

［作り方］

①桑の実はよく洗って鍋に入れ、1カップの水を加えて強火にかける。

②沸騰したら弱火で15分煮込む。

③砂糖を加え、さらに10分煮込む。

④冷ましてからふきんでしぼり、ビンに保存する。

⑤適量のシロップを湯で溶いて飲む。

［効能］滋陰補血・生津

［解説］桑の実は甘寒で、滋陰補血の効果があります。滋補肝腎に働くので、腎陰虚証に適した食材です。砂糖をはちみつにしてもよいでしょう。

◆腎陰虚証によい他の薬膳◆

■桑杞茶（桑の実と枸杞のお茶）—15

■枸杞肉絲（枸杞と豚肉の細切り炒め）—159

■一品山薬餅（やまいもの蒸しパン）—165

■枸杞鶏蛋餅（枸杞入り卵焼き）—165

■芝麻山薬飯（黒ごま入り麦とろ飯）—229

■清蒸杞甲魚（枸杞とすっぽんの蒸し物）—252

■黒豆何首烏飲（黒豆と何首烏の飲み物）—278

■芝麻鶏（鶏のごま味噌あえ）—287

■仙人粥（製何首烏の粥）—287

■枸杞黄精粥（枸杞と黄精の粥）—290

3. 気血両虚証の女性不妊症

1 鵪鶉蛋奶（うずらの卵入りミルク）

［材料］うずらの卵2個　牛乳1カップ　砂糖適量
［作り方］牛乳を鍋で温め、沸騰したらうずらの卵を割り入れかき混ぜる。好みで砂糖を加える。
［効能］補益気血・養心安神
［解説］牛乳は補虚・生津の効果をもち、うずらの卵は補益気血に働くので、気血の不足を補って体調をととのえます。ともに補益作用が強いので、痰湿のある方は避けます。

2 芝麻粥（ごまの粥）

［材料］米1/4カップ　黒ごま大さじ4　はちみつ大さじ2
［作り方］
①黒ごまは炒ってからすり鉢ですりつぶす。
②鍋に米と黒ごまを入れ、水4カップを加えて粥に炊き、はちみつを加える。
［効能］補肝腎・補気血・潤腸通便
［解説］ごまは補肝腎と養血の作用があり、これに補中益気の米と補気作用のあるはちみつを加えて気血を補います。ごまとはちみつはともに潤腸通便の効果があるので、便秘気味の方にもおすすめです。

◆気血両虚証によい他の薬膳◆

■当帰牛尾巴湯（当帰と牛テールのスープ）──16
■阿膠棗（なつめの阿膠煮）──16
■竜眼洋参飲（竜眼肉とにんじんの飲み物）──25
■茘枝紅棗湯（ライチとなつめの飲み物）──25
■大棗粥（なつめ粥）──33
■当帰羊肉羹（当帰と羊肉のスープ）──34
■竜眼蓮子羹（竜眼とはすの実のデザート）──51
■蓮子茯苓菓子（はすの実と茯苓の団子）──52
■帰耆燉鶏（鶏肉の黄耆当帰煮）──102
■枸杞大棗醤（枸杞子となつめのジャム）──103
■八宝鶏湯（鶏と八薬のスープ）──222
■虫草茸烏鶏湯（冬虫夏草・きのこ・烏骨鶏のスープ）──222

■当帰補血粥（当帰と黄耆の粥）――234
■洋参首烏茶（西洋参と何首烏のお茶）――235
■生姜紅棗湯（生姜となつめの飲み物）――247
■十全大補湯（十全大補スープ）――247
■金針猪湯（金針菜と豚肉のスープ）――268
■黄酒燉鮒魚（ふなの紹興酒煮込み）――269

4. 肝鬱気滞証の女性不妊症

1 茘枝橘核茴香粥（茘枝核・橘核・茴香の粥）

［材料］茘枝核（ライチの種）5g　橘核（みかんの種）5g　茴香の実5g　米1/4カップ

［作り方］
①3種の中薬を煎じて、煎じ汁をこし取る。
②煎じ汁に米を加え、粥を炊く。

［効能］行気通経・疏肝

［解説］肝鬱で気血が滞っている場合の不妊症に効果のある薬膳です。3種の中薬は疏肝・行気・活血に働きます。粥にすることで胃腸にやさしく、吸収を助けます。月経の直後から毎日1回、1週間続けます。このようにして3カ月続けると効果があります。

2 梅花銀耳羹（梅の花と白きくらげの砂糖煮）

［材料］梅の花10個　白きくらげ20g　陳皮3g　砂糖大さじ2

［作り方］
①白きくらげは水でもどし、手でちぎっておく。
②陳皮は水でもどし、みじん切りにする。
③鍋に白きくらげと陳皮・砂糖を入れ、水2カップを加えて火にかけ、弱火で30分煮る。
④梅の花を加え、さらに2分ほど煮て火を止める。

［効能］疏肝解鬱・行気

［解説］梅の花は中薬名を「緑萼梅」といい、疏肝解鬱の効能があります。中国では婦人科でもよく使われています。これに行気作用のある陳皮を加えて疏肝作用を助けます。白きくらげは益胃生津に働くので、肝鬱の胃痛にも効果があります。

◆肝鬱気滞証によい他の薬膳◆

■蘿葡油菜蕎麦麵（だいこんと菜の花のそば）—17
■陳皮茶（陳皮のお茶）—44
■陳皮鶏（鶏肉の陳皮煮）—56
■二花飲（玫瑰花とジャスミンのお茶）—56
■芹菜茴香炒蝦仁（セロリ・フェンネル・えびの炒め物）—109
■仏手鬱金粥（仏手と鬱金の粥）—180
■陳皮牛肉（牛肉の陳皮煮）—180
■二花緑茶（玫瑰花・ジャスミン入り緑茶）—197
■柚皮粥（ザボンの皮の粥）—210
■茉莉飲（ジャスミンの飲み物）—213
■芹韮湯（セロリとにらのスープ）—219
■蘿蔔金針粥（だいこんと金針菜の粥）—219
■花皮解鬱粥（花と陳皮のデザート粥）—224
■陳皮炒油菜（チンゲン菜のオレンジソース炒め）—226
■橘葉猪蹄（みかんの葉と豚足の煮込み）—270
■蘿葡葉鯉魚湯（だいこん葉と鯉のスープ）—270
■双核茶（二種のお茶）—283
■仏手柑茶（仏手柑のお茶）—283

5. 痰湿証の女性不妊症

1 苡米扁豆山楂粥（はと麦・いんげん・山楂子の粥）

［材料］生はと麦30ｇ　いんげん豆15ｇ　山楂肉15ｇ　黒砂糖適量

［作り方］
①いんげん豆は一晩水につけておく。はと麦は3時間ほど水につけておく。
②鍋に材料をすべて入れ、水4カップを加えて材料がやわらかくなるまで煮込む。
③好みで黒砂糖を加える。

［効能］健脾祛湿・利水消腫

［解説］はと麦といんげん豆はともに補中益気と利水に働いて、痰湿を取り除きます。山楂子は活血散瘀・消腫に働いて、前の2品を助ける働きをします。毎日1回、7～8日続けます。肥満気味の体型で、月経不調や白いおりものが多い方に向いています。

2 二瓜炒猪肉（きゅうりとへちまと豚の炒め物）

［材料］きゅうり1/2本　へちまの幼果50ｇ　豚の赤身肉50ｇ　生姜汁小さじ1/2　醤油小さじ1

［作り方］

①へちまは皮をむいて種を取り、5ミリくらいの厚さに切る。

②きゅうりは短冊に切る。豚肉は細く切っておく。

③フライパンに油を熱し、豚肉を炒める。

④肉に火が通ったら、生姜汁とへちまときゅうりを加えてさっと炒め、醤油で味をつける。

［効能］清熱利水・健脾

［解説］きゅうりとへちまは清熱利水に働いて、痰湿を取り除きます。豚肉は補中益気に働いて脾の気を補い、祛湿を助けます。へちまはおりものの治療や産後の母乳不足にも適しています。

◆痰湿証によい他の薬膳◆

■桃花粥（桃の花の粥）――*91*
■茼蒿炒蘿蔔（しゅんぎくとだいこんの炒め物）――*91*
■涼拌瓜皮（塩漬け三皮）――*91*
■西瓜飲（すいかのジュース）――*114*
■三瓜茶（三種の瓜のお茶）――*114*
■緑豆海帯湯（緑豆とこんぶの飲み物）――*143*
■鯉魚蒸荷葉（鯉のはすの葉包み）――*143*
■薏苡仁昆布粥（はと麦とこんぶの粥）――*150*
■燉二瓜（とうがんとへちまの味噌煮）――*150*
■小豆牛肉粥（あずきと牛肉の粥）――*178*
■冬瓜汁（とうがんの飲み物）――*203*
■小豆蓮子粥（あずきとはすの実の粥）――*220*
■三瓜湯（とうがん・きゅうり・へちまのスープ）――*221*

6. 瘀血証の女性不妊症

1 益母草元胡鶏蛋湯（益母草と延胡索のゆで卵汁）

［材料］益母草20ｇ　延胡索10ｇ　卵1個

［作り方］

①中薬2種と卵を鍋に入れ、適量の水を加えて煮る。

②卵が固ゆでになったら、殻をむいて鍋にもどし、

さらに数分間煮込む。

③薬のかすを取り除き、卵と煎じ汁を食べる。

[効能] 活血行気

[解説] 活血化瘀の益母草と行気活血の延胡索を合わせて瘀血を取り除く処方になっています。毎日1回、月経前の5～7日間続けます。

2 紅花孕育蛋（紅花入り蒸し卵）

[材料] 卵1個　紅花1.5g

[作り方] 卵に小さな穴をあけて紅花を押し込み、よく振ったあと蒸し器に入れて約20分蒸す。殻を割って取り出して食べる。

[効能] 活血通絡

[解説] 紅花の活血化瘀作用によって瘀血を取ります。月経の1日目から毎日1個ずつ9日間続けます。このようして3～4カ月続けてください。

◆瘀血証によい他の薬膳◆

■三七燉鶏蛋（鶏卵の三七煮）―17
■蘿蔔油菜蕎麦麺（だいこんと菜の花のそば）―17
■二花飲（玫瑰花とジャスミンのお茶）―56
■玫瑰花茶（マイカイカ茶）―67
■香菇桃仁湯（しいたけと桃仁のスープ）―152
■山楂子三七茶（山楂子と三七のお茶）―152
■田七藕汁湯（田七人参・れんこん・きゅうりの飲み物）―213
■香附川芎茶（香附子と川芎のお茶）―214
■陳皮炒油菜（チンゲン菜のオレンジソース炒め）―226
■丹参茶（丹参・香附子・菊花のお茶）―236
■山楂子酒（サンザシ酒）―246
■益母草煮鶏卵（鶏卵の益母草煮）―246

母乳不足

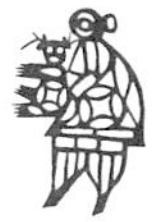

母乳不足の中医学的な考え方

産後に、母乳が十分に出なかったり、まったく分泌しないものを「乳少」または「缺乳」といいます。乳汁は血が変化したものと考えられていますから気血が不足すると母乳が不足します。また、感情的なストレスによって気血の流れが滞ることによって母乳の分泌が悪くなる場合もあります。

母乳不足の中医学的分類

分類	メカニズム	症状の特徴
気血両虚証	乳汁の元となる気血が不足している。	顔色が青白い。食欲が減退する。疲れやすい。皮膚が乾燥する。大便がやわらかい。乳房の脹りは少ない。舌質淡、無苔。脈虚弱。
肝鬱気滞証	気血の流れを調節する肝の働きが低下することで気血の流れが滞って母乳分泌に問題が起こる。乳腺炎を併発する場合もある。	イライラしやすい。胸脇の不快感がある。お腹が脹る。げっぷが出やすい。乳房が脹って痛む。舌苔薄黄。脈弦。

母乳不足の食治原則

分類	食治原則	よく使われる食材・薬材
気血両虚証	補気（気を補う）や補血（血を補う）の作用をもつ食材を選ぶ。その中でも下乳というとくに母乳を出す効果の高いものを選ぶ。	＜下乳＞金針菜（黄花菜）、落花生、豚足、鹿肉、ふな、鯉、なまず ＜補気＞うるち米、もち米、あわ、大麦、やまいも、じゃがいも、しいたけ、なつめ、朝鮮人参、鶏肉、豚肉、牛肉、羊肉、豆腐 ＜補血＞ライチ、きくらげ、ほうれんそう、にんじん、桑の実、松の実、羊肉、豚肝、牛肝、すっぽん、なまこ、ひらめ
肝鬱気滞証	肝の機能をよくし、イライラを取り、気の流れをよくする食物を選ぶ。	そば、なた豆、だいこん、ほうれんそう、あぶらな、だいだい、へちま、茴香、陳皮、梅花、ライチの種、ジャスミン、王不留行

母乳不足のための薬膳

1．気血両虚証の母乳不足

1 金針猪湯（金針菜と豚肉のスープ）

［材料］金針菜5ｇ　豚の赤身肉50ｇ　長ねぎ　塩　胡椒

［作り方］

①金針菜は水でもどし、硬い部分を取り除いて水分をしぼっておく。
②豚肉は細く切る。
③長ねぎは小口切りにする。
④鍋に2カップの水を入れ、煮立ったら豚肉を加え、弱火で煮ながらあくを取り除く。
⑤約10分煮込み、金針菜を加えてさらに数分煮込む。
⑥塩と胡椒で味をととのえ、ねぎを散らす。

［効能］補気補血・下乳

［解説］金針菜は養血下乳の作用があり、産後に多い貧血にも効果のある食物です。豚肉は益気・滋陰・

潤燥のほか通乳の効果があり、産後の体調をととのえ、母乳不足を解消します。豚骨スープもよいでしょう。

2 黄酒燉鮒魚（ふなの紹興酒煮込み）

［材料］ふな200ｇ　紹興酒大さじ2

［作り方］

①ふなはエラと内臓・鱗を取り除き、よく洗っておく。

②鍋に1カップの水を入れて煮立て、ふなを入れて5～6分煮る。

③紹興酒を加えてさらに15分くらい煮る。

［効能］益気健脾・下気通乳

［解説］中国ではふなは乳を出す効果が高い食物とされています。ふなの益気健脾作用によって血の生成を促し、乳の分泌を促します。酒は行気散瘀に働くので、通乳効果を高めます。この薬膳は治療用なので、塩は加えない方がよいのです。ふなだけでなく、煮汁も一緒に食べてください。

◆気血両虚証によい他の薬膳◆

■当帰牛尾巴湯（当帰と牛テールのスープ）——16
■阿膠棗（なつめの阿膠煮）——16
■竜眼洋参飲（竜眼肉とにんじんの飲み物）——25
■茘枝紅棗湯（ライチとなつめの飲み物）——25
■大棗粥（なつめ粥）——33
■当帰羊肉羹（当帰と羊肉のスープ）——34
■帰耆燉鶏（鶏肉の黄耆当帰煮）——102
■枸杞大棗醤（枸杞子となつめのジャム）——103
■八宝鶏湯（鶏と八薬のスープ）——222
■虫草茸烏鶏湯（冬虫夏草・きのこ・烏骨鶏のスープ）——222
■当帰補血粥（当帰と黄耆の粥）——234
■洋参首烏茶（西洋参と何首烏のお茶）——235
■生姜紅棗湯（生姜となつめの飲み物）——247
■十全大補湯（十全大補スープ）——247
■鵪鶉蛋奶（うずらの卵入りミルク）——262
■芝麻粥（ごまの粥）——262

2. 肝鬱気滞証の母乳不足

1 橘葉猪蹄（みかんの葉と豚足の煮込み）

［材料］みかんの葉20ｇ　豚足1個
［作り方］鍋に豚足とみかんの葉を入れ、適量の水を加えて煮立たせ、弱火にして約1時間煮込む。豚足の肉をそぎ取り、好みの調味料で食べる。
［効能］疏肝理気・生乳通乳
［解説］豚足は補血通乳の作用をもち、産後の血虚を補って母乳の分泌を促します。みかんの葉は疏肝理気に働くので、乳の鬱滞を取り除いて出をよくします。

2 蘿葡葉鯉魚湯（だいこん葉と鯉のスープ）

［材料］鯉の切り身100ｇ　だいこん葉50ｇ　酒1/4カップ　生姜1片　塩適量
［作り方］
①鯉の切り身は一口大に切る。だいこん葉はみじん切りにする。
②鍋に鯉と生姜・酒を入れて火にかけ、沸騰したら水2カップを加えてさらに煮る。
③鯉に火が通ったら、だいこん葉を加えてひと煮立ちさせ、塩で味をととのえる。
［効能］理気通乳・消食利水
［解説］鯉は益気健脾と下気通乳の効果があり、利尿消腫の効果があることから産後の体力回復とむくみに効果のある食物です。だいこん葉は消食理気の効果があり、気血の鬱滞による乳汁不通をやわらげる効果があります。この2つの食物を合わせることによって、乳の鬱滞と分泌不足を解消します。魚では鯉以外になまずやふなも母乳の分泌を促します。

◆肝鬱気滞証によい他の薬膳◆

■蘿葡油菜蕎麦麵（だいこんと菜の花のそば）――17
■陳皮鶏（鶏肉の陳皮煮）――56
■二花飲（玫瑰花とジャスミンのお茶）――56
■芹菜茴香炒蝦仁（セロリ・フェンネル・えびの炒め物）――109
■仏手鬱金粥（仏手と鬱金の粥）――180
■陳皮牛肉（牛肉の陳皮煮）――180

■二花緑茶（玫瑰花・ジャスミン入り緑茶）―197
■柚皮粥（ザボンの皮の粥）―210
■茉莉飲（ジャスミンの飲み物）―213
■芹韮湯（セロリとにらのスープ）―219
■蘿蔔金針粥（だいこんと金針菜の粥）―219
■花皮解鬱粥（花と陳皮のデザート粥）―224
■陳皮炒油菜（チンゲン菜のオレンジソース炒め）―226
■茘枝橘核茴香粥（茘枝核・橘核・茴香の粥）―263
■梅花銀耳羹（梅の花と白きくらげの砂糖煮）―263
■双核茶（二種のお茶）―283
■仏手柑茶（仏手柑のお茶）―283

美容

美容の中医学的な考え方

2千年以上前の最も古い医学書『五十二病方』に、すでに美容関連の処方が出ています。その後の医学書にも美白やシミをとる方法、ニキビの処方などを見ることができます。宮廷にまつわるものも多く、則天武后の用いた方法や、西太后が好んで使った方法なども伝わっています。

それらに共通するのはやはり、顔や髪のトラブルであっても、部分のみではなく、体全体のバランスを考えるという中医学の考え方です。

ここでは、古くから伝わる美容にかかわる食物や薬草、料理をご紹介します。

美容によい薬草や食物

真珠

［効能］寒性で、古くから美容によいとされてきました。かの西太后も愛用したといいます。老化を防ぎ、肌のきめを細かにして美白の効果があるとされます。また、視力回復や精神安定の作用もあり、イライラや不眠、口内炎にも効果があるとされます。

［使い方］粉にしたものを1日0.5～1g服用します。また、美容クリームに混ぜて外用する方法もあります。

玫瑰花（マイカイ花）

［効能］温性で、ストレスを発散させ、気や血の流れをよくする作用があります。ストレスがあると気の流れが鬱滞して、胸がつまった感じや、胃の痛み、げっぷが出やすいなどの症状が起きます。気の流れが悪くなると血の流れも滞って、肌荒れや顔色の黒ずみ、目の下にクマができるなど美容に影響が出てきます。玫瑰花は気の流れを改善し、血行をよくし

顔色をよくします。また、生理前に乳房が脹って痛む場合や、生理痛にも効果があります。

［玫瑰花茶］カップに玫瑰花2～3個を入れ、お湯を注いでお茶代わりに飲みます。紅茶に加えてもおいしく飲めます。

［玫瑰花酒］ホワイトリカー100ccに玫瑰花10個を目安に、氷砂糖を適量加え、1カ月ほど置いてから飲みます。お酒の作用で、血行をよくする作用が高まります。

益母草

［効能］やや寒性で、血の流れをよくする作用があります。血の滞りによってできた顔のシミやクマを取る効果があります。また、産後に血の流れが悪くて起こる腹痛や出血に使われます。経産婦によく使われたのでこの名があります。生理不順や生理痛にも効果があります。また、利尿作用もあり、むくみや尿量減少にも効果があります。

　同様の効果が、実の茺蔚子《じゅういし》にもあり、茺蔚子はさらに目の充血や腫れ、視力低下にも効果があります。

　妊娠中は流産のおそれがあるので、服用しないようにしてください。

　外用には則天武后が使ったとされる洗顔用の美容方の主成分として使われており、皮膚を白くして、シワを伸ばす効果があるとされています。

［益母草飲］乾燥させた益母草10gに水と日本酒各100ccを加え2/3の量になるまで煎じます。好みで黒砂糖を入れてもよいでしょう。煎じ汁を1日2回に分けて飲みます。

［益母草粥］新鮮な益母草の葉30gを細かく切り、煎じます。滓を取り除き、米20gほどを入れて粥にします。中国では、黒砂糖を入れて甘いお粥にしますが、塩味にしてもよいでしょう。

黄芩

［効能］寒性で、とても苦い味がします。体内の余分な熱や水分を除く作用や消炎作用・解熱作用があります。細菌性の下痢・呼吸器感染症・咽の腫れに使用されます。歯肉炎用の歯磨きにも配合されています。身体を冷やすのでお腹の冷えやすい体質の人に

は向きません。
外用すると、日焼けのときのほてりや、ニキビの赤みや熱感を取ることができます。

［黄芩茶］黄芩を粉にしたもの10ｇにお湯を注いで飲みます。暑さと湿気で体が重だるく、めまいや吐き気のある場合に効果があります。二日酔いにも効果があります。

紅花

［効能］温性で、血の流れをよくする作用があります。血の滞りによってできた顔のシミやクマを取る効果があります。また、月経痛や打撲による腫れ、内出血などにも使われます。ただし月経の量の多い人には向きません。また妊婦は流産の危険性がありますので使わないようにしましょう。

［紅花茶］紅花３ｇにお湯を注いで飲みます。

［紅花酒］紅花25ｇに焼酎100ccの割合で、瓶に詰めます。好みで黒砂糖を加え、１日に１回瓶を揺すり１週間すると飲めるようになります。１日10ccずつ飲みます。

冬瓜子

［効能］冬瓜子は、寒性で、利尿や痰を取る目的で漢方処方に使われていますが、一方で古代中国から使われてきた美容には欠かせない素材のひとつです。最古の薬草書である『神農本草経』には「顔色をよくする」とあり、『名医別録』には「クリームに使う」と、また『日華子本草』という本には、「シミを取り、皮膚を潤す」と記載されています。冬瓜子は、きめ細かな脂肪分を多く含んでいて皮膚を潤し栄養を与えます。

とうがんの食用にする部分も、利水作用があり、体内の余分な水分を取り除き、むくみを取る働きがあります。ダイエットにも効果があり「太りたい人は冬瓜を食すべからず」と『食療本草』という薬膳書に書かれているほどです。

［使用法］とうがんの種は、クリームの原料に使います。皮にも利尿作用がありますから捨てずに乾燥させておき、むくみなどの症状に煎じて使います。ただし体を冷やしますから、冷えるタイプの人には向きません。

薏苡仁（はと麦）

［効能］微寒性で、体の余分な水分を外に出す働きや、消化機能を高める働きがあります。また昔からイボ取りの効果があるとして民間で使われてきました。

［薏苡仁粥］薏苡仁と米各30ｇを煮て粥にします。

［薏苡仁酒］薏苡仁粉末100ｇと日本酒360㏄を瓶に入れ、毎日よく混ぜます。１週間で飲めるようになります。

芍薬

［効能］微寒性で、血を補う作用があります。血の不足のために起こる、顔色が悪くつやがない状態に効果があります。頭のふらつき・めまい・目のかすみ・月経不順などにも効果があります。またストレスによるイライラ・脇部の脹りや痛み・憂うつ感などにも効果があり、当帰とともに婦人科でよく使われる生薬です。

美容面では、芍薬は揮発油・脂肪分・澱粉・粘液質を豊富に含んでいるので、これらが皮膚に栄養を与え、機能を高めます。

［芍薬花粥］米50ｇを粥に煮て、乾燥させた芍薬の花６ｇを加えて煮立て、火を止めます。生理痛やイライラに効果があります。

当帰

［効能］温性で、芍薬と同様に、血を補う作用があります。顔色が悪くつやがない状態・頭のふらつき・めまい・目のかすみ・月経不順などにも効果があります。また血の流れをよくする作用があり、血の滞りによってできた顔のシミやクマを取る効果があります。ほかに月経痛や打撲にも使えます。さらに腸を潤し、便秘にも効果があります。

美容では、揮発油を含み、ビタミンＥに似た作用があるので、外用すると皮膚を保護し老化を防ぐ効果があります。

［当帰酒］当帰30ｇを焼酎300㏄に漬け込み、10日後から１日２回10～20㏄を飲みます。

なまこ

［効能］温性で、肌を潤し乾燥を防ぐ作用があります。老化防止の作用もあります。

くるみ

［効能］温性で、肌を潤し、髪を生やし黒くする作用があります。

ごま

［効能］

医学書に「胡麻は五穀の長で、服用すれば老ゆることなし」と記載があります。血を増やし肌を潤し髪を黒くする作用があります。また、めまい・足腰のだるさ・便秘にも効果があります。

美容のための薬膳

1 阿膠羹（阿膠シロップ）

［材料］阿膠250ｇ　なつめ500ｇ　竜眼肉・黒ごま・くるみ各150ｇ　紹興酒750cc　氷砂糖250ｇ

［作り方］

①阿膠は10日間紹興酒に漬け、湯煎にかけて溶かす。

②なつめは種を取り除き、竜眼肉・黒ごま・くるみとともにミキサーにかけて細かく砕く。

③①に②と氷砂糖を加え、鍋に移して弱火で氷砂糖を煮溶かす。

④早朝の空腹時にスプーン2杯のシロップを湯で溶いて飲む。

［効能］養血潤肌・容顔

［解説］阿膠は滋陰養血の作用をもち、肌に潤いを与えます。なつめと竜眼肉は益気に働いて、肌の色つやをよくします。黒ごまとくるみの補腎精作用によって老化を防止し、全体として美容の効果をあげています。とくにシワの予防に効果があります。

美髪のための薬膳

1　金髄煎（枸杞子と焼酎のシロップ）

［材料］枸杞子300ｇ　焼酎500cc

［作り方］

①枸杞子は洗ってから焼酎に漬け込む。

②約２週間漬け込み、ふきんでこして枸杞子が吸い込んだ酒もよくしぼる。

③②の汁を鍋に入れ、強火で加熱し、酒に火をつけてアルコール分を飛ばす。

④鍋の中の火が消えたら、弱火にしてとろみが出るまで煮つめる。

⑤大さじ１杯を湯または温めた酒に溶かして飲む。

［効能］補肝腎・烏髪

［解説］枸杞子が肝腎を補い、肝腎不足が原因で起こる若白髪や髪のつやがないなどの症状に効果があります。酒には薬勢を増す働きがあり、枸杞子の作用を増進させる処方です。

2　杞菊炸鶏肝（鶏レバーの杞菊揚げ）

［材料］鶏レバー200ｇ　枸杞子20ｇ　杭菊花10ｇ　卵白１個分　小麦粉大さじ２　片栗粉大さじ１　紹興酒大さじ１　塩少々

［作り方］

①レバーはよく洗って血抜きをした後、厚さ３㎜くらいに切る。

②①に紹興酒と塩少々を加えて下味をつける。

③枸杞子と菊花を煎じ、濃い煎じ汁をこし取っておく。

④③の煎じ汁に卵白・小麦粉・片栗粉を加えて混ぜ合わせ、衣を作る。

⑤レバーに衣を薄くつけ、160度の油で揚げる。

［効能］益腎補肝・清肝明目・潤肌美容

［解説］鶏レバーと枸杞子は益腎補肝・養血に働いて肌の老化を予防します。また菊花は清肝明目に働くので、肝鬱によるシミの予防にも役立ちます。

2 黒豆何首烏飲（黒豆と何首烏の飲み物）

［材料］黒豆50ｇ　何首烏30ｇ

［作り方］

①黒豆と何首烏を鍋に入れ、水5カップを加え火にかける。

②沸騰後、弱火で約1時間煮て、煎じ汁をこして飲む。

［効能］補腎益気・烏髪

［解説］何首烏は補肝腎の作用があり、精血を補って髪を美しくします。黒豆は活血・補腎によって抜け毛や白髪の予防に働きます。何首烏は育毛剤によく使われる中薬ですが、外用より内服の方が効果があるとされています。

口臭のための薬膳

1 瓜子治口臭方（かぼちゃの種の口臭治療方）

［材料］かぼちゃの種適量　はちみつ適量

［作り方］かぼちゃの種は殻をむき、すりつぶしてはちみつと混ぜ合わせて丸薬に丸める。

［飲み方］うがいの後、丸薬を口に含む。

2 薄荷粥（ハッカ粥）

［材料］生の薄荷の葉30ｇ　米1/4カップ

［作り方］

①薄荷の葉はよく洗って水を加えて煎じ、煎じ汁をこし取っておく。

②米をといで水2カップを加えて粥を炊く。

③粥が炊きあがったら、煎じ汁を加えて再び煮立たせる。

［効能］利咽喉・治口臭

［解説］毎朝、空腹時に食べると、口臭を抑える効果があります。

第六章　男性のための食療方

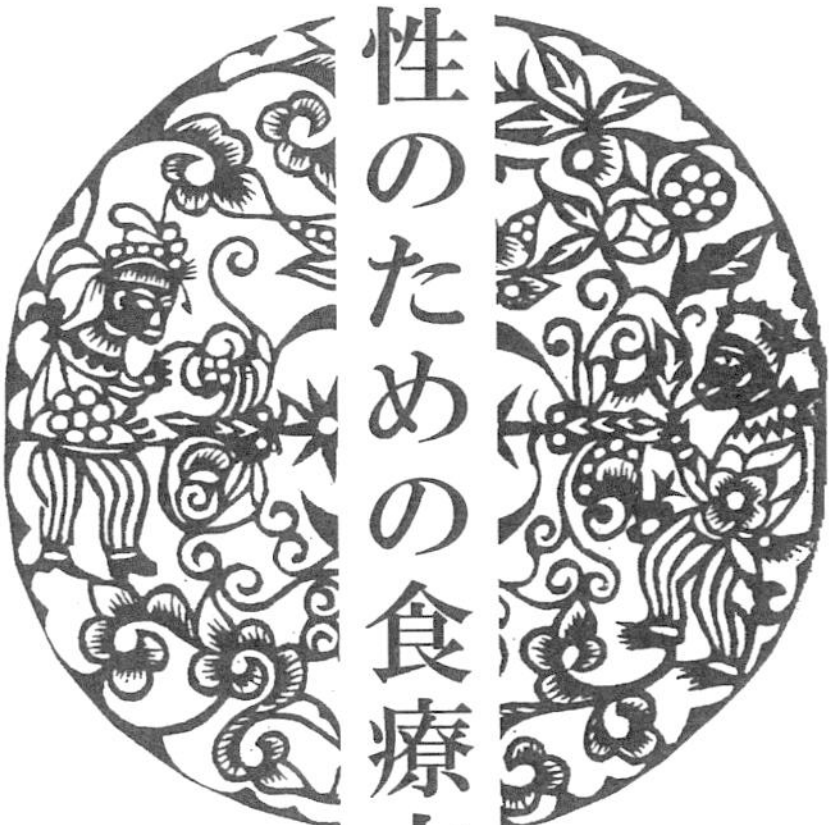

インポテンス（ED）

中国では、子孫を残して家を絶やさないことは、皇帝から一般民衆にいたるまで、とても大切なことだとされてきましたから、性に関しては多くの研究がされてきています。古い医学書には、性機能を高めるための薬草処方のほかに、薬膳のレシピが記載されています。

ただし、一口に性機能減退といっても、いろいろなタイプがあります。自分に合わない方法は命取り、注意が必要です。

インポテンスの中医学的な考え方

性機能を調節する臓腑は腎です。とくに活動力の源ともいえる腎陽が深く関係しています。この腎陽が衰えると、性欲自体も減退して、勃起しにくくなります。鹿の角やオットセイのペニス、タツノオトシゴなど精力剤といわれているものの多くは、この腎陽を補う働きがあります。

身体の気の流れ道である経絡から考えると、性器を通るのは肝の経絡です。また肝は、気血の流れを調節する働きのある臓器でもあります。この肝はストレスに弱い臓器ですから、重なるストレスによって肝の機能が落ちると、性器に気血がめぐらず、勃起しにくくなります。

また、消化機能をつかさどる脾の機能が落ちても、食物から気血が生成されず、気血が不足して勃起しにくくなります。

さらに、油っこいものや、甘いものの偏食、酒の飲みすぎで、余分な水分と熱が体にたまり、気血の流れを阻害して、勃起しにくくなる場合もあります。

インポテンスの中医学的分類

分類	メカニズム	症状の特徴	
腎陽虚証	房事過多や自慰のしすぎにより精気を損傷して結果的に腎陽が不足。	インポテンス	陰部の冷え、寒がり、四肢の冷え。足腰がだるい。めまい、耳鳴り。精神的な疲れ。舌質淡、舌苔白、脈沈細。
肝鬱証	精神的なストレスや憂鬱、怒りなど感情の乱れにより肝の機能が落ち、気血がめぐらない。		イライラしやすい。不安感がある。不眠。胸や脇腹が脹る。舌質淡紅、脈弦細。
心脾両虚証	くよくよ考えすぎたり、疲れすぎ、飲食の不摂生により脾・心の機能が落ち、気血が不足。		疲労倦怠感、顔色がよくない。不眠、動悸、食欲不振。手足に力が入らない。舌質淡、舌苔白、脈沈細弱。
湿熱証	油っこいものや甘いものの過食、過度の飲酒により湿熱が生じ、気血が阻滞。		陰嚢が湿り、腫れや痛みがある。下肢が重だるい。小便の色が黄色い。舌苔黄膩、脈濡数。

インポテンスの食治原則

分類	食治原則	よく使われる食材・薬材
腎陽虚証	補陽の効果のある食物をとる。	にら、くるみ、鹿茸、冬虫夏草、海馬、淫羊藿、杜仲、羊肉、雀肉、えび
肝鬱証	肝の機能をよくし、イライラを取り、気の流れをよくする食物をとる。	そば、なた豆、だいこん、ほうれんそう、陳皮、梅花、ライチの種、ジャスミン
心脾両虚証	脾や心の機能をよくし、補気・補血の効果のある食物をとる。	小麦、大麦、やまいも、じゃがいも、にんじん、しいたけ、黒きくらげ、なつめ、松の実、はすの実、百合根、竜眼、酸棗仁
湿熱証	油っこいものや甘いもの、酒など熱を生む食物を避ける。余分な熱や水分を除く効果のある食物をとる。	はと麦、あずき、とうがん、きゅうり、にがうり、すいか、車前草（オオバコの種や葉）

インポテンスのための薬膳

1．腎陽虚証のインポテンス

1　韮菜炒羊肝（にらと羊レバーの炒め物）

［材料］にら100ｇ　羊のレバー120ｇ　醬油　酒　胡椒　塩　油

［作り方］

①レバーは薄くそぎ切りにし、醬油と酒で下味をつけておく。

②にらは３㎝くらいに切る。

③①を炒め、火が通ったらにらを加え、さっと炒め、塩、胡椒で味をととのえる。

［効能］温補肝腎

［解説］にらは甘辛味・温性で起陽草ともいわれ、補陽の効能があります。羊のレバーは補血補陽・補肝腎の効能があり、総じてインポテンス・夜盲症・遺尿に効果があります。

2　杜核炒猪腰（杜仲とくるみと豚腎の炒め物）

［材料］杜仲30ｇ　くるみ30ｇ　豚腎１対　塩

［作り方］

①豚腎を開き、内部組織をきれいに切り取る。

②豚腎・杜仲・くるみを炒め、塩で味をつける。

③杜仲を取り出し、豚腎とくるみを食べる。

［効能］温補肝腎

［解説］杜仲・くるみはともに補陽の効果があり、豚腎には、補腎の効果があります。総じてインポテンスや腰痛に効果があります。

◆腎陽虚証によい他の薬膳◆

■韮菜炒蝦仁（えびとにらのにんにく炒め）——13
■肉桂粥（肉桂と黒砂糖の粥）——13
■乾姜羊肉湯（乾姜と羊肉のスープ）——41
■杜核猪腰（くるみと杜仲と豚腎の煮込み）——42
■蓯蓉羊腰（肉蓯蓉と羊の腎臓の煮込み）——74
■胡桃蝦仁（えびのくるみあえ）——75
■茘枝粥（ライチ粥）——87

■栗糊（くりのペースト）――87
■羊肉黒豆湯（羊肉と黒豆のスープ）――101
■韮菜杜仲苡米粥（にらと杜仲のはと麦粥）――102
■麻雀肉（雀の煮込み）――127
■生姜胡桃茶（生姜とくるみのお茶）――127
■羊肉炒咖唎（ラム肉のカレー焼き）――137
■蝦米粥（干えび粥）――138
■枸杞杜仲茶（枸杞と杜仲のお茶）――129
■羊肉羹（羊肉とだいこんのスープ）――209
■胡桃仁紅糖飲（くるみと黒砂糖の飲み物）――231
■杜仲燉羊肉（羊肉の杜仲煮）――234
■胡桃粥（くるみ粥）――254
■枸杞羊腎粥（羊腎と枸杞の粥）――254
■巴戟羊肉粥（巴戟天と羊肉の粥）――257
■拌蝦仁韮菜（えびとにらのくるみあえ）――260
■清炒蝦仁（川えびの炒め物）――291
■竜馬童子鶏（海馬とひな鶏の蒸し物）――291

2. 肝鬱証のインポテンス

1 双核茶（二種のお茶）

[材料] ライチの種10ｇ　枳実（だいだいの幼果）10ｇ
[作り方] 材料を煎じ、種を除いて飲む。
[効能] 理気疏通
[解説] ライチの種、みかんの種ともに、気の通りをよくする効果があります。ともに温性なので、冷えを伴う場合には最適。

2 仏手柑茶（仏手柑のお茶）

[材料] 仏手柑の皮30ｇ（陳皮30ｇで代用可）
[作り方] 仏手柑の皮を煎じる。
[効能] 疏肝理気
[解説] ミカン科の植物には、疏肝理気（イライラや鬱状態を除き、気の流れをよくする）の効能をもつものが多いのですが、仏手柑はその効能がとくにすぐれています。

◆肝鬱証によい他の薬膳◆

■陳皮鶏（鶏肉の陳皮煮）――56
■二花飲（玫瑰花とジャスミンのお茶）――56
■茴香蒸帯魚（太刀魚の茴香蒸し）――58
■茉莉花粥（ジャスミン粥）――66
■芹菜茴香炒蝦仁（セロリ・フェンネル・えびの炒め物）――109
■仏手鬱金粥（仏手と鬱金の粥）――180
■陳皮牛肉（牛肉の陳皮煮）――180
■柚皮粥（ザボンの皮の粥）――210
■茉莉飲（ジャスミンの飲み物）――213
■芹韮湯（セロリとにらのスープ）――219
■花皮解鬱粥（花と陳皮のデザート粥）――224
■陳皮炒油菜（チンゲン菜のオレンジソース炒め）――226
■茘枝橘核茴香粥（茘枝核・橘核・茴香の粥）――263
■梅花銀耳羹（梅の花と白きくらげの砂糖煮）――263
■橘葉猪蹄（みかんの葉と豚足の煮込み）――270
■蘿蔔葉鯉魚湯（だいこん葉と鯉のスープ）――270
■双核茶（二種のお茶）――283
■仏手柑茶（仏手柑のお茶）――283

3. 心脾両虚証のインポテンス

1 蓮子百合燉猪肉（はすの実と百合根と豚の煮込み）

［材料］豚肉250ｇ　はすの実30ｇ　百合根30ｇ　醤油大さじ２　塩

［作り方］

①豚肉は一口大のさいの目に切る。
②材料を鍋に入れ水を加えて煮込み、醤油と塩で味つけをする。

［効能］健脾補腎・養心安神

［解説］はすの実には、養心・補腎・補脾の効能があります。百合根には養心安神の効果が、豚肉には滋陰益気の効果があります。総じて脾・心・腎の機能を高め、インポテンス・不眠・動悸に効果があります。

2 竜眼酸棗仁茶（竜眼と酸棗仁のお茶）

［材料］竜眼肉15ｇ　酸棗仁６ｇ

［作り方］材料を一緒に煎じる。

［効能］健脾養心

［解説］竜眼には、気血を補い、心脾の機能を高める作用があり、酸棗仁には精神を安定させる作用があります。

◆心脾両虚証によい他の薬膳◆

■竜眼洋参飲（竜眼肉とにんじんの飲み物）——25

■茘枝紅棗湯（ライチとなつめの飲み物）——25

■竜眼蓮子羹（竜眼とはすの実のデザート）——51

■蓮子茯苓菓子（はすの実と茯苓の団子）——52

■竜眼洋参飲（竜眼肉と西洋参のシロップ）——59

■猪心炒百合（豚の心臓と百合根の炒め物）——59

■銀耳百合粥（白きくらげと百合根の粥）——148

■酸棗仁茶（酸棗仁と玄参のお茶）——149

■鴿鶉蛋奶（うずらの卵入りミルク）——262

4．湿熱証のインポテンス

1　小豆車前粥（あずきとオオバコの粥）

［材料］あずき30ｇ　新鮮なオオバコ50ｇ　米適量　塩

［作り方］

①あずきとオオバコを煎じる。

②①の汁に米を入れて粥を煮る。

③塩で味つけする。

［効能］清熱利湿

［解説］あずきには体内の余分な水を取り除く作用があります。オオバコには、清熱利湿の作用があります。

2　薏苡仁車前粥（はと麦とオオバコの粥）

［材料］車前草12ｇ　はと麦50ｇ

［作り方］

①車前草を布に包んで煎じる。

②①の汁ではと麦を煮る。

［効能］清熱利湿

［解説］はと麦は、甘淡味、涼性で清熱利湿の作用があります。

◆湿熱証によい他の薬膳◆

男性不妊症

男性不妊症の中医学的な考え方

　中医学の古典の中には男性不妊症に関しての記載が多く見られます。これを分類すると、生殖器の奇形など器質的な病変によるもの、インポテンスや早漏、不射精などの性交不能によるもの、精子の数が少ない、奇形が多い、運動性に問題があるなどの精液に異常のあるものに分けられます。ここでは後者の、精液に異常がある場合について述べます。

　精液に異常が見られる場合には、精液の製造に関わる腎の機能が落ちている虚証タイプ（腎精不足・陰虚火旺・腎陽虚）と、ストレスや水分の代謝異常によって身体が熱をもった実証タイプに大別されます。

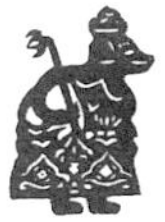

男性不妊症の薬膳

1. 腎精不足証の男性不妊症

1 芝麻鶏（鶏のごま味噌あえ）

[材料] 鶏胸肉1枚　ごま大さじ2　芝麻醬大さじ2　醬油大さじ1　砂糖小さじ2　酒大さじ1　胡椒

[作り方]

①胸肉に軽く胡椒を振りかけ、約20分間蒸す。

②ごまは炒ってすり鉢ですり、芝麻醬・醬油・酒・砂糖を加えてよく混ぜ合わせる。

③胸肉を薄く切り、皿に並べて②をかける。

[効能] 補気血・益精

2 仙人粥（製何首烏の粥）

[材料] 米50g　製何首烏10g　なつめ3～4個　黒砂糖適量

[作り方]

男性不妊症の中医学的分類

分類	メカニズム	症状の特徴
腎精不足証	生殖をコントロールしている腎の根本のエネルギー源である精が不足しているために、腎の機能そのものが弱く、精子の数が不足したり、精子の活動力が弱い。	不妊、遺精（精液が漏れやすい）、足腰のだるさ、めまい、耳鳴り、健忘、不眠、若白髪、精神的に疲れやすい。舌質淡紅。脈沈細または細弱。
陰虚火旺証	体を冷ます力や潤す力（陰）が足りないために、精液が熱で水分を失い精液の不液化等が起こる。	不妊、早漏、遺精、めまい、耳鳴り、動悸、不眠、足腰のだるさ、手足のほてり、両頬の赤み。舌質紅。脈細数。
腎陽虚証	精子を作るための原動力となる力（腎陽）が不足しているため精液の量や、精子の数の不足、精子の活動力の低下、奇形が起こる。	不妊、精液が薄い。性欲減退、インポテンス、寒がり、手足の冷え、めまい。顔色が白っぽい。精神的に疲れやすい。足腰がだるい。舌質淡。脈沈細無力。
湿熱下注証	精神的なストレスから体が熱化し、肝胆の経絡に沿って生殖器に熱が注ぎ症状が起こる。	不妊、死精子が多い。性欲減退。頭痛、めまい、脇の痛み。口が苦い。イライラする。怒りっぽい。性器が腫れたり痒い。陰嚢がじめじめ湿りやすい。小便の色が濃い。舌質紅、舌苔黄膩。脈弦数。

男性不妊症の食治原則

分類	食治原則	よく使われる食材・薬材
腎精不足証	腎精を補って、腎の生殖能力を高める作用のある食材を選ぶ。 精血同源から、血を増やす（補血）作用のある食材を選ぶ。	<補腎精>にら、ごま、鹿茸、海狗腎、菟絲子、肉蓯蓉、山薬、熟地、何首烏、黄精、えび、羊肉、鹿肉、雀肉、鶏肉 <補血>にんじん、ライチ、きくらげ、なつめ、松の実、豚肉、羊肉、牛肝、羊肝、すっぽん、なまこ
陰虚火旺証	体を冷ます（補陰）作用のある食材を選ぶ。寒涼の食材を多めにとる。	黒豆、黒ごま、桑の実、山薬、枸杞子、熟地、黄精、すっぽん（甲羅も一緒に）
腎陽虚証	腎陽を補う作用のある食材を選ぶ。	にら、くるみ、冬虫夏草、海馬（タツノオトシゴ）、淫羊藿、杜仲、えび、鶏肉、羊肉、雀肉
湿熱下注証	ストレスを発散させ、気の流れをよくする（解鬱理気）作用のある食材と熱化した余分な水分を出させる（清熱利湿）作用のある食材を選ぶ。	<解鬱理気>だいだい、ゆず、玫瑰花、陳皮、仏手柑 <清熱利湿>はと麦、だいこん、しゅんぎく、きゅうり、すいかの皮、とうがんの皮、白きくらげ、こんぶ、菊花、桑葉、桃花、はすの葉、車前子（オオバコの種）、車前草

①製何首烏を適量の水で煎じて汁を取る。
②鍋になつめと米を入れ、①の煎じ汁を加えて粥を炊く。好みで黒砂糖を加える。

［効能］補気血・益腎精

◆腎精不足証によい他の薬膳◆

■杞豆湯（枸杞子と黒豆の煮物）――*36*
■蝦仁韮菜餃子（えびとにらの餃子）――*37*
■桑寄生茶（ソウキセイ茶）――*142*
■芝麻煮鶏蛋湯（ごまと卵のスープ）――*142*
■枸杞杜仲茶（枸杞と杜仲のお茶）――*159*
■杜仲猪腎（杜仲と豚腎の煮物）――*248*
■枸杞黒豆（黒豆の枸杞煮）――*249*

2．陰虚火旺証の男性不妊症

1 麦麩肉丸子湯（麩と肉団子のスープ）

［材料］豚赤身ひき肉250g　生麩100g　長ねぎ適量　片栗粉大さじ1　塩小さじ1　胡椒

［作り方］
①ひき肉に片栗粉と塩を加え、混ぜ合わせる。
②生麩は適当な大きさに切る。
③長ねぎは小口切りにする。
④鍋に湯を沸かし、①の肉をスプーンですくって団子にしながら、鍋に落として煮る。
⑤生麩を鍋に入れ、塩と胡椒で味をととのえ、長ねぎを散らす。

［効能］滋陰・清虚熱

2 枸杞黄精粥（枸杞と黄精の粥）

［材料］米50g　枸杞子20g　熟黄精10g

［作り方］材料を鍋に入れ、適量の水を加えて粥を炊く。好みで砂糖を加える。

［効能］滋陰益腎

◆陰虚火旺証によい他の薬膳◆

■菠菜豆腐湯（ほうれんそうと豆腐のスープ）――*15*

■桑杞茶（桑の実と枸杞のお茶）—*15*
■銀耳杜仲湯（きくらげと杜仲のデザート）—*35*
■烏賊干貝湯（いかと貝柱のスープ）—*35*
■天地粥（天麻と生地の粥）—*113*
■鶏蛋銀耳湯（白きくらげと卵のデザート）—*113*
■一品山薬餅（やまいもの蒸しパン）—*165*
■枸杞鶏蛋餅（枸杞入り卵焼き）—*165*
■西紅子炒鶏蛋（トマトと卵の炒め物）—*174*
■銀耳枸杞鶏肝湯
（白きくらげ・枸杞子・鶏レバーのスープ）—*216*
■沙参枸杞粥（沙参と枸杞子の粥）—*217*
■菊花枸杞羹（菊花と枸杞の寒天よせ）—*228*
■芝麻山薬飯（黒ごま入り麦とろ飯）—*229*
■清蒸杞甲魚（枸杞とすっぽんの蒸し物）—*252*

3．腎陽虚証の男性不妊症

1　清炒蝦仁（川えびの炒め物）

［材料］川えび300ｇ　卵白1個分　鶏ガラスープ50cc　片栗粉大さじ2　塩　サラダ油　ラード大さじ1

［作り方］
①川えびは洗ってざるにあげて水をよく切る。
②卵白に片栗粉を加えて混ぜ合わせ、衣を作る。
③サラダ油を180度くらいに熱し、衣を薄くつけたえびをさっと揚げる。
④中華鍋にラードを入れて熱し、揚げたえびを入れて手早く炒める。
⑤鶏ガラスープと塩を加えて味をととのえた後、水とき片栗粉を加えてとろみをつける。

［効能］温腎壮陽

［解説］えびは温の性質をもち、腎陽を補う作用がありますが、海産のものよりも淡水産のえびの方が作用が強いとされています。川えびが手に入らなければ、芝えびなどで代用してもよいでしょう。

2　竜馬童子鶏（海馬とひな鶏の蒸し物）

［材料］ひな鶏1羽（600～800ｇくらいのもの）　干えび30ｇ　海馬（タツノオトシゴ）1尾　長ねぎ　生姜　片栗粉　塩

［作り方］

①ひな鶏は洗って内臓を取り、水分をふき取っておく。

②海馬と干えびに1カップの水を加え、火にかけて沸騰後10分くらい煮る。

③長ねぎと生姜は細かく切る。

④鶏を深めの皿に入れ、②と③を上からかける。

⑤皿を蒸し器に入れて約1時間蒸す。

⑥蒸し器から皿を取り出し、ねぎと生姜を取り除く。

⑦皿にたまった汁を別鍋に移して熱し、塩で味つけをして水溶き片栗粉でとろみをつける。

⑧⑥に⑦をかける。

［効能］温腎壮陽・益気補精

◆腎陽虚証によい他の薬膳◆

■韮菜炒蝦仁（えびとにらのにんにく炒め）――*13*
■肉桂粥（肉桂と黒砂糖の粥）――*13*
■乾姜羊肉湯（乾姜と羊肉のスープ）――*41*
■杜核猪腰（くるみと杜仲と豚腎の煮込み）――*42*
■蓯蓉羊腰（肉蓯蓉と羊の腎臓の煮込み）――*74*
■胡桃蝦仁（えびのくるみあえ）――*75*
■茘枝粥（ライチ粥）――*87*
■栗糊（くりのペースト）――*87*
■羊肉黒豆湯（羊肉と黒豆のスープ）――*101*
■韮菜杜仲苡米粥（にらと杜仲のはと麦粥）――*102*
■麻雀肉（雀の煮込み）――*127*
■生姜胡桃茶（生姜とくるみのお茶）――*127*
■羊肉炒咖喱（ラム肉のカレー焼き）――*137*
■蝦米粥（干えび粥）――*138*
■枸杞杜仲茶（枸杞と杜仲のお茶）――*159*
■羊肉羹（羊肉とだいこんのスープ）――*209*
■胡桃仁紅糖飲（くるみと黒砂糖の飲み物）――*231*
■杜仲燉羊肉（羊肉の杜仲煮）――*234*
■胡桃粥（くるみ粥）――*254*
■枸杞羊腎粥（羊腎と枸杞の粥）――*254*
■巴戟羊肉粥（巴戟天と羊肉の粥）――*257*
■拌蝦仁韮菜（えびとにらのくるみあえ）――*260*
■韮菜炒羊肝（にらと羊レバーの炒め物）――*282*
■杜核炒猪腰（杜仲とくるみと豚腎の炒め物）――*282*

4. 湿熱下注証の男性不妊症

1 車前草燉猪腰（豚腎の車前草煮込み）

［材料］車前草（オオバコ）10ｇ　豚腎1個　醤油大さじ3　砂糖大さじ1

［作り方］

①豚腎は中心部を取り除き、薄く切る。

②車前草は小さな布袋に入れて口を閉じる。

③豚腎と②の袋を鍋に入れ、水を適量入れて煮込む。

④薬の袋を取り除いて醤油と砂糖で味つけする。

［効能］清熱利湿・益腎

2 苡米車前粥（はと麦と車前子の粥）

［材料］はと麦30ｇ　米30ｇ　車前子5ｇ　陳皮5ｇ

［作り方］

①車前子は目の細かい布袋に入れる。

②はと麦と米、2薬を鍋に入れ、適量の水を加えて粥を炊く。

［効能］清熱利湿・行気解鬱

［解説］はと麦と車前子は利尿作用によって熱と湿を取り去ります。これに陳皮を加えて湿熱の原因となる気滞を取り除きます。

◆湿熱下注証によい他の薬膳◆

■鮭魚燉豆腐（さけと豆腐のスープ煮）―20
■粟豆粥（雑穀と豆の粥）―20
■扁豆花茶（扁豆花と藿香のお茶）―82
■菠蘿葉飲（パイナップルの葉のお茶）―82
■涼拌瓜皮（塩漬け三皮）―91
■冬瓜粥（とうがん粥）―97
■薏苡仁緑豆粥（はと麦と緑豆の粥）―105
■清炒緑豆芽（緑豆もやしの炒め物）―107
■西瓜飲（すいかのジュース）―114
■三瓜茶（三種の瓜のお茶）―114
■茵苡粥（茵蔯とはと麦の粥）―172
■豆腐泥鰍煲（どじょうと豆腐の煮物）―173
■蓴菜鮒魚湯（じゅんさいとふなのスープ）―202
■冬瓜汁（とうがんの飲み物）―203

男性不妊症
■豆腐泥鰍湯（豆腐とどじょうのスープ）――214
■香菇苡米飯（しいたけ・はと麦入り豆ご飯）――215
■西瓜皮炒肉絲（すいかの皮と豚肉の細切り炒め）――226
■翡翠冬瓜（とうがんのヒスイ煮）――227
■三鮮茅根飲（茅根・淡竹葉・れんこんのお茶）――237
■向日葵髄茶（ひまわりの茎の芯茶）――237
■鬱金鴨（あひるの鬱金蒸し）――244
■小豆粥（あずき粥）――245
■小豆車前粥（あずきとオオバコの粥）――285
■薏苡仁車前粥（はと麦とオオバコの粥）――285

第七章　小児のための食療方

小児の保健

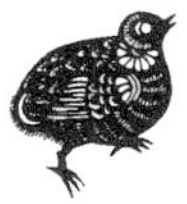

Ⅰ. 受精（先天の精と後天の精について）

中医学では、精とはすべての物質の基本となるもので、腎に蓄えられています。

精には、先天の精と後天の精があります。先天の精は、受精の瞬間に両親より受け継がれて生命の素となり、人体の諸器官・組織を構成し、成長・発育・成熟という基本的な生命活動をつかさどります。

さらに、この先天の精は後天の精によって補給されます。後天の精とは、飲食物より得られる精をいい、人体で活動する気・血・津液のもととなります。

この先天の精と後天の精が盛んであると生命力も旺盛であり、臓腑・筋骨も丈夫で気力が充実します。したがって病気に対する抵抗力も強く、成長・発育も順調にすすむのです。

Ⅱ. 胎児期の影響

清代に書かれた小児科の専門書である『幼幼集成』には、次のように記載されています。

「命門は男子はもって精を蔵し、女子はもって胞に系る。２つの精は妙合《みょうごう》して凝し、純粋の精は液を熔して胎を成す。胎を成しての後、その母の関係はさらに緊なり」

（１）両親が高齢で精気が衰えていたり、母体が多産などのために体が弱っていたり、母親が病身で受胎期に元精が不足して受胎したりした場合、受胎後も気血が十分に補給されないと、出生後は、病気に対して抵抗力がないため罹患しやすく、虚弱体質になりやすくなります。

①親の心気が不足——子どもは目や顔に光がなく、どんよりしている。動悸、顔色がどす黒い。チアノーゼ、四肢の冷え。

②親の肝気が不足——子どもは手足がひきつりやすい。筋肉がやわらかい。爪が薄く、もろいか変形している。

③親の脾気が不足――子どもは顔色が黄色く、くすんでいる。口唇が乾燥しやすい。手足が細い。乳を欲しがらない、食欲がない。泣き声に力がない。便がゆるく水様便である。

④親の肺気が不足――子どもは呼吸が浅く、むせやすい、咳がでやすい。鼻づまり、鼻炎。皮膚が弱い。毛髪が少ない。

⑤親の腎気が不足――子どもは骨が弱い。毛髪につやがない。発育不全。大小便の異常。

（2）胎児期に、母親の食べたものや母親の感情がストレートに胎児に移行し、出生後もその影響が続くことがあります。たとえば、

①辛いものを嗜好、②熱いものを嗜好、③生もの、冷たいものを嗜好、④油っこいものを嗜好、⑤激しい気持ちの動揺、不安、⑥激しい怒り、⑦激しい驚き、⑧激しい恐怖などです。

これらの過剰な刺激によっても、出生後の小児の体質に影響が及びます。

Ⅲ．小児の特徴

清代の書『証指南医案』に、小児の特徴について次のような記載があります。

「すべて小児の陰気いまだ充たざるによりて、外感の風湿、風熱、風火、および寒邪の化熱ならびに燥火の諸症、最も陰を傷《やぶ》り易く、陰、傷るればすなわち血は筋を栄せず、液傷るればすなわち脈絡は滞渋する」

①小児は陰も陽も充実していないが、一般的には、陽は有余、陰は不足の傾向が強く、病証としては熱証をはじめとするような「陽病」を発症しやすい。

②小児は実しやすく虚しやすいため、虚実挟雑、寒熱錯綜の症候が一般的である。

③腎気が充実しておらず、臓腑も未熟であるため、病邪に対する抵抗力が弱い。

④気血が充実していない。

よって、小児は大人の小型と考えるのは大変危険です。内外の環境に対して敏感に反応し、抗病力も弱いため、すばやい処置が要求されます。

Ⅳ．小児の保健食

小児の成長と発育は、先天の腎気に依存し、この先天の腎気（先天の精気）は、後天の水穀の精微（食事）によって充養されるわけですが、小児の胃腸の機能は未だ完全ではなく、消化・吸収・排泄力についても個人差があります。

食事についても、食べたいだけ食べるということが多く、自分の体の状態をわきまえるということはできないので、消化器系統に問題が出やすいのもこのためです。消化を助ける食品として大棗（なつめ）・茯苓などがあります。また、腎気を高め成長・発育を促す食品として山薬（やまいも）やはちみつを使用します。

小児の健脾補腎と成長・発育のための薬膳

1 山薬茯苓丸子（やまいもと茯苓の団子）

［材料］薄力粉200ｇ　山薬粉（やまいも粉）50ｇ　茯苓粉50ｇ　砂糖50ｇ

［作り方］
①山薬と茯苓をミキサーで粉にする。
②材料に適量の水を加え、耳たぶほどの硬さに練る。
③親指大の大きさに丸め、たっぷりの湯でゆでる。
④団子が浮いてきたらすくってザルにとり、さっと水にさらす。

※山薬と茯苓は漢方薬局に、粉にしたものもあります。

［効能］健脾補肺・益腎固精

2 牛肚粥（せんまい粥）

［材料］牛の胃250ｇ　米75ｇ　塩

［作り方］
①少量の塩でせんまいを洗い、小さく切る。
②米とせんまいを一緒に粥にする。

［効能］健脾胃

3 鶉粥（うずら粥）

［材料］うずら1羽　米300ｇ

［作り方］うずらはきれいに洗って、食べやすい大きさに切り、米と一緒に粥にする。
［効能］健脾消積・滋補肝腎

4　乳粥（ミルク粥）

［材料］牛乳または羊乳200cc　米100g　砂糖
［作り方］
①米を300ccの水で煮る。
②ほぼ火が通ったところで煮汁を捨て、牛乳と砂糖を少量を入れて、弱火で粥にする。
［効能］補虚損・益肺胃・生津潤腸

5　山楂蜜膏（サンザシジャム）

［材料］山楂子500g　はちみつ500g
［作り方］
①山楂子は種を取って薄く切る。
②水を加えて火にかけ、糊状になるまでよく混ぜる。
③火からおろしてはちみつを加え、再び火にかけて練る。
［効能］消食積・温血

6　韮菜子面餅（にらの種入りせんべい）

［材料］にらの種5g　薄力粉100g　油
［作り方］
①にらの種はすり鉢で細かくすりつぶす。
②①を薄力粉に混ぜ、水を加えて耳たぶくらいの固さに練る。
③②をちぎってめん棒で適当な大きさにのばす。
④フライパンに油を引いて両面をきつね色に焼く。
［効能］温腎壮陽・固精

7　肉桂鶏肝（鶏レバーのシナモン蒸し）

［材料］鶏レバー2個　シナモンパウダー2g　砂糖・醤油少々
［作り方］
①鶏レバーはよく洗って血を抜いた後、適当な大きさに切る。
②①を皿にのせ、シナモン・砂糖・醤油を上にかけて蒸し器で15～20分蒸す。
［効能］補肝

小児の発熱

小児の発熱の中医学的考え方

小児の体は、まだ稚陰稚陽の状態で、気血の状態も安定せず、陽が余り、陰が不足する状態にあります。熱を持ちやすい状態にあり、いったん発熱すると、高熱を出しやすく、陰液を損ない、ひどくなると肝風内動の状態が起こり、ひきつけ、四肢のぴくつき等の症状が出ることもあります。

小児の発熱で注意すること

1．発熱がひどく汗が多く出るような場合は、脱水症を防ぐために水分の補給を十分にするか、もしくは流動食などのものをとるように心がけます。たとえば、緑豆湯・すいか・果汁など。

2．香辛料（胡椒・唐辛子・生姜）類はさらに熱を高めるので、とくに風熱表証、夏季熱、食滞、陰虚証の発熱には禁忌です。

3．小児は発熱により容易にけいれんやぴくつき（肝風内動）を引き起こすので、肝風内動を起こしやすい鶏肉・豚肉・羊肉・魚・えび・かに・ねぎ・にら等は避けた方がよいです。

4．風寒や風熱など外邪による発熱においては、酸っぱい食材や渋い食材（梅・あんず・レモン・柿・ざくろ）は収斂性があり、邪気を体外に排出させるのに不利に働くので、控えた方がよいです。

小児の発熱の中医学的分類

分類	メカニズム	症状の特徴
風寒表証	いわゆるカゼ。風寒の邪気によって、体表を守る気（衛気）の閉塞や体表を守る衛気と内部を守る営気のバランスの乱れで発熱が起こる。寒邪によるため風熱表証に比べ熱は高くなく、悪寒が強い。	悪寒、発熱、無汗、頭身疼痛、鼻づまり、鼻水、咳。舌苔薄白。脈浮緊。
風熱表証	いわゆるカゼ。風熱の邪気によって、衛気がこもって熱が発散されず発熱が起こる。熱邪によるため風寒表証より熱が高く、悪寒は弱い。	発熱、寒気、汗、頭痛、咳、のどの腫れ、口の喝き。舌苔薄黄。脈浮数。
夏季熱	暑邪によって起こる。３歳以下の子どもに多くみられ、真夏に発症する。暑さによって汗とともに気も損なわれ症状が起こる。	発熱が長く続き、午後になるととくに高くなる。朝は体温は低いが、気温の上昇とともに体温も上がる。口が喝く、多尿。舌苔薄白。脈浮数。
食滞証	飲食の不摂生により消化不良を起こし、胃腸内の停滞物が熱化し、発熱する。	胃部や腹部が脹る。げっぷ、食欲不振。発熱は午後に高い。便秘あるいは下痢、便臭が強い。舌苔黄厚膩。脈滑数。
疳積	飲食の不摂生や離乳が早すぎるなどして、脾胃の機能が弱り、慢性的な消化不良を起こしている状態で、胃腸内に熱がこもり発熱する。また脾胃の気血を作る作用が低下しているため痩せるなどの症状が起こる。	微熱が続く。身体が痩せてくる。肌がカサカサしてつやがない。毛髪がかさつき希薄になる。お腹がパンパンに脹る。気持ちが萎えて元気がない。あるいはイライラしたり不安感がある。食欲がない。舌淡舌苔薄。脈細弱。
陰虚証	体を冷ます作用をもつ陰が不足して相対的に体内に熱が発生して発熱する。	午後になると熱が出る。寝汗があり頬だけ紅くほてる。手足がほてる。口が渇くが水はあまり飲まない。舌質紅少苔。脈細弱。
気虚証	脾胃の気が不足して、陰陽のバランスが乱れ熱（陰火）が内生して発熱する。	午前に微熱が出る。または午後に微熱が出る。汗が出やすい。体がだるく力が入らない。話をするのがおっくう。顔色がくすんでいる。食欲がない。舌胖有歯痕少苔。脈弱あるいは浮大。

小児の発熱の食治原則

分類	食治原則	よく使われる食材・薬材
風寒表証	風寒の邪を体外に押し出す（散寒解表）作用のある食材を選ぶ。	生姜、長ねぎ、しその葉、香菜、杏仁、桂枝、桂皮（シナモン）
風熱表証	風熱の邪を体外に押し出す（散熱解表）作用のある食材を選ぶ。	ごぼう、だいこん、なしの皮、菊花、薄荷、葛根、桑の葉、淡豆豉
夏季熱	暑邪を除き、熱を冷ます（清熱祛暑）作用のある食材を選ぶ。	すいか、トマト、きゅうり、空心菜、にがうり、にがうりの葉、はすの葉、へちま、へちまの葉、緑豆、芦根、豆腐
食滞証	消化機能を改善して停滞している消化不良物を除く（消食導滞）作用のある食材を選ぶ。	だいこんの葉、麦芽、山楂子、莱菔子（だいこんの種）、砂肝
疳積	脾胃の機能を高め消化機能を高める（健脾）作用のある食材を選ぶ。併せて消化不良物を除く作用のある食材を選ぶ。	さつまいも、にんじん、れんこん、くり、はすの実、うずら肉、砂仁
陰虚証	陰を補う（補陰）作用のある食材を選ぶ。	なし、ゆず、白きくらげ、芦根、玉竹、生地黄、麦門冬、豆乳
気虚証	気を補う（補気）作用のある食材を選ぶ。	さつまいも、じゃがいも、山薬（やまいも）、ライチ、菱の実、なつめ、西洋参、竜眼肉、霊芝

小児の発熱の薬膳

1．風寒表証の小児の発熱

1 葱豉粥（ねぎと豆豉の粥）

［材料］米50ｇ　長ねぎ10ｇ　豆豉（浜納豆）10ｇ

［作り方］

①長ねぎをみじん切りにする。

②材料全部を一緒の鍋に入れて粥をつくり、温かいうちに食べる。

［効能］散寒解表

2 芫荽茶（香菜・薄荷・生姜のお茶）

［材料］香菜５ｇ　生姜５ｇ　薄荷５ｇ

［作り方］材料を細かくきざみ、急須に入れて、お茶代わりに飲む。

［効能］散寒解表

［解説］香菜と生姜は身体を温めて発汗を促し体表の寒邪を取り去ります。薄荷は涼性ですが、温熱性の香菜・生姜の作用により、この作用は中和され、邪の発散作用を強める働きをし、全体で寒の風邪を取り去ります。

3 防風甘草茶（防風と甘草のお茶）

［材料］防風３ｇ　甘草２ｇ

［作り方］防風も甘草も細かくして急須に入れ、お茶の代わりに飲む。

［効能］散寒解表

◆風寒表証によい他の薬膳◆

■姜糖蘇葉茶（しそ入り生姜湯）──120

■葱豉湯（ねぎと味噌のスープ）──120

■羊肉粥（羊肉の粥）──120

2. 風熱表証の小児の発熱

1 薄荷粥（小児用ハッカ粥）

［材料］米50ｇ　薄荷15ｇ　氷砂糖

［作り方］

①薄荷を5分ほど煮て、煮汁をこして取る。

②米を粥にしてよく煮こんだところで、薄荷の煮汁を入れ、1～2分煮て、好みにより少量の氷砂糖を入れる。

［効能］疏散風熱

2 葱豉豆腐湯（ねぎと豆腐のスープ）

［材料］豆腐150ｇ　豆豉（浜納豆）10ｇ　長ねぎ10ｇ　油

［作り方］

①豆腐を食べやすい大きさに切り、両面を少量の油をひいたフライパンで焼く。

②豆豉と豆腐を鍋に入れ、スープを加えて10分間煮込む。

③火からおろして、みじん切りにしたねぎを入れる。

［効能］辛散解表・清熱潤燥

［解説］豆豉と長ねぎの辛散解表の作用と豆腐の清熱の作用で風熱を疏散する。

◆風熱表証によい他の薬膳◆

■葛根茶（くず湯）―*121*

■菊花茶葉粥（菊花茶のお粥）―*122*

3. 小児の夏季熱

1 緑豆粥（緑豆の粥）

［材料］緑豆50ｇ　米100ｇ

［作り方］

①緑豆を温水に2時間ほどつける。

②米と緑豆を一緒の鍋に入れて粥にする。

［効能］清暑利水

第七章　小児のための食療方

2 黄瓜拌豆腐（冷奴）

［材料］豆腐150ｇ　きゅうり100ｇ

［作り方］豆腐を食べやすい大きさにきり、きゅうりは食べる直前に小口切りにして共に冷水に放ち、冷えたところを食べる。

［効能］清熱利水

◆小児の夏季熱によい他の薬膳◆

■清暑茶（藿香・佩蘭・薄荷のお茶）—— *122*

■緑豆荷葉粥（緑豆とはすの葉の粥）—— *122*

4. 食滞証の小児の発熱

1 梨楂粥（なしと山楂子の粥）

［材料］なし1個　生山楂子3〜5個　米30ｇ

［作り方］
①なしは洗って小さく切り、水に入れて30分ほど煮て、汁を取る。
②①に山楂子と米を入れて粥にする。

［効能］消食積・清熱生津

2 蕃茄西瓜汁（トマトとすいかのジュース）

［材料］トマト200ｇ　すいか400ｇ

［作り方］それぞれ汁を絞り取り、合わせて飲む。

［効能］健胃消食・清熱生津

◆食滞証によい他の薬膳◆

■山楂蜜膏（サンザシジャム）—— *299*

5. 疳積による小児の発熱

1 砂仁粥（砂仁の粥）

［材料］米50ｇ　砂仁5ｇ

［作り方］

①米を粥にする。
②出来上がったところに砂仁を入れてもう一度火にかける。
[効能] 理気消食・健脾和胃

2 胡蘿蔔粥（にんじんの粥）

[材料] にんじん200ｇ 米100ｇ
[作り方]
①にんじんはみじん切りにする。
②米と①を一緒に煮て粥にする。
[効能] 健脾和胃・助運消疳

6. 陰虚証の小児の発熱

1 銀耳蚕花湯（白きくらげと卵のスープ）

[材料] 白きくらげ10ｇ 卵1個 だし汁 塩
[作り方]
①白きくらげはぬるま湯でもどし、だし汁と水を加えて弱火で30分ほど煮る。
②①を沸騰させ、卵を割りほぐして流し入れる。
③火を止めて塩で味をととのえる。
[効能] 養陰益気
[解説] 白きくらげは陰の不足を補い、卵は陰を補うとともに熱を取り去る作用があります。また卵には胃腸の働きを助ける作用がありますので、熱があって食欲がないときによいメニューです。だし汁と塩の代わりに砂糖水で煮ると、口当たりのよいデザートにもなります。

2 白果羹（ぎんなんと果物のとろみ煮）

[材料] ぎんなん5個 バナナ小1/2本 みかん小1個 なし1/2個 りんご1/4個 砂糖40ｇ 片栗粉適量
[作り方]
①ぎんなんはみじん切り、その他の果物はさいの目に切る。
②片栗粉を水で溶いておく。
③鍋に水1カップと砂糖を加え、強火で沸騰させる。
④鍋に果物とぎんなんを加え、沸騰したら②を加え

てとろみがついたら火を止める。

[効能] 滋陰生津・止咳

[解説] ぎんなんは肺の気を収斂させ、咳を止める作用があり、バナナ・なし・りんごは陰の生津を補い、熱を下げる作用があります。みかんは気の流れをととのえ、胃腸の働きを正常にし、肺の陰を補います。

7. 気虚証の小児の発熱

1 大棗粥 (小児用なつめ粥)

[材料] なつめ6個　米50ｇ

[作り方] 両方を一緒に煮て、粥にする。

[効能] 補気血

2 洋参飲 (西洋参のシロップ)

[材料] 西洋参3ｇ　氷砂糖20ｇ

[作り方]

①西洋参をきざみ、2カップの水を加え、約15分弱火で煮て煎じ汁をこし取る。

②煎じ汁に氷砂糖を加えて煮溶かし、シロップ状にする。

③シロップを白湯で溶いて飲む。

[効能] 補気清火・生津

[解説] 西洋参は補気作用がありますが、性質は寒涼性なので、気虚熱に適した生薬です。砂糖も涼性の氷砂糖を使います。乳幼児には強い補気作用のものを使うと副作用を起こすことがあるので、ごく少量を用いるようにします。

◉ その他

西洋参、竜眼茶、霊芝茶などをお茶の代わりに飲むとよいでしょう。

小児の下痢

小児の下痢の中医学的な考え方

小児は、消化にかかわる脾胃の機能がまだ十分に発達しきっていないために、環境や不適切な飲食物によってすぐに影響を受けやすく、下痢をしやすい状態にあります。

適切な対策を講じるには、虚実寒熱をしっかり区別しなければなりません。もともとの体の消化機能が低下したために起こる虚証の下痢は慢性的で、比較的穏やかで便の回数も多くなく、臭いも少ないのが特徴です。一方、環境や飲食物などの悪い刺激（邪気）によって引き起こされる実証の下痢は、急に起こり、下痢の程度もひどく、回数も多く、臭いもひどいのが特徴です。実証の下痢でも寒性の下痢は比較的薄い便で、熱性の下痢は、勢いも激しく、臭いがひどく、肛門に灼熱感があるという違いがあります。

小児の下痢の中医学的分類

分類	メカニズム	症状の特徴
風寒湿証	寒湿邪が大腸に入ったため、便を固まらせることができずに下痢になる。カゼの症状を伴う。寝冷えによって起こることもある。	便は薄く水っぽく、臭いはひどくない。腸がゴロゴロし、腹痛がある。鼻づまり、鼻水、咳を伴うことがある。舌苔薄白、脈浮。
湿熱証	熱と余分な水分（湿熱の邪）が、脾胃を損ない、邪が大腸に及んで下痢になる。湿度が高く暑い時期に起きやすい。	便は薄く水っぽいか粘稠。臭いは比較的強い。下痢の回数も多く勢いがある。のどが渇くが飲みたがらない。舌苔黄膩、脈滑数。
傷食証	食べすぎなどで、消化不良の飲食物が腸内で腐敗し下痢になる。	便は腐った卵のような臭いがする。腹が脹り、腹痛がある。痛みがあると下痢し、下痢すると痛みが少し治まる。口臭や食欲不振がある。舌苔黄膩、脈滑。
脾虚証	もともと脾の機能が弱いか、病後に弱ったり、冷やす飲食物のとりすぎや、水分のとりすぎで、脾の機能が落ちて、消化機能が落ち下痢になる。	便は薄く、未消化物が混じる。慢性的な下痢で、良くなったり悪くなったりを繰り返す。食欲不振。疲労倦怠感がある。舌質淡薄白、脈沈無力。

小児の下痢の食治原則

分類	食治原則	よく使われる食材・薬材
風寒湿証	風寒湿の邪気を除く作用（散寒祛湿）のある食材を選ぶ。	ねぎ、胡椒、しその葉、にんにく、生姜、茴香、香薷、藿香
湿熱証	湿熱の邪を除く作用（清熱利湿）のある食材を選ぶ。	すいか、はと麦、あずき、緑豆、スベリヒユ、烏梅、茯苓
傷食証	消化をよくして、腸内の停滞物を出しやすくする作用（消食導滞）のある食材を選ぶ。	らっきょう、にんじん、だいこん、山楂子、麦芽、神曲、莱菔子（だいこんの種）、砂肝
脾虚証	脾の機能を高める作用（健脾）のある食材を選ぶ。	くり、はすの実、菱の実、茯苓、山薬、ふな

小児の下痢のための薬膳

1. 風寒湿証の小児の下痢

1　藿香粥（藿香の粥）

［材料］米50g　藿香10g

［作り方］

①藿香に水を加えて煎じ、煎じ汁を取る（煎じる時間は5～10分とし、長く煎じないこと）。

②米に水を加えて粥を作り、煎じ汁を加えてひと煮立ちさせて火を止める。

［効能］祛寒湿

［解説］藿香は下痢や腹痛を伴う夏のカゼに用いられる薬材で、寒湿の邪を散じ、胃腸の働きを正常にします。湿が強く出ていれば、（舌の苔が厚い場合）藿香とともに蒼朮10gを煎じて粥に入れます。夏バテによる食欲不振や頭重感などにも効果があります。

2 艾葉生姜茶（よもぎと生姜のお茶）

［材料］よもぎの葉（乾燥品）6g　生姜2片　黒砂糖適量

［作り方］よもぎと生姜を煎じ、煎じ汁に適量の黒砂糖を加える。

［効能］温中散寒

［解説］温中作用のあるよもぎで、胃腸の冷えを温めるとともに、生姜の散寒祛邪と発汗作用によって風寒と湿を取り除く効果を期待できます。温かいうちに飲ませてください。

2. 湿熱証の小児の下痢

1 茯苓赤豆苡米粥（茯苓・あずき・はと麦の粥）

［材料］あずき50g　はと麦100g　白茯苓粉20g　砂糖適量

［作り方］

①あずきは半日水に浸しておく。

②あずきとはと麦を粥にする。

③あずきによく火が通ったところで茯苓粉を入れて再び火にかける。

④よく煮えたところに好みで砂糖を適量入れる。

［効能］清熱利湿・健脾和中

2 緑豆車前飲（緑豆とオオバコの飲み物）

［材料］緑豆60g　オオバコ30g

［作り方］

①緑豆をよく煮た後、ガーゼを二重にした袋に入れたオオバコを加える。

②煮たったら、オオバコの入ったガーゼを取り出す。

③緑豆と煮汁の両方を食用とする。

［効能］清熱解暑・利湿止瀉

3. 傷食証の小児の下痢

1 薤白粥（らっきょう粥）

［材料］らっきょう30g　米60g

［作り方］

①米を粥に煮る。

②らっきょうは細かく切る。

③粥が出来上がったところでらっきょうを入れ、再び1～2分火にかける。

［効能］下気導滞・和中養胃

2 胡蘿蔔汁（にんじんの飲み物）

［材料］にんじん250g　塩または黒砂糖

［作り方］にんじんを薄切りにして、塩少量を加え鍋に入れてよく煮て、スープを取って飲む。好みによっては黒砂糖を加え、溶けてからスープを飲む。

［効能］健脾補虚・消食下気

4. 脾虚証の小児の下痢

1 茯苓大棗山薬粥（茯苓・なつめ・山薬の粥）

［材料］米60g　茯苓30g　なつめ5個　山薬30g（やまいも100g）　黒砂糖

［作り方］

①なつめは種を取る。

②材料をすべて鍋に入れて粥を煮る。

③好みによって黒砂糖を入れて味をととのえる。

［効能］健運脾胃・滲湿止瀉

2 鶏肉餛飩（鶏肉ワンタン）

［材料］鶏肉50g　ワンタンの皮30枚　生姜　塩　醤油　酢　山椒

［作り方］

①鶏肉はみじん切り（またはひき肉）にし、生姜・塩・醤油・山椒で味つけし、ワンタンの皮で包む。

②ワンタンを沸騰した湯の中に入れ、中まで火を通す。

③ワンタンをゆで汁と共に椀に盛り、醬油と酢を加えて食べる。

［効能］補脾開胃

◉メモ

1. 小児は、飲食物が不適切だったり、与え方が不適当だったりすると、下痢を起こしやすいものです。ですから、衛生には十分注意しなければなりません。
　下痢のときの飲食物はなるべく味が薄く、油っこくない刺激の少ないものにします。また、やわらかくて、あまり繊維質でないものが適しています。たとえば、薄い粥・うどん・スープ・ポタージュなどです。大便の回数を増すような、バナナ・ねぎ・そら豆・さやえんどうの類は控えた方がよいでしょう。

2. 急に水様性の下痢が起きたら8～12時間は食事をさせずに、胃腸へ負担をかけないようにします。ただし、その間に発熱したり、汗をたくさんかくようなら、5％程度の砂糖水や食塩水を補給することも大切です。そのほかに酸・甘味があって収斂性がある山薬水・烏梅水・薄いお茶・りんごのしぼり汁などを与えるとよいでしょう。

3. 下痢が何日も止まらないようなときは、生ものや冷たいもの・粘っこいもの・固いもの、などは控えます。なつめ・芡実・はすの実・扁豆・山薬（やまいも）などを使って粥を作り、そのスープを飲ませるようにします。

4. 長く下痢が止まらず、手足が冷たく、痩せてしまったようなときは、にんじん・羊肉・鯉魚湯・牛肉汁が効果的です。なかなか止まらない下痢には、いちじく・ざくろ皮などの酸渋収斂作用のある食品を与えます。

附　食物の効能表

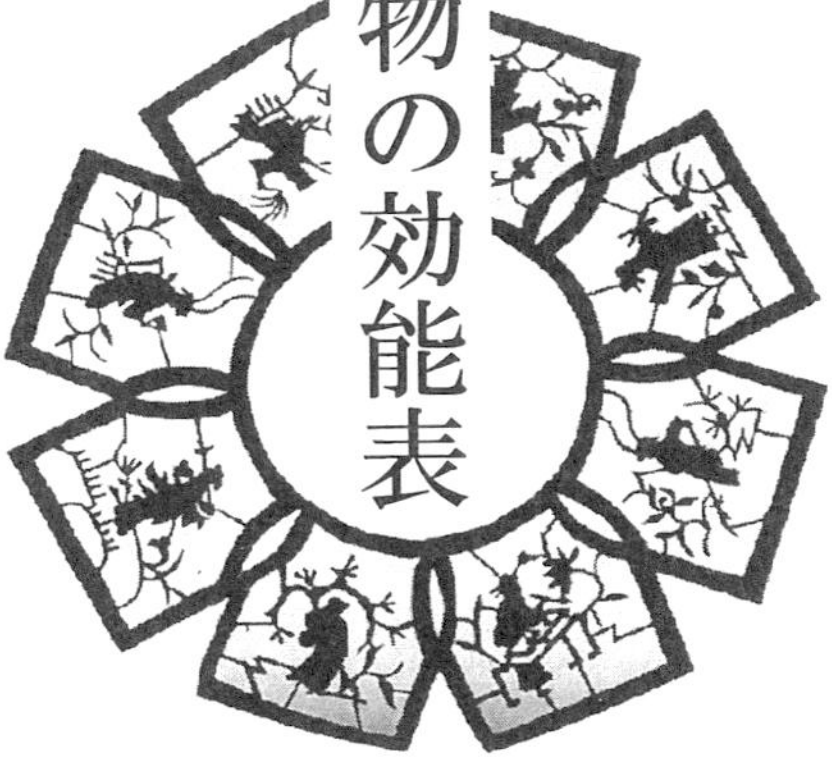

穀類

品目	性味	帰経	効能・効果	適応症
小麦	涼 甘	心・脾・腎	養心益腎・除熱止渇・通淋[1]・止瀉	動悸・不眠・慢性の下痢・排尿障害
大麦	涼 甘鹹	脾・胃	利尿通淋・調和脾胃	胃腸虚弱・排尿障害
そば	涼 甘	脾・胃・大腸	下気消積[2]・消瘰癧[3]・止帯濁	慢性の下痢・消化不良による腹の脹り・白帯
あわ	涼 甘鹹	脾・胃・腎	健脾和胃・益腎	脾胃虚弱による消化不良・吐嘔・口渇
はと麦	涼 甘淡	脾・肺・腎	利水滲湿・健脾止瀉	浮腫・下痢・排尿障害
うるち米	平 甘	脾・胃	補中益気・健脾和胃・除煩止渇	乳児の吐乳・霍乱[4]・下痢
とうもろこし	平 甘	大腸・胃	調中和胃・利尿排石・降脂[5]・降血圧・降血糖	尿路結石・高血圧・高脂血症・浮腫・糖尿病
もち米	温 甘	脾・胃・肺	補中益気・健脾止瀉	自汗・下痢・慢性疲労
高きび	温 甘渋	脾・胃	健脾益胃	小児の消化不良・霍乱・下痢・胃腸虚弱

1）通淋：小便の出をよくする。
2）下気消積：下気＝気を降ろす。消積＝消化不良を改善する。
3）瘰癧(るいれき)：結核性リンパ腺炎
4）霍乱：嘔吐・下痢併発の病
5）降脂：降高脂血症作用

豆類

品目	性味	帰経	効能・効果	適応症
緑豆もやし	寒 甘	心・胃	清熱解毒	浮腫・発熱・解酒毒
大豆もやし	寒 甘	脾・胃・膀胱	清熱・利湿・除疣	いぼ・胃熱
緑豆	涼 甘	心・胃	清熱解毒・清暑利水	夏バテ・糖尿病・排尿障害・農薬や植物中毒
豆腐	涼 甘	脾・胃・大腸	生津潤燥・清熱解毒・催乳[6)]	下痢・発熱・麻疹・母乳の分泌不足
あずき	平 甘酸	心・小腸	利水除湿・消腫解毒	腹水・浮腫・母乳の分泌不足
そら豆	平 甘	脾・胃	健脾利湿	浮腫
えんどう豆	平 甘	脾・胃	利尿・補中益気	糖尿病・浮腫・排尿障害・母乳の分泌不足
ささげ	平 甘	脾・腎	健脾和胃・補腎止帯	消化不良・白帯・腹脹・げっぷ・遺精
白いんげん豆	平 甘	脾・胃	健脾和胃・化湿	嘔吐・下痢・白帯
黒豆	平 甘	脾・腎	補腎益陰・活血利水	浮腫・腰痛・附子中毒
大豆	平 甘	脾・胃・大腸	健脾益気・化湿解毒	消化不良・高血圧
ゆば	平 甘淡	肺・胃	補気益肺・止咳化痰・養胃生津	胃酸過多・自汗・咳
豆乳	平 甘	肺・胃	補虚・清熱化痰・生津潤燥	貧血・低血圧・母乳の分泌不足
なた豆	温 甘	肺・脾・腎	温中下気・補腎	腰痛・しゃっくり

6）催乳：母乳の出をよくする。

野菜類

品目	性味	帰経	効能・効果	適応症
れんこん	寒 甘	心・脾・胃	生では清熱肺潤 涼血化瘀。加熱後は温性で健脾開胃 止瀉固精	痰熱・熱性下痢・霍乱・肺胃の出血・脾虚の下痢
たけのこ	寒 甘	胃・大腸	清熱化痰・利尿消腫・止咳・止瀉	痰熱咳嗽・浮腫腹水（腎炎・心臓病・肝臓病）
じゅんさい	寒 甘	肝・脾	清熱解毒・利水消腫	慢性胃炎・胃潰瘍胃癌・高血圧
くわい	微寒 苦甘	心・肺・肝	潤肺止咳・活血通淋	肺虚咳血・尿濁・産後の瘀血・胎盤不下
セリ	涼 甘辛	肺・胃	清熱利尿・止血・止帯	排尿痛・血尿・小児発熱・白帯
セロリ	涼 甘苦	肝	平肝清熱・利湿通淋	高血圧・高脂血症・混濁尿
ほうれんそう	涼 甘	大腸・胃	清熱除煩・止渇・通便	糖尿病の口渇・夜盲・尿閉・腸胃の積熱・胸悶・便秘
金針菜	涼 甘	肝・腎	養血止血・清熱除煩	血痔・月経過少・貧血・胎動不安・老人性めまい・耳鳴り・栄養不良性浮腫。＊生では中毒を起こすため、乾燥品を用いる。
茎チシャ（山くらげ）	涼 甘苦	胃・腸	清熱利水・通乳	小便不利・産後無乳
あぶらな	涼 辛甘	肺・肝・脾	化瘀散血・解毒消腫	吐血・細菌性下痢・化膿性乳腺炎・産後悪露不止
だいこん	涼 辛甘	肺・胃	消食化痰・降気和中	吐食・鼻血・消化不良による腹の脹り・咳痰多
はくさい	平 甘	胃・腸・肝・腎・膀胱	清熱除煩・利尿滲湿	発熱・口渇

品目	性味	帰経	効能・効果	適応症
空心菜	寒 微甘	腸・胃	清熱涼血・解毒	混濁尿・白帯・鼻出血
キャベツ	平 甘	胃・腸・肝	健胃通絡・清熱散結	胃潰瘍の痛み
しゅんぎく	平 辛甘	肝・肺	化痰止咳・降血圧・通便	痰・高血圧・便秘
にんじん	平 甘	肺・脾	健脾消食・潤燥明目・降血圧・降血糖	小児の消化不良・夜盲症・高血圧・糖尿病
さといも	平 甘辛	脾・胃	軟堅散結・化痰消腫・調和胃腸	リンパ結節・腸胃不和 ＊生は有毒
百合	平 甘 微苦	心・肺	潤肺止咳・清心安神	咳が止まらず、痰に血が混じる・百合病
さつまいも	平 甘	脾・腎	健脾益気	湿熱黄疸・小児疳積
じゃがいも	平 甘	胃・大腸	健脾益気・和胃通便	病後の脾胃虚寒・胃十二指腸潰瘍・習慣性便秘
やまいも	平 甘	肺・脾・腎	健脾補肺・益気養陰・益精固腎	虚症の咳嗽・小便過多・糖尿病の口渇
にら	温 辛	肝・胃・腎	温陽除痺・降気止嘔・活血止痛・止血・降脂	足腰の冷え痛み・吐き気・吐血・嘔血・鼻血・血尿・胸痛
たまねぎ	温 辛	肺	化痰・利水化湿	胸悶・咳・痰多・高脂血症
からしな	温 辛	肺・大腸	宣肺除痰・温胃散寒	風寒感冒・痰湿中阻
にんにく	温 辛	脾・胃・肺	解毒殺虫・除痰止咳・降血脂・降血圧	腹部の冷え痛・細菌性下痢・高血圧
ねぎ	温 辛	肺・胃	解表散寒・宣通陽気	風寒感冒

品目	性 味	帰経	効能・効果	適応症
生姜	温 辛	肺・脾	解表散寒・健脾止嘔・解毒	風寒感冒・嘔吐・半夏中毒・冷えの下痢
アスパラガス	微温 苦甘	肺	抗結核・抗癌	肺結核・癌
香菜 （中国パセリ）	温 辛	肺・脾・胃	発汗透疹・消食下気・利尿	小児のはしか・小腸積熱・尿閉
乾姜	熱 辛	肺・脾・胃	温中散寒・温肺化飲・回陽通脈・温胃止嘔止咳化痰	冷えによる腹痛や下痢・嘔吐・寒邪による咳痰
にがうり	寒 苦	心・脾・胃	清暑除熱・明目・解毒	熱射病・発熱・小児の細菌性下痢・眼痛
トマト	微寒 甘酸	肝・脾・胃	健胃消食・生津止渇	熱病口渇・高血圧・眼底出血
とうがん	涼 甘淡	肺・大腸・膀胱	清熱利水・消腫解毒・生津除煩	浮腫・糖尿病の口渇・暑熱・動脈硬化・肥満・高血圧
きゅうり	寒 甘	胃・小腸	清熱止渇・利水解毒・降圧・降コレステロール・シワをのばす	小児熱性下痢・四肢の浮腫
へちま	涼 甘	肝・胃	清熱化痰・止咳平喘・通絡	腸炎・痰喘咳嗽・経脈不通・肺熱咳嗽
なす	涼 甘	脾・胃・大腸	消腫利尿・健脾和胃・清熱	腸炎便血・小便不利・水腫・黄疸肝炎・腹が脹って苦しく食欲不振
マッシュルーム	涼 甘	腸・胃・肺	補益腸胃・化痰散寒	気逆・腫瘍・咳嗽・急慢性肝炎・慢性気管支炎
きくらげ	平 甘	胃・大腸	涼血止血・和血養栄・止瀉利	血便の下痢・貧血・内外痔・急慢性下痢

品目	性味	帰経	効能・効果	適応症
白きくらげ	平 甘淡	肺・腎・胃	滋陰潤肺	肺陰虚の咳・血痰・陰虚口渇
しいたけ	平 甘	胃	益胃気・托痘疹・止血	胃痙攣・嘔吐・機能性子宮出血・高脂血症・癌
かぼちゃ	温 甘	脾・胃	温中平喘・殺虫解毒	喘息・肺膿瘍・回虫
唐辛子	熱 辛	心・脾	温中散寒・開胃除湿	水様下痢・食欲不振・マラリア

果物

品目	性味	帰経	効能・効果	適応症
黒くわい	寒 甘	肺・胃	清熱・化痰・消積・利湿	湿熱黄疸・小便不利・腹満脹大・便秘・煩渇・陰虚肺燥・痰熱咳嗽・高血圧・咽喉痛
バナナ	寒 甘	脾・胃	清熱・潤腸・解毒・止痛	痔・便後の出血・歯痛・習慣性便秘・高血圧・冠状動脈硬化症
さとうきび	寒 甘	肺・胃	清熱生津・下気潤燥・和胃降逆	虚熱咳嗽・発熱口乾・反胃[7]・嘔吐・解酒
柿	寒 甘渋	心・肺・大腸	清熱・潤肺・止咳・消癭	甲状腺腫・肺燥乾咳・喀血
桑の実	寒 甘	肝・腎	補肝・益腎・熄風・滋陰・養血・消瘰癧	心腎衰弱の不眠・貧血・便秘・めまい・肝腎両虚・足腰のだるさ・神経痛・リンパ結核

7）反胃：朝食を夜吐き、夕食を朝吐く症状。

品目	性味	帰経	効能・効果	適応症
キウイ	寒 甘酸	脾・胃	解熱・止渇・抗癌・和胃降逆	食欲不振・消化不良・鼻咽癌・肺癌・乳癌の放射線治療後の虚熱・口乾・口渇・胃癌・しゃっくり ＊蔓にも抗癌作用あり。
ザボン	寒 甘酸	肝・脾	消食下痰・理気平喘	痰の多い咳・気喘
すいか	寒 甘	心・胃・膀胱	清熱解暑・除煩止渇・利小便・降血圧	急慢性腎炎・糖尿病・口渇・尿混濁・高血圧・熱性喘息・高熱・舌煩渇燥・イライラ・不眠
メロン	寒 甘	心・胃	清暑熱・解煩渇・利小便	暑熱煩渇・小便不利
だいだい	涼 酸	肺	和中開胃・寛膈健脾・醒酒	痔の腫れ・肝鬱気滞による腹の脹り・乳房の腫れや痛み・月経痛・偏頭痛・梅核気・げっぷ・二日酔
なし	涼 甘微酸	肺・胃	生津・潤燥・清熱・化痰	口渇・糖尿病・痰の多い咳・風熱
りんご	涼 甘	脾・肺	生津止渇・潤肺・消炎	慢性下痢・結腸炎・利尿剤服用後のカリウムの補給・つわり時の嘔吐による酸中毒の防止
びわ	涼 甘酸	脾・肺・肝	潤肺・止渇・下気・止咳・化痰	燥渇・肺熱咳嗽・咳血・鼻血・痰の多い咳
羅漢果	涼 甘	肺・脾	清肺・潤腸・止咳	百日咳・喉が痛く声が出ない
すもも	平 甘酸	肝・腎	清肝滌熱・生津・利水	陰虚の裏からの熱感・糖尿病の口渇・肝硬変・腹水・慢性肝病

品目	性味	帰経	効能・効果	適応症
青梅	平 酸渋	肝・脾・肺・大腸	生津・止咳・化痰・止瀉止痢	喉の異物感・梅核気・赤痢など腸の感染症・腹痛嘔吐。<梅酒を外用>風湿性関節炎・腰痛・座骨神経痛
レモン	平 酸	肺・胃	生津・止渇・除暑・安胎・降血脂・消炎	つわり・高脂血症・肥満・胆石症
ぶどう	平 甘酸	肺・脾・腎	補気血・強筋骨・利小便・安胎・除煩止渇	発熱口渇・血小板減少症・白血球減少症・妊婦の胸やけ・胸苦しさ・胆嚢炎・胆石症
刺梨	平 甘酸渋	胃	健胃・消食・抗癌・延緩衰老	食後の上腹部の脹り・胃癌・肝癌・慢性肝病
あんず	温 甘酸	肝・腎	生津止渇・止瀉	暑さによる水分消耗・慢性下痢
やまもも	温 甘酸	肺・胃	生津解渇・止痢・和胃消食	細菌性下痢・中暑・胃腸の脹り
山楂子	微温 甘酸	脾・胃・肝	消食積・利尿・散瘀血・止瀉・血管拡張・降圧・降血脂・強心・抗菌	肉類の消化不良・産後の悪露不尽・高血圧・小児の慢性下痢
みかん	温 甘酸	肺・胃	開胃理気・止渇潤肺	壊血病・肝鬱気滞による乳房の脹り痛み・咳・痰
もも	温 甘酸	肝・大腸	生津・潤腸・活血・止喘・降圧	夏の口渇・老年性便秘（虚証・腸燥）・虚証喘咳・高血圧・月経痛
さくらんぼ	温 甘	脾・肝	除風湿・透疹	凍傷・麻痺・風湿性の腰痛・下肢痛・発疹・火傷・脳卒中後遺症

品目	性味	帰経	効能・効果	適応症
竜眼肉	温 甘	心・脾	益心脾・補気血・安神・健脾止瀉・利尿消腫	脾虚の下痢・産後の浮腫・思慮過度による心脾両虚および不眠・貧血・神経衰弱・動悸・息切れ・自汗・盗汗
ライチ	温 甘酸	脾・肝	生津益血・健脾止瀉・温中理気・降逆	脾虚による慢性下痢・五更瀉・しゃっくり・崩漏貧血・気虚胃寒
ざくろ	温 甘酸	大腸・腎	渋腸・止血・止咳	慢性下痢・大便出血・肺結核咳嗽・咽喉炎口乾・咽のしわがれ・老年性気管支炎・口内潰瘍

乾果

品目	性味	帰経	効能・効果	適応症
菱の実	涼 甘	胃・腸	清暑解熱・除煩止渇 加熱：益気健脾	子宮癌・胃癌・痔の出血や痛み・細菌性下痢・月経過多・脾虚泄瀉
ぎんなん	平 甘渋苦	肺・腎	斂肺気・定喘嗽・止濁帯・縮小便・駆虫	赤白帯下・肺結核・小児下痢・夢精・気管支喘息・肺結核の咳・蟯虫病
ひまわりの種	平 甘	大腸	降圧・治痢・駆虫	高血圧・蟯虫病・血痢・めまい・頭痛
はすの実	平 甘渋	心・脾・腎	養心・益腎・補脾・渋腸・止血	五更瀉・慢性下痢・細菌性下痢・遺精・不正出血・白帯・月経過多・血尿・女性器出血・習慣性流産
落花生	平 甘	脾・肺	潤肺・和胃・止咳・利尿・下乳	慢性の咳・百日咳・脾胃の失調・栄養不良・母乳不足・血小板減少性紫斑

品目	性味	帰経	効能・効果	適応症
かぼちゃの種	平 甘	脾・胃	駆虫・止咳	回虫病・条虫病・栄養不良・面色萎黄・吸血虫病・百日咳・咽頭炎
甜杏仁 （南杏仁）	平 甘	肺・大腸	潤肺・平喘	虚労咳嗽・慢性咳嗽・喘息
苦杏仁 （北杏仁）	温 苦辛	肺・大腸	止咳平喘 潤腸通便 有小毒※	咳・呼吸困難・腸燥便秘
くるみ	温 甘	腎・肺	補腎固精・温肺止喘・潤腸通便・排石	腎虚腰痛・頻尿・インポテンス・肺腎不足の気喘・腸燥便秘・尿路結石
なつめ	温 甘	脾・胃	補脾和胃・益気生津・調営衛・降血脂・抗癌	脾胃虚弱・倦怠乏力・神志不安・血虚萎黄・虚労煩悶不眠・アレルギー性紫斑・急慢性肝炎・肝硬変・高コレステロール血症・脱肛
くり	温 甘	脾・胃・腎	養胃健脾・補腎強筋・活血止血・止咳化痰	腎虚腰膝無力・気管支炎・筋骨腫痛・幼児の下痢
松の実	温 甘	肺・大腸・肝	潤肺・滑腸	肺燥咳嗽・虚症便秘

※苦杏仁にはシアンが含まれるので注意が必要。

海藻類

品目	性味	帰経	効能・効果	適応症
のり	寒 甘鹹	肺	化痰軟堅・清熱利水・止咳	甲状腺腫・慢性気管支炎・むくみ・脚気
こんぶ	寒 鹹	肝・脾	清熱利水・軟堅消癭・止血	甲状腺腫・消化道潰瘍による出血・高血圧

肉類

品目	性味	帰経	効能・効果	適応症
鶏肉	甘 温	脾・胃	温中益気・補精添髄・和胃降逆	悪心嘔吐・中風湿痺・関節痛・腎虚による難聴
雀肉	甘 温	心・小腸・腎・膀胱	壮陽益腎・暖腰膝・縮尿・止咳	腰膝の冷痛・性欲減退・頻尿・遺尿・咳嗽・百日咳・陽気不足
うずら肉	平 甘	脾・胃	健脾消積・滋補肝腎	小児疳積・肝腎陰虚・足腰のだるさ・妊婦の泄痢・産婦・老年虚弱者・高脂血症・高血圧・肥満
ガチョウ肉	平 甘	脾・肺	益気補虚・和胃止渇	中気不足・消痩乏力・食少・気陰不足・口乾口渇・気短・乏力・咳嗽
鴨肉	平 甘鹹	脾・胃・肺・腎	滋陰養胃・利水消腫・健脾補虚	大腹水病・脾胃虚弱・各種浮腫・食少便乾・水腫・盗汗・遺精・月経量少・咽乾口渇
鳩肉	平 鹹	肝・腎	滋腎益気・祛風解毒	マラリア・腎虚・老年虚弱
豚肉	平 甘鹹	脾・胃・腎	滋陰・潤燥・益気	熱で津液を失った者・津液不足による難産・から咳・燥咳・便秘・体質虚弱・久病後のめまい・虚脱
豚心	平 甘鹹	心	補虚養心・安神定驚	産後中風・精神不安定・心虚多汗不眠
豚腎	平 鹹	腎	補腎壮腰・補虚労	腎虚腰痛・浮腫・遺精・盗汗・老年性難聴
豚肺	平 甘	肺	補肺・止咳	肺虚咳嗽・嗽血肺損

品目	性味	帰経	効能・効果	適応症
豚胃	温 甘	脾・胃	補虚損・健脾胃・止渇	糖尿病・多飲・頻尿・痩弱・脾虚泄瀉
豚肝	温 甘苦	肝	補肝・養血・明目・利尿	肝臓虚弱・遠視無力・水腫・小便不利
豚腸	微寒 甘	大腸	潤腸・補虚	腸炎・痔下血
豚髄	寒 甘	腎	補陰益髄・袪風・止渇	偏頭痛・糖尿病による口渇
豚皮	涼 甘	腎	滋陰清熱・利咽除煩	少陰病下痢・咽痛・胸満・心煩(イライラ)
豚蹄	平 甘鹹	胃	補血・通乳・托瘡	産後無乳・おでき
中国ハム(金華ハム)	温 甘鹹		健脾開胃・益気血・止泄瀉	慢性下痢・下気・腹痛・食道の病変
牛肉	平 甘	脾・胃	補脾胃・益気血・強筋骨	虚弱少気・脾虚・大病後の極度の痩せ
羊肉	温 甘	脾・腎	益気補虚・温中暖下	腎陽不足・五労七傷[8)]・虚冷・反胃(朝食夜吐・夕食朝吐)
犬肉	温 鹹	脾・胃・腎	補中益気・温腎助陽・理気利水	脾胃陽虚・浮腫・老年虚弱・腰痛・足の冷え
鹿肉	温 甘	脾・肝・腎	補五臓・調血脈・壮陽・催乳	産後無乳・インポテンス・冷え・腰痛・気血不足
兎肉	涼	肝・大腸	補中益気・止渇	糖尿病の痩せ・頻尿

8）五労：心労・肝労・脾労・肺労・腎労のことで五蔵が疲労し損なわれる疾病。
七傷：疲労による七つの疾病。

魚介類

品目	性味	帰経	効能・効果	適応症
なまこ	温 鹹	心・腎	補腎益精・養血潤燥・止血消炎・和胃止渇	肺結核の喀血・貧血・胃酸過多・糖尿病・腸燥便秘
くらげ	平 鹹	肝・腎	化痰軟堅・平肝解毒・止咳・降圧・養陰・消瘍	咳・肝陽上亢による頭痛・めまい・高血圧・急慢性気管支炎・潰瘍性疾患
川えび	温 甘	肝・腎	補腎壮陽・通乳・祛風痰	腰痛・インポテンス・母乳の分泌不足・冷え症
えび（車えび・大正えび）	温 甘鹹	脾・肝・腎	補腎壮陽・益気開胃・祛風通絡	冷え症・腰痛・インポテンス・食欲不振・脳卒中の後遺症
かに	寒 鹹	肝・胃	益陰補髄・清熱散血・通絡・利湿	黄疸・骨折・打撲
あわび	温 鹹	肝	養血柔肝・滋陰清熱・益精明目・下乳汁	貧血・月経の停止・母乳の分泌不足
かわにな	寒 甘	膀胱	清熱・利水・明目・止淋濁	黄疸・排尿障害・尿白濁
赤貝	温 甘	脾胃	補血・温中・起陽	貧血・冷え症
まて貝	寒 甘鹹	心・腎・肝	清熱・除煩・利湿・通乳・清暑止痢	湿熱による浮腫・中暑による下痢・産後の虚煩や母乳の分泌不足
貽貝	温 鹹	肝・腎	補肝腎・益精血・止血・壮陽	子宮からの不正出血・神経衰弱・めまい・インポテンス・甲状腺癌
はまぐり	寒 鹹	胃	滋陰・利水・退黄（黄疸の消退）・止淋	黄疸・浮腫・肺結核・糖尿病
いか	平 鹹	肝・腎	養血滋陰・通経・制酸（烏賊骨）	貧血によるめまい・月経の停止・胃酸過多の胃痛

品目	性味	帰経	効能・効果	適応症
太刀魚	温 甘	胃	養肝補血・和中開胃・消癭瘤	肝炎・食欲不振・甲状腺腫
まながつお	平 甘・淡	胃	補胃・益血・充精・利骨・壮陽	インポテンス・早漏・腰痛・足腰の無力感・消化不良・貧血
ふな	平 甘	脾・胃・大腸	健脾益胃・止消渇・利水消腫・下気通乳	冷えによる胃腸虚弱・食欲不振・浮腫・糖尿病の口渇・母乳の分泌不足
鯉	平 甘	脾・腎	益気健脾・利水消腫・下気・通乳・止咳・安胎・退黄	浮腫・咳嗽・呼吸困難・黄疸・妊婦・母乳の分泌不足
うなぎ	平 甘	肝・腎・脾	補虚・祛風湿	痔・肺結核
すっぽん	平 甘	肝	滋陰・補虚・止瀉	陰虚による諸症状・慢性の下痢・マラリア
どじょう	平 甘	脾・肺	補中益気・清熱利湿・壮陽	夏バテ・浮腫・黄疸・インポテンス・早漏・肝炎
牡蛎	平 甘鹹	心	滋陰養血	結核・小児の体質虚弱・貧血
さめ	平 甘鹹	脾・肺	消腫祛痰・補五臓・滋陰・養血	貧血・産後の体力回復
ふかひれ	平 甘	脾・胃	益気・開胃・補虚	体質虚弱・食欲不振・疲労
すずき	平 甘		補中益気・補肝腎・安胎	妊婦・貧血・疲労
ぼら	平 甘	胃	開胃・補脾益気・補五臓	脾虚による食欲不振・体質虚弱
はぜ	平	脾・胃	益気暖中・健筋骨・消食	脾胃気虚による食欲不振・少食・消化不良

品目	性味	帰経	効能・効果	適応症
さけ	平 甘		滋養健胃・行水消腫	消化不良・羸痩・浮腫
たこ	平 甘鹹	脾・肝・腎	補気血・収斂生肌・催乳	気血虚弱による難治性の潰瘍・産後の母乳不足・体力回復

調味料など

品目	性味	帰経	効能・効果	適応症
白砂糖	平 甘	脾	潤肺生津・補益中気	肺の気陰両虚・脾虚による腹痛・労働時の疲労感
黒砂糖	温 甘	脾・胃・肝	補中暖肝・和血化瘀・調経・和胃降逆	下痢・女性の血虚・月経不順・ニンニクによる口臭・産後の体力回復
醤油	寒鹹	胃・脾・腎	解熱除煩・解毒	火傷（湿布）・便秘
酢	温 酸苦	肝・胃	活血散瘀・消食化積・消腫軟堅・解毒	産後の保健・魚介類や生野菜の過食による消化不良・しゃっくり・食欲不振
酒	温 甘苦 辛	心・肝・ 肺・胃	活血散瘀・散寒気・行薬勢	瘀血・腹部の冷痛・寒湿による下痢
胡椒	熱 辛	胃・大腸	温中下気・消痰・解毒・和胃	胸腹部の冷痛・冷えによる嘔吐・冷え症
山椒	温 辛	脾・肺・腎	温中散寒・除湿・止痛・殺虫・解毒（魚）	胸腹部の冷痛・夏の冷えと湿による下痢
はちみつ	平 甘	肺・脾・ 大腸	補中潤燥・緩急解毒・降圧便通	慢性便秘・高血圧
黒ごま	平 甘	肝・腎	滋養肝腎・潤燥滑腸	五臓の虚損、肝腎不足による脱毛・かすみ目・皮膚の乾燥・便秘、母乳不足

【主要参考文献】

翁維健主編・廬長慶副主編　『中医飲食営養学』上海科学技術出版社、一九九二
翁維健編著　『薬膳食譜集錦・第二版』人民衛生出版社、二〇〇〇
廬長慶　『膳食・営養・健康──食物与保健』地質出版社、一九九六
党毅編著　『中医営養食療学』科学出版社、一九九五
冷方南・王鳳豉・王洪図主編　『中華臨床薬膳食療学』人民衛生出版社、一九九三
彭銘泉主編　『中国薬膳学』人民衛生出版社、一九八五
彭銘泉・彭年東編著　『中国薬膳大全』四川科学技術出版社、一九九四
王者悦主編　『中国薬膳大辞典』大連出版社、一九九二
秦明珠編著　『中医食療』東南大学出版社、一九九六
楊永良主編　『中医食療学』中国医薬科技出版社、一九九二
張樹生・傅景華編著　『中華養生薬膳大典』中国国際広播出版社、一九九二
楊達生・林徳堂・閻可及主編　『中医飲食療法』吉林人民出版社、一九九一
李興広・連増林主編　『男科薬食方萃』北京科技出版社、一九九二
高漢森・黎秋蝉・欧陽恵卿・何国梁編著　『疾病飲食療法（一・二）』広東科技出版社、一九九三
顧圭琴主編　『家庭薬膳全書』現代出版社、一九九九
王文新・陳玉潔編　『家庭薬膳手冊』天津科学技術出版社、一九八九
施杞・夏翔主編　『中国食療大全』上海科技出版社、一九九五
項平主編　『中医食療方全録』人民衛生出版社、一九九七
竇国祥主編　『中華食物療法大全』江蘇科学技術出版社、一九九〇
欧英欽編著　『中国飲食補療大全』中国旅遊出版社、一九九二
呉家鏡編著　『中華薬膳大宝典』華南理工大学出版社、一九九六

周小寒主編　『臨床食療手冊』上海科学普及出版社、一九九三
劉寿永・蒋莉莉主編　『百病中医薬膳療法』学苑出版社、一九九一
雷載権・張廷模編著　『実用食療方精選』中医古籍出版社、一九八八
趙安民主編　『家常食物巧治病』中国書籍出版社、一九九四
進生主編　『常見病食療食補大全』中医古籍出版社、一九八九
姚梅揚編著　『中国食療大典』天津科学技術出版社、一九九四
中医研究院・趙金釗主編　『中医症状鑑別診断学』人民衛生出版社、一九八四
郁仁存　『中医腫瘤学（上・下）』科学出版社、一九八三
劉春安・彭明主編　『抗癌中草薬大辞典』湖北科学技術出版社、一九九四
陳四伝主編　『癌症家庭防治大全』上海科学技術文献出版社、一九九一
王金榮・王永修・朱宝寛主編　『膳食防癌指導』上海科学技術文献出版社、一九九三
湯寛沢編著　『抗癌与食療』上海科学技術文献出版社、一九九八
忽思慧撰　『飲膳正要』上海古籍出版社、一九九〇
孟詵著・張鼎撰　『食療本草』人民衛生出版社、一九八四
姚可成　『食物本草』中医古籍出版社、一九九四
李杲　『食物本草』中国医薬科技出版社、一九九〇
孫思邈　『備急千金要方』人民衛生出版社、一九五五
黄志杰ほか主編　『遵生八箋　茶経　飲膳正要　食物本草　精訳』科学技術文献出版社、二〇〇〇
李時珍撰　『本草綱目』上海古籍出版社、一九九一
馬汴梁主編　『茶酒蜜酢葱姜蒜薬用大全』人民軍医出版社、一九九四
李明河・李登洲編著　『食物薬効方千例』中国医薬科技出版社、一九九三
竇国祥編　『飲食治療指南』江蘇科学技術出版社、一九八一
中却驕・姚鳴春編著　『中国食療学・中医営養学』中医古籍出版社、一九九〇

王水・陸鍾霊・儲農編　『長寿薬粥譜』天津科学技術出版社、一九八五
劉国普・謝海珍・曽徳環　『常見病食療叢書・内科病飲食療法』上海科学普及出版社香港上海書局、一九九三
李俊傑編著　『野菜食療偏方888』中国農業科技出版社、一九九三
楽依士・王水・儲農編著　『薬粥療法』人民衛生出版社、一九八三
張徳生編著　『食療粥譜』福建科学技術出版社、一九八五
黄文哲・恒紹栄・姜虹編著　『四季保健食譜』農村讀物出版社、一九九四
顔仁煕・傅虹編著　『中老年疾病薬茶療法』科学技術文献出版社、一九九四
蔡武承・張芳・方舟主編　『中国薬膳大観』華芸出版社、一九九一
秦建村主編　『養生湯羹大観』上海中医薬大学出版社、一九九四
曹武君・劉展羽編著　『常見病症的弁証与食療』金盾出版社、一九八五
孫玉孚・徐嘉生・党毅主編　『食養食療宴』中国軽工業出版社、一九九四
彭銘泉・楊帆　『大衆薬膳』四川科学技術出版社、一九八四

【著者略歴】

瀬尾　港二（せお・こうじ）

1960年宮崎県串間市生まれ。国際基督教大学（生物学専攻）卒業後，1985年～1994年北京に留学。北京中医学院（現北京中医薬大学）鍼灸推拿系卒業。卒業後も同大学養生康復系で中医養生学・中医営養学を学ぶと同時に同大学附属東直門医院で婦人科・腫瘍科の研修を行う。1998年東京衛生学園専門学校卒業，鍼灸按摩マッサージ指圧師資格取得。学校法人後藤学園附属はりきゅう施設院長を経て，2010年4月アキュサリュート高輪を開設。日本中医薬学会理事。

共著：『中国の薬がわかる本』並木書房，1998 『家庭でできる漢方〈4〉不眠症』農山漁村文化協会，2008

監修：『東洋ハーブ』誠文堂新光社，1997 『図解 よくわかる東洋医学』池田書店，2005

e-mail：acu-seo@acu-salut.jp

宗形　明子（むなかた・あきこ）

1949年東京生まれ。東京薬科大学薬学部卒業。赤門鍼灸柔整専門学校卒業。薬剤師・鍼灸指圧按摩マッサージ師・調理師・ケアマネージャー。福島県相馬松川浦温泉「ホテル飛天」常務取締役・女将。「温泉療法の宿」に指定されており，館内には東洋医学を導入した施設をもち，「東洋医学講座」を開講している。料理にも薬膳を取り入れて，東洋医学的健康療法を実践。羽衣漢方薬局，羽衣鍼灸院経営。赤門鍼灸柔整専門学校講師。福島民報新聞に「すこやか薬膳」連載。

稲田　恵子（いなだ・けいこ）

1963年兵庫県神戸市生まれ。姫路赤十字看護専門学校卒業。放送大学大学院生活健康科学修士課程修了。保健師・看護師。病院看護師，神戸市立幼稚園・中学校養護教諭を経た後，1993年4月より中国留学。同年9月から3年間，北京中医薬大学養生康復科進修生として，中医学を学ぶ。帰国後，漢方薬局勤務，(株)永昌源にて薬味酒・健康食品の開発，保健師として特定保健指導に関わった後，首都医校にて保健師コース専任教員，東京衛生学園専門学校看護学科専任教員を務める。現在同校人材育成センター勤務。労働組合東京ユニオン衛生学園支部長。

中医食療方

2003年４月28日　　第１版　第１刷発行
2023年５月10日　　　　　　第８刷発行

■著　者　　瀬尾港二　宗形明子　稲田恵子

■発行者　　井ノ上　匠
■発行所　　東洋学術出版社
〒272-0021　千葉県市川市八幡 2-16-15-405
販売部：電話 047（321）4428　FAX 047（321）4429
e-mail　hanbai@chuui. co. jp
編集部：電話 047（335）6780　FAX 047（300）0565
e-mail　henshu@chuui. co. jp
ホームページ　http://www. chuui. co. jp/

印刷・製本―――株式会社丸井工文社

ISBN 978 - 4 - 924954 - 74 - 8 C3047